全国高职高专医学检验技术专业教材

免疫学检验技术

**MIANYIXUE
JIANYAN JISHU**

主　编　汪晓静

副主编　张其霞　伍华颖

郑州大学出版社

郑州

图书在版编目(CIP)数据

免疫学检验技术/汪晓静主编. —郑州:郑州大学
出版社,2013.1(2021.1重印)
全国高职高专医学检验技术专业教材
ISBN 978-7-5645-1354-2

Ⅰ.①免…　Ⅱ.汪…　Ⅲ.①免疫学-医学检验-高
等职业教育-教材　Ⅳ.①R446.6

中国版本图书馆 CIP 数据核字(2013)第 005126 号

郑州大学出版社出版发行
郑州市大学路 40 号　　　　　　　　邮政编码:450052
出版人:孙保营　　　　　　　　　　发行部电话:0371-66966070
全国新华书店经销
郑州宁昌印务有限公司印制
开本:787 mm×1092 mm　1/16
印张:14.25
字数:349 千字
版次:2013 年 1 月第 1 版　　　　　印次:2021 年 1 月第 2 次印刷

书号:ISBN 978-7-5645-1354-2　　　定价:28.00 元

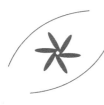

编委会人员名单

主　编　汪晓静

副主编　张其霞　伍华颖　陆　红

编　者　（按姓氏笔画排序）

尹燕双　黑龙江护理高等专科学校

伍华颖　肇庆医学高等专科学校

汪晓静　山东医学高等专科学校

宋兴丽　信阳职业技术学院

陆　红　三门峡黄河医院

张其霞　山东医学高等专科学校

张洁莉　邢台医学高等专科学校

曹明刚　安徽中医药高等专科学校

主　审　王　谦　山东大学齐鲁医院

出 · 版 · 说 · 明

近年来,随着我国科学技术的不断进步和医疗卫生事业的发展,医学检验在现代化医院的地位越来越重要,对医学检验专业人员的要求也越来越高,也给医学高职高专教育快速发展、深化教育改革、提高教育质量提出了新的要求。各个院校根据这一要求积极改革职业教育教学模式、教学方法,在课程体系、课程建设、教材建设等方面进行了积极探索和实践,取得了显著成效。

全国医学高职高专教育研究会医学检验教育分会于2011年8月在河北邢台召开了医学检验教育分会委员专题会议,讨论了高职高专医学检验技术专业系列教材的编写问题,确定了教材编写科目、主编和副主编;2011年10月在安徽合肥召开了教材主编会议,进一步讨论确定了教材编写的指导思想和原则,确定了编写大纲、编写体例和出版时间;2012年6月在江苏南京召开了教材定稿会议,对各位作者提交的书稿进行了审定。

本系列教材以学生职业技能和职业素质培养为主线,按照"岗位导向,任务驱动"的职业教育特色,理论知识以"必须、够用"为度,实践教学突出"实验、实训、操作",以介绍技术操作为重点,注重"教、学、做"一体化和"医教结合"、"顶岗实习",有利于讨论式、探究式和自主学习,有利于考证、考核、考评。同时,还将本专业新技术、新进展等内容纳入教材,具有先进性、实用性和创新性,使教材更贴近本专业的发展和实际需要。

教育教学改革是一个不断深化的过程,教材建设是一个不断推陈出新、反复锤炼的过程,希望本系列教材的出版对医学高职高专教育教学改革和提高教育教学质量起到更大的推动作用,也希望使用教材的师生多提意见和建议,以便及时修订、不断完善。

2013 年 1 月

前·言

　　《免疫学检验技术》一书是由全国医学高职高专教育研究会医学检验教育分会在广泛进行专业调研、认真总结专业建设和课程建设改革经验的基础上组织编写的。本书以培养高职高专医学检验专业学生的综合职业技能和职业素养为目标,以临床医学检验职称资格考试要求为指导,以《全国临床检验操作规程》(第三版)为依据,由来自全国六省市高职高专院校的一线教学人员以及行业专业技术人员共同编写完成,涵盖免疫学基础知识、免疫学检验技术、免疫相关疾病及其免疫学检验三部分内容。

　　本书具有鲜明的高等职业教育特色:一是根据职业岗位能力和相应工作任务设计编写内容。由临床常见免疫相关疾病的免疫学检验项目确定免疫学检验技术操作体系,进而构建相应的免疫学基础知识体系,使技能培养和知识学习具有了高度的职业岗位针对性。二是有利于"教、学、做"一体化教学模式的实施。本书对常规免疫学检验技术的原理、试剂与器材、操作方法、结果判断、注意事项、临床应用等皆有详尽的描述,与规范操作的要求以及实际应用的方法一致,使理论与实验教学有机融合。三是编写体例彰显对学生开放性思维以及自主学习能力的培养。"知识与技能拓展"旨在激发学生主动涉猎新知识和新技能的兴趣和能力;每章节后的"思考题"在促进学生掌握基本知识与技能的同时,更侧重对学生的知识应用能力和解决问题的能力的培养;书后所附的免疫学检验学习常用参考书目及网站对学生交互性和延展性学习具有一定的指导作用。

　　由于本书的编写内容与临床免疫学检验工作高度契合,因此不仅适合高职高专医学检验技术和卫生检验与检疫技术及相关专业教学使用,也可以作为全科医生、社区医疗和卫生防疫人员的专业参考书,同时对参加临床医学检验职称资格考试的相关人员具有一定的参考价值。

　　本书在编写过程中承蒙全国医学高职高专教育研究会医学检验教育分会以及各编者单位的领导、同道们的鼎力帮助和支持,山东大学齐鲁医院王谦教授给予大力支持,在此表示真挚的感谢。由于编者水平有限,不足甚至错误之处在所难免,敬请专家和读者批评指正。

汪晓静

2012 年 7 月

目 ◆ 录

第二篇 常用免疫学检验技术

第三篇　免疫相关疾病及其免疫学检验

第一篇

免疫学基础知识

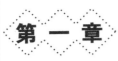

免疫学和免疫学检验

学习目标

◆ 掌握　免疫的概念与功能。

◆ 熟悉　免疫应答的类型和特点,免疫学检验的工作任务。

◆ 了解　免疫学的发展历程。

一、免疫及其功能

(一)免疫的概念

免疫的概念是伴随着人们对传染性疾病防治的认识而逐渐形成的。人们在长期与传染性疾病斗争的实践中,认识到机体具有抗感染的能力,因此在 20 世纪前相当长的一段历史时期内,免疫一直被理解为机体免除瘟疫的能力,即抗感染的防御能力。

随着科学技术的发展和免疫学研究的不断深入,人们逐渐发现,机体不仅对病原生物,且对各种抗原(非己物质)都能够进行识别和排斥,以维持正常的生命内环境。所以,免疫是机体识别和排除抗原性异物的功能。

(二)免疫的功能

机体的免疫功能主要由免疫系统负责,该系统有着自身的运行机制,并与神经等其他系统相互配合、相互制约,共同维持机体在生命过程中的生理平衡和稳定。具体表现为三种功能(表1-1),即免疫防御、免疫自稳和免疫监视。

表 1-1　免疫的功能及对机体的影响

功能	生理性反应(有利)	病理性反应(有害)
免疫防御	清除病原生物及其他外源性抗原	超敏反应,免疫缺陷病
免疫自稳	清除损伤或衰老细胞	自身免疫病
免疫监视	清除突变细胞	恶性肿瘤

1. 免疫防御　指机体识别与排斥外源性抗原异物的能力,机体借以不受外来物质干扰。这种功能表现在两个方面:一是抗感染,即人们对免疫的传统认识;二是排斥异种或同种异

体成分,这也是器官移植需要克服的主要障碍。若机体免疫防御功能低下,易出现免疫缺陷病;免疫防御功能过高则易出现超敏反应性组织损伤。

2.免疫自稳　指机体识别和清除自身损伤或衰老细胞的能力,机体借以维持正常内环境的稳定。若机体免疫自稳功能失调,则易导致某些生理平衡的紊乱或自身免疫病。

3.免疫监视　指机体杀伤和清除异常突变细胞的能力,机体借以监视和抑制恶性肿瘤的生长。若机体免疫监视功能低下,则易发生恶性肿瘤或病毒的持续感染。

二、免疫应答的类型及特点

免疫应答是指机体免疫系统受抗原性异物刺激后所产生的以排除或分解该抗原,维持内环境相对稳定为目的的反应过程。广义的免疫应答有两大类型:一种是固有性免疫应答(非特异性免疫),指机体对所接触的抗原所产生的迅速、无选择性地阻挡、排斥和清除作用。这种免疫应答生来就有,可以遗传,无抗原特异性,包括皮肤黏膜等屏障结构、吞噬细胞等效应细胞以及补体等效应分子所发挥的作用。另一种是建立在固有性免疫应答基础上的适应性免疫应答(特异性免疫)。该种免疫应答是由于个体出生后,机体感染了某种病原生物或接触了某种异物后获得的,即机体针对某一特定抗原刺激而产生的,不能遗传,具有特异性,并且随着与同一抗原的反复相遇,可不断完善与增强,产生"记忆效应"。固有性免疫应答和适应性免疫应答相辅相成,共同清除抗原性异物。通常所提及的免疫应答指的是适应性免疫应答。

三、免疫学发展简史

免疫学是研究免疫系统的结构与功能,并通过对其在免疫应答过程中所产生的免疫保护与免疫损伤机制的研究,探讨有效的免疫措施,实现以防病、治病为目的的一门现代医学学科。与其他学科一样,免疫学也是随着社会和科学的进步而逐渐创立、发展和成熟的。其发展过程大致可以分为三个阶段。

(一)经验免疫学时期(公元前400年~18世纪末)

人们对免疫学的认识始于抗感染免疫。公元16世纪前人们就观察到很多传染病患者康复后,一般不再患同样的传染病。据此,我国首创用人痘苗接种法预防天花,即人工地使健康儿童感染人痘患轻度天花,而达到预防天花的目的,这一发明可以说是免疫学的开端。

1796年英国乡村医生琴纳(Edward Jenner)创造了接种牛痘预防天花的方法,称为牛痘苗接种法或种痘。这是世界上第一例成功使用于人类的疫苗,不仅帮助人类最终战胜天花,而且为人类控制传染性疾病做出了不朽的贡献。

知识与技能拓展

天花与疫苗

天花是由天花病毒(痘病毒)引起的一种烈性传染病,因患者痊愈后脸上会留有麻子而得名。该病无药可治,曾夺取无数人的生命。3000 年前,中国、印度和埃及就有关于天花的记载,6 世纪其出现于欧洲,17、18 世纪肆虐于西半球,美洲患者的死亡率高达 90%。直至接种疫苗的出现,该病才逐渐得以控制。1980 年 WHO 宣布在世界范围内已消灭天花,这是人类消灭的第一个传染病。

(二)经典免疫学时期(19 世纪 ~ 20 世纪中叶)

19 世纪,微生物学的发展为免疫学的创立奠定了基础,使免疫学从人体观察和实践阶段进入了科学实验时期,这一时期取得许多重要成绩。①人工疫苗的研制:1880 ~ 1885 年,法国微生物学家 L. Pasteur 研制了炭疽和狂犬病等减毒疫苗,开启了人工疫苗研制的先河。②抗体的发现:1890 年德国医师 E. Von Behring 和日本学者北里发现并研制了最早的抗体白喉抗毒素。③免疫应答机制的研究:俄国动物学家 E. Metchnikoff 和德国学者 P. Ehrlich 分别于 1883 年和 1897 年提出了以吞噬细胞作用为主的细胞免疫学说及以抗体作用为主的体液免疫学说。④补体的发现:1894 年比利时血清学家 J. Bordet 发现,在新鲜血清中存在着的一种不耐热的非特异性成分,可辅助特异性抗体介导的溶菌或溶细胞作用,命名为补体。⑤血清学方法的建立:在抗毒素发现后的十年中,人们逐渐明确了抗原、抗体的概念,建立了抗原、抗体检测的血清学技术,如凝集反应、沉淀反应、补体结合反应等,初步显现了免疫学在医学检验领域中的重要作用。⑥免疫学学科地位的确立:1901 年,"免疫学"一词首先出现在《Index Medicus》中,1916 年第一种免疫学杂志《Journal of Immunology》创刊,作为一门学科,免疫学至此才正式为人们所承认。

(三)近代和现代免疫学时期(20 世纪中叶至今)

进入 20 世纪中叶后,随着科学技术的发展和实验研究的深入,尤其是分子生物学和分子遗传学的进展,科学家们以全新的观念来分析免疫学实验现象,向传统的免疫学观念提出了挑战,对免疫的认知跳出了抗感染的局限,使免疫学的发展进入了一个崭新的阶段。其间取得了一系列重大的研究成果,如细胞转移迟发型超敏性研究的成功、抗体生成的克隆选择学说的提出、免疫耐受现象的发现、免疫遗传学的研究、细胞因子的发现、单克隆抗体制备以及各种标记技术等免疫学技术的发展。

近几十年来,免疫学以其辉煌的成绩令世人瞩目,特别是免疫学技术的独特优势有力地推动了医学和生命科学各领域的研究,促进了临床医学的进步,成为相关领域的带头学科之一。

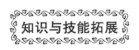

知识与技能拓展

免疫学与诺贝尔医学奖

1901 年德国医师 E. Von Behring 因发现白喉及破伤风抗毒素,开创了免疫血清治疗法,成为第一届诺贝尔医学奖得主。自此之后到 1996 年的不足百年时间内,先后有近 30 位科学家因其在免疫学领域的突出贡献而获此殊荣,成为科学史上一道奇特的风景。

四、免疫学检验

自一个世纪前科学家们应用凝集反应诊断伤寒起,免疫学就与医学检验结下了不解之缘。免疫学检验是研究免疫学技术及其在医学检验领域中应用的一门学科,是医学检验的一个重要组成部分,也是医学检验专业的一门重要职业技能课程。

免疫学检验职业岗位的工作任务主要涉及免疫检测和对免疫检测的结果进行分析、解释两方面。免疫检测是免疫学检验的核心工作,一是利用免疫检测原理与技术检测免疫活性细胞、抗原、抗体、补体等免疫相关物质,二是利用免疫检测原理与技术检测体液中的激素、酶、药物、毒品、微量元素等微量物质。由于免疫检测的技术手段稳定、简单、快速、特异性强、敏感性高,在疾病的诊断、治疗、预后判断以及科学研究等方面发挥着不可替代的作用,所以检验专业学生必须熟练掌握各种免疫检验技术的标准、规范的操作技能,要会对免疫检测的结果进行分析、解释,了解每项检验技术本身的特异性、敏感性和稳定性,熟悉每项检测指标临床诊断的特异性和敏感性。只有具备上述两方面的能力才能胜任免疫学检验工作。

思考题

1. 结合生活实际,举例分析免疫对机体的利害作用。

2. 查阅资料了解牛痘苗的发明过程,体会科学实验对免疫学发展的推动作用。

3. 以实验小组为单位,从学习态度和学习方法两方面讨论制定课程学习计划。

（汪晓静）

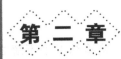

第二章
免疫的始动因素——抗原

学习目标

◆掌握　概念：抗原、完全抗原、半抗原、抗原决定簇、异嗜性抗原、TD-Ag、TI-Ag、超抗原；抗原的基本特性及影响抗原分子免疫原性的因素。

◆熟悉　共同抗原、交叉反应及其临床意义；抗原的常用分类方法及医学上重要的抗原。

抗原（antigen，Ag）是指能刺激机体免疫系统产生免疫应答，并能与相应的应答产物在体内或体外发生特异性结合的物质。抗原有两种基本特性：①免疫原性，即刺激特定的免疫细胞，使之活化、增殖、分化，最终产生免疫效应物质（抗体或效应淋巴细胞）的特性。②免疫反应性；与相应的免疫效应物质特异性结合，发生免疫反应的特性，亦称为反应原性。凡具有这两种特性的物质称为完全抗原，如病原微生物、蛋白质等；有些简单的小分子物质在独立存在时仅具有免疫反应性而无免疫原性，称为不完全抗原或半抗原。半抗原与蛋白质等大分子载体结合后即具有免疫原性而成为完全抗原（图2-1）。用这样的人工复合抗原免疫动物会得到分别针对半抗原和载体的抗体。

抗原是免疫应答的始动因素，机体免疫应答的类型和效果都与抗原的性质有密切的关系。

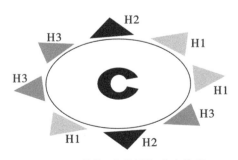

图2-1　载体、半抗原与完全抗原
载体（carrier，C）：蛋白质等大分子　半抗原（Hapten，H）：H1、H2、H3……　完全抗原（Ag）：C+nH

第一节 影响抗原免疫原性的因素

免疫原性是抗原最重要的特性之一,一种抗原能否成功地诱导宿主产生免疫应答取决于三方面的因素,即抗原的性质、宿主的反应性和免疫方式。

一、抗原的性质

(一)异物性

异物指的是其化学组成和结构与宿主自身成分相异或在胚胎期未与宿主免疫细胞接触过的物质。免疫应答的本质是识别和排除异物,因此,作为免疫应答始动因素的抗原必须具有异物性,这是抗原的首要性质。抗原的来源与宿主种系关系越远,化学组成和结构差别越大的物质,其免疫原性越强;而亲缘关系越近,化学组成和结构差别越小的,免疫原性越弱。如器官移植时,异种移植物排斥强烈,不能存活;同种移植物排斥较弱,可存活一定期限;而自身移植物不排斥,可长期存活。具有异物性的物质通常分为以下三类:

1. 异种物质　来源于另一物种的物质,如各种病原生物及其代谢产物、异种动物蛋白和植物蛋白等。

2. 同种异体物质　同种不同个体间的组织结构成分存在不同程度的差异而构成抗原物质,如人类红细胞表面血型抗原和主要组织相容性抗原等。

3. 自身物质　正常情况下,自身组织成分无免疫原性,但在某些异常情况下,自身组织成分也可以具有免疫原性。如在外伤、感染等理化和生物因素的作用下,使自身正常组织结构发生改变或隐蔽的自身成分(与免疫成分隔绝或胚胎期未与免疫系统接触过,如甲状腺球蛋白、眼晶状体蛋白、精子等)释放。

(二)理化特性

抗原为有机物,但并非有机物均为抗原。有机物成为抗原必须具备一定的理化特性,这是决定其免疫原性强弱的重要因素。

1. 一定的相对分子质量　分子大小可影响物质的免疫原性形成。在一定范围内,相对分子质量越大,免疫原性越强。一个有效免疫原的相对分子质量大多在 10 kD 以上,而低于 4.0 kD 者一般无免疫原性。这可能是因大分子物质在水溶液中易形成胶体,在体内停留的时间较长,与免疫细胞接触的机会较多,有利于刺激机体产生免疫应答。另外,大分子物质的化学结构比较复杂,所含抗原决定簇的种类和数量也相对较多,对免疫细胞具有更强的刺激作用。

蛋白质的相对分子质量较大,有良好的免疫原性;糖类物质的相对分子质量较小,多数单糖不具有免疫原性,而聚合成多糖时可以具有免疫原性;脂类则一般无免疫原性。

2. 一定的化学结构　抗原不仅要求一定的相对分子质量,而且要求抗原物质表面具有复杂的化学结构。含有大量芳香族氨基酸,尤其是含有酪氨酸的抗原免疫原性较强,反之免疫原性就弱;多支链或带环状结构的抗原免疫原性较强,直链结构的物质一般缺乏免疫原性。如明胶的相对分子质量高达 100 kD,但因其是无分支的直链结构,缺乏环状基团,稳定性差,故免疫原性极弱;胰岛素的相对分子质量仅为 5.7 kD,但因其含有芳香族氨基酸,却有良好的免疫原性。

另外抗原分子的空间构象是否与免疫细胞表面的抗原受体相吻合,以及二者之间相互接触的难易程度也直接影响到抗原的免疫原性(图 2-2)。

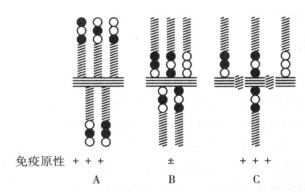

免疫原性　+ + +　　　　±　　　　+ + +
　　　　　　A　　　　B　　　　C

图 2-2　抗原氨基酸残基的位置和间距与免疫原性的关系
〓 多聚赖氨酸　〓 多聚丙氨酸　● 酪氨酸　○ 谷氨酸

3. 一定的物理状态　抗原物质的物理状态与免疫原性的强弱有关。一般而言,聚合状态的蛋白质较单体蛋白质的免疫原性强;颗粒性抗原强于可溶性抗原。因此将免疫原性弱的物质吸附在某些大颗粒表面,可增强其免疫原性。

二、宿主的反应性

不同种动物,甚至同种动物的不同个体,对同一种抗原的应答性差别很大,这与其遗传性、生理状态及个体发育等因素有关。一般来说,青壮年的免疫应答能力强于幼年和老年,雌性动物强于雄性动物。

三、免疫方式

抗原进入机体的途径、剂量、次数和间隔时间以及免疫佐剂的使用等因素都可影响免疫应答。免疫途径以皮内注射最佳,皮下注射次之,腹腔和静脉注射效果差,口服容易诱导耐受;抗原剂量要适中,太低或太高容易诱导耐受;抗原进入机体次数过频,间隔时间太短同样容易诱导耐受;选择适当的免疫佐剂,可以增强抗原的免疫原性。

总之,只有用良好的抗原免疫机体,并且宿主处于较好的生理状态,免疫方式又较合适的情况下,才能引起免疫应答。此时的抗原才真正具有了免疫原性。

第二节 抗原的特异性与交叉反应

一、抗原的特异性

特异性是指物质之间的相互吻合性或针对性、专一性。抗原的最大特点之一是其免疫效应具有特异性,这种特异性在免疫原性和免疫反应性两方面都表现得极为突出。前者是指某一特定抗原只能刺激机体相应的淋巴细胞克隆产生针对该抗原的特异性抗体或效应淋巴细胞;后者是指某一特定抗原只能与相应的抗体或效应淋巴细胞特异性结合。例如伤寒杆菌诱导的免疫应答只能针对伤寒杆菌;志贺杆菌不能诱导出对伤寒杆菌的免疫力,与抗伤寒杆菌抗体也不发生反应。特异性是免疫防治和诊断的基本依据。

决定抗原特异性的物质基础是抗原决定簇。

二、抗原决定簇

抗原的特异性与蛋白分子中的氨基酸种类、排列顺序、特殊基团和空间构型等因素有关,甚至与其电荷性质及亲水性也有关系。但是其特异性不是平均地决定于整个分子,而是取决于抗原决定簇。抗原决定簇是指存在于抗原分子中决定抗原特异性的特殊化学基团,又称为表位。抗原借决定簇与相应淋巴细胞表面的受体相互识别而诱导免疫应答,抗原也借决定簇与相应的抗体或效应淋巴细胞相互识别而发生免疫反应。

(一)抗原决定簇的特点

抗原决定簇一般由 5~8 个氨基酸、单糖或核苷酸残基组成,其性质、数量和空间构象决定了抗原的特异性。其特点表现为:①不同的抗原决定簇化学成分不同。②不同的抗原决定簇化学结构即排列顺序和空间构象不同。③一种抗原决定簇对应一种抗体。④同一种抗原决定簇可以存在于不同抗原分子中。⑤一种抗原分子中可具有种类和数量不同的抗原决定簇与相应的抗体分子结合。⑥抗原决定簇可以存在于抗原分子表面也可存在于抗原分子内部。

一个抗原分子上能与相应抗体分子结合的抗原决定簇的总数称为抗原的结合价。只能和抗体分子中的一个抗原结合点结合的抗原为单价抗原,如小分子的半抗原;抗原分子表面有多种或多个抗原决定簇,可以与多个抗体分子结合的抗原为多价抗原,如分子结构复杂的天然抗原。

(二)抗原决定簇的分类

抗原决定簇的分类是根据其结构或识别特点来进行的。

1. 构象决定簇和顺序决定簇　构象决定簇是由空间结构邻近,而序列不相连的氨基酸或多糖构成,一般位于抗原分子表面,是 B 细胞或抗体识别的抗原决定簇;顺序决定簇是由序列相连的氨基酸残基构成,又称为线性决定簇,多位于抗原分子内部,主要是 T 细胞识别的抗原决定簇(图 2-3)。

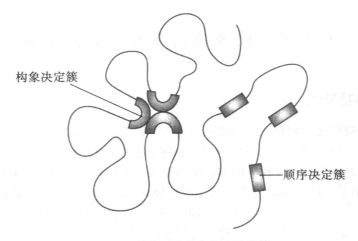

构象决定簇

顺序决定簇

图 2-3　构象决定簇和顺序决定簇

2. 功能性决定簇和隐蔽性决定簇　功能性决定簇位于抗原分子表面,易被 B 细胞或抗体识别,可直接启动免疫应答,其中发挥关键作用的化学基团,称为免疫优势基团;隐蔽性决定簇位于抗原分子内部,不能启动免疫应答,但在某些理化或生物因素的作用下,它可以暴露在分子表面成为功能性决定簇。

3. B 细胞决定簇和 T 细胞决定簇　在免疫应答时,B 细胞抗原受体(B cell receptor, BCR)或 T 细胞抗原受体(T cell receptor,TCR)所识别的抗原决定簇即为 B 细胞决定簇或 T 细胞决定簇。B 细胞决定簇多为构象决定簇,不经过加工处理即可直接被 B 细胞识别;T 细胞决定簇为顺序决定簇,不能直接被 T 细胞识别。

三、共同抗原与交叉反应

不同的抗原物质具不同的抗原决定簇,每种 B 细胞决定簇都能刺激机体产生其特异性抗体,因此复杂抗原能使机体产生多种特异性抗体。在不同的抗原物质之间具有结构相同或相似的抗原决定簇,互称共同抗原。一种抗原刺激机体产生的抗体也可以与其共同抗原结合,这种现象为交叉反应(图 2-4)。自然界中的物质尤其是微生物,具有共同抗原的现象很常见,因此可能导致血清学反应出现假阳性,影响对检查结果的判断,在临床检验实际工作中应予以重视。目前采用单价特异血清或单克隆抗体代替易出现交叉反应的多价血清,提高了血清学反应的特异性。

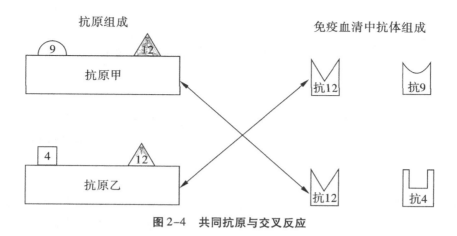

图 2-4　共同抗原与交叉反应

第三节　抗原的分类

自然界中的抗原种类繁多,分类方法复杂,常用的有:

一、根据抗原与宿主的亲缘关系分类

(一)异种抗原

异种抗原是指来自另一物种的抗原物质。通常情况下异种抗原的免疫原性强,容易引起较强的免疫应答。医学上重要的异种抗原主要有以下几类:

1.病原生物　病原生物包括病原微生物和寄生虫,它们在引起宿主感染的同时,也会诱导宿主产生特异性免疫应答和抗感染能力,因此可用免疫学方法对传染病进行诊断和防治。

(1)病原微生物　各种病原微生物如细菌、病毒、立克次体等都是良好的抗原。虽然其个体结构简单,但化学组成却很复杂,含有多种性质不同的蛋白质以及与蛋白质结合的多糖和类脂,所以每一种微生物都是多种抗原的复合体,如细菌就有菌体抗原(O)、鞭毛抗原(H)、表面抗原(K)以及菌毛抗原等多种抗原物质。

(2)寄生虫　寄生虫的抗原结构极为复杂,不同虫种、同一虫种的不同发育阶段皆具有不同的抗原物质,其中存在于虫体体表和分泌排泄物中的抗原,具有较强的免疫原性,可引起宿主产生免疫应答。

2.细菌外毒素和类毒素　细菌的外毒素是某些细菌在生长过程中产生并分泌到菌体外的毒性蛋白质,具有很强的免疫原性,可刺激机体产生抗体(抗毒素)。外毒素经低浓度甲醛处理后,可失去毒性但仍保留免疫原性,称为类毒素。类毒素可用于人工预防接种,如白喉类毒素和破伤风类毒素。

3.动物免疫血清　用类毒素免疫马等动物后,其血清中可含大量相应的抗毒素,即动物免疫血清。抗毒素对人体具有免疫二重性,一方面可中和相应的外毒素,因此常用于对疾病进行特异性治疗和紧急预防,如破伤风抗毒素;另一方面,作为异种蛋白质,能刺激人体产生抗动物血清的抗体,当机体再次接触该动物血清时,有可能引起超敏反应,所以在应用前必须做皮肤过敏试验。目前,随着动物免疫血清纯化技术的提高,超敏反应发生的几率也随之减少。

(二)同种异型抗原

同种异型抗原是指同种生物不同个体之间存在的抗原物质。这种抗原的免疫原性虽不及异种抗原强,但也可在同种间引起一定程度的免疫应答。医学上重要的同种异型抗原有以下两类:

1. 血型抗原　血型抗原是人类红细胞表面的同种异型抗原,有 500 余种,与临床医学关系最为密切的是 ABO 血型抗原和 Rh 血型抗原。①ABO 血型抗原:根据人类红细胞表面 A、B 抗原的不同,将血型分为 A、B、AB 和 O 四种类型。人类血清中存在着 ABO 抗原的 IgM 类天然抗体,如果血型不符的个体间进行输血,常引起严重的免疫性溶血反应,因此输血前供血者与受血者之间必须进行严格的交叉配血试验。②Rh 血型抗原:根据人类红细胞表面是否具有 Rh(主要是 D)抗原,将血型分为 Rh 阳性与 Rh 阴性两种。通常情况下,人类血清中不存在 Rh 抗原的天然抗体,只有在免疫的情况下才产生抗 Rh 抗原的 IgG 类抗体。临床上常通过检测 Rh 抗原来诊断和预防新生儿溶血症、个别输血反应以及某些自身免疫性溶血性贫血(见第十一章)。

2. 主要组织相容性抗原　人的主要组织相容性抗原,因首先发现于白细胞表面,又称为人类白细胞抗原(human leukocyte antigen,HLA)。它是人体最复杂的同种异型抗原,广泛分布于各种有核细胞的表面。HLA 除了能引起移植排斥反应,参与并调节机体的免疫应答外,还与某些疾病相关(见第三章)。

(三)自身抗原

自身抗原是指能引起机体发生免疫应答的自身组织成分。自身抗原的形成见于三种情况:①自身组织结构发生改变;②隐蔽的自身成分释放;③机体免疫系统的功能发生异常。这些情况均可使免疫系统将自身物质当作抗原性异物来识别,诱发自身免疫应答,引起自身免疫病。

(四)异嗜性抗原

异嗜性抗原(Forssman 抗原)是指一类与种属特异性无关,存在于不同种系生物间的共同抗原。异嗜性抗原对某些疾病的辅助诊断与发病机制的研究有着重要的意义。如外-斐反应即是用变形杆菌代替立克次体作抗原,检查患者血清中的抗体水平,辅助诊断斑疹伤寒,这是因为变形杆菌某些菌株的菌体抗原与斑疹伤寒立克次体具有共同抗原成分;溶血性链球菌与肾小球基底膜和心肌组织具有共同抗原,当机体感染了溶血性链球菌后就有可能导致肾小球肾炎和心肌炎等自身免疫病。

二、根据抗原诱导的免疫应答分类

根据抗原被淋巴细胞识别的特性和诱导免疫应答的性能,可将抗原分成以下三类:

1. 胸腺依赖性抗原　胸腺依赖性抗原(thymus dependent antigen,TD-Ag)含有 T 细胞决

定簇和 B 细胞决定簇,需要 T 细胞辅助才能诱导免疫应答。TD-Ag 可诱导体液免疫应答,主要产生 IgG 类抗体,同时也可诱导细胞免疫应答和免疫记忆。绝大多数天然抗原都是TD-Ag,如病原微生物、血细胞、血清蛋白等。

2. 胸腺非依赖性抗原　胸腺非依赖性抗原(thymus independent antigen,TI-Ag)只含 B 细胞决定簇,不需要 T 细胞辅助,可直接激活 B 细胞产生抗体,故又称为 T 细胞非依赖性抗原。TI-Ag 一般只诱导体液免疫应答,仅产生 IgM 类抗体。这类抗原种类较少,如细菌的脂多糖(LPS)、荚膜多糖和聚合鞭毛素等。TD-Ag 与 TI-Ag 的比较见表 2-1。

表 2-1　TD-Ag 与 TI-Ag 的比较

区别点	TD-Ag	TI-Ag
组成	T 细胞决定簇和 B 细胞决定簇	重复 B 细胞决定簇
T 细胞的辅助	必需	无需
产生的抗体	多种,主要为 IgG	IgM
免疫应答类型	体液免疫和细胞免疫	体液免疫
免疫记忆	有	无

3. 超抗原　超抗原(superantigen,SAg)是指微量的抗原分子(1~10 μg/L)即可使大量 T 细胞(2%~20%)活化的高效能抗原。超抗原的一个重要生物学特性就是被 T 细胞识别时不受 MHC-Ⅱ类分子的限制,可直接活化多克隆 T 细胞,释放大量的细胞因子,如 IL-2、IFN-γ、TNF-β、CSF 等产生生物学效应。

超抗原可参与机体的多种生理和病理反应,与许多毒素性疾病、自身免疫病的发生以及机体抗肿瘤免疫均有着密切关系,因此在临床实践中日益受到重视。

知识与技能拓展

超抗原的类别

近年来对超抗原的研究日渐增多,现已发现的种类主要分为外源性超抗原和内源性超抗原。外源性超抗原主要是指某些细菌的外毒素,如葡萄球菌肠毒素(SE)A~E、中毒性休克综合征毒素 1(TSST1)、表皮剥脱毒素(ET)以及链球菌致热外毒素(EXT)A~C 等;内源性超抗原是某些逆转录病毒感染机体后,病毒 DNA 整合到宿主细胞中产生的,如小鼠乳腺瘤病毒编码的次要淋巴细胞刺激抗原和 HIV 病毒编码的某些蛋白质等。

三、其他分类

其他分类见表 2-2。

表2-2　抗原的其他分类方法

分类依据	种类
化学性质	蛋白抗原、多糖抗原、核酸抗原等
物理性状	颗粒性抗原、可溶性抗原
特性	完全抗原、半抗原
获得方式	天然抗原、人工抗原、合成抗原
来源	内源性抗原、外源性抗原
活化淋巴细胞的方式	特异性抗原、超抗原、有丝分裂原
诱导免疫应答的作用	移植抗原、肿瘤抗原、变应原、耐受原等

❋ 思考题

1. 用苯胺、对氨基苯甲酸、对氨基苯磺酸、对氨基苯砷酸四种带有不同酸基的半抗原分别结合到同一载体蛋白上后免疫动物,将所获得的抗血清(抗体)分别与上述半抗原进行体外实验,表2-3中记录的实验结果说明了什么问题? 用苯胺和邻位、间位、对位氨基苯甲酸的三种异构体作为半抗原分别结合到同一载体蛋白上后免疫动物,将所获得的抗血清(抗体)分别与上述半抗原进行体外实验,分析表2-4中的实验结果,从中你会得出什么结论?

2. 伤寒是由伤寒沙门菌引起的。伤寒病人的血清可使甲型或乙型副伤寒沙门菌凝集,分析其原因及临床意义。

3. 根据共同抗原的概念,试分析特异性抗原的含义及其临床意义。

表2-3　免疫血清实验(一)

免疫血清(抗体)	半抗原			
	苯胺	对氨基苯甲酸	对氨基苯磺酸	对氨基苯砷酸
	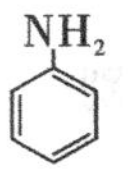 NH_2 〔苯环〕	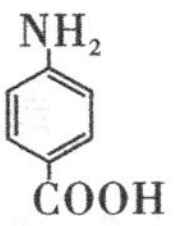 NH_2 〔苯环〕 COOH	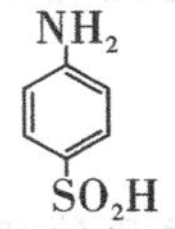 NH_2 〔苯环〕 SO_2H	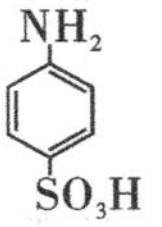 NH_2 〔苯环〕 SO_3H
苯胺抗体	+	−	−	−
对氨基苯甲酸抗体	−	+	−	−
对氨基苯磺酸抗体	−	−	+	−
对氨基苯砷酸抗体	−	−	−	+

表 2-4 免疫血清实验（二）

免疫血清（抗体）	半抗原			
	苯胺	氨基苯甲酸		
		邻位	间位	对位
	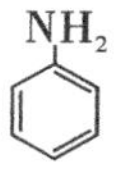	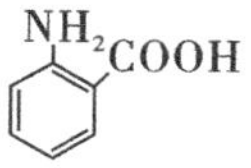	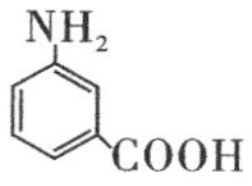	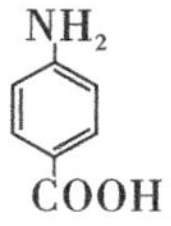
苯胺抗体	+	−	−	−
邻位氨基苯甲酸抗体	−	+	−	−
间位氨基苯甲酸抗体	−	−	+	−
对位氨基苯甲酸抗体	−	−	−	+

（汪晓静）

第 三 章

免疫系统

学习目标

◆掌握　免疫活性细胞、抗原提呈细胞的概念及其特点;抗体和免疫球蛋白的概念、种类、特性及生物学活性。

◆熟悉　免疫器官的主要功能;NK 细胞和巨噬细胞的主要功能;免疫球蛋白的基本结构及水解片段;补体、MHC 的概念及其生物学作用。

◆了解　细胞因子、黏附分子以及补体的激活途径。

免疫系统是机体识别抗原,发生免疫应答及发挥免疫效应,执行免疫功能的物质基础,由免疫器官、免疫细胞和免疫分子组成(图 3-1)。

第一节　免疫器官

免疫器官是指产生免疫细胞及执行免疫功能的器官或组织。按其发生和功能的不同,可分为中枢免疫器官和外周免疫器官,两者通过血液循环和淋巴循环相互联系。

一、中枢免疫器官

中枢免疫器官是免疫细胞发生、分化和成熟的场所,包括骨髓和胸腺。

1.骨髓　骨髓是造血器官,机体所有血细胞和免疫细胞都来源于骨髓的多能造血干细胞(图 3-2)。

由图可以看出淋巴干细胞在骨髓微环境的作用下,继续分化成熟为具有体液免疫功能的骨髓依赖性淋巴细胞,简称为 B 淋巴细胞或 B 细胞,因此,骨髓也是 B 细胞分化成熟的场所。

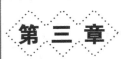

知识与技能拓展

鸟类的中枢免疫器官——腔上囊

腔上囊是位于鸟类泄殖腔背侧的囊状结构,相当于哺乳类动物的骨髓,故为鸟类的中枢免疫器官。它是由意大利解剖学家 H. 法布里奇乌斯于 1621 年发现的,故又称法氏囊。其为最早被发现的 B 淋巴细胞分化成熟的场所。

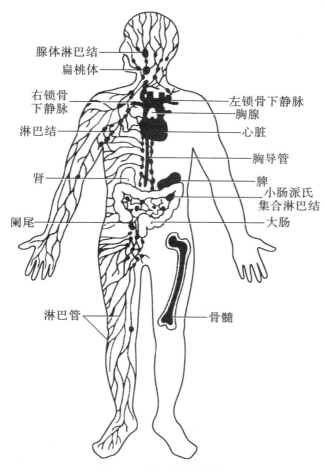

图 3-1　人体免疫系统组成

2. 胸腺　胸腺在胚胎的第 20 周发育成熟,青春期达到顶峰,随着年龄的增长逐渐萎缩。

在骨髓中初步发育的淋巴干细胞分化为 pro-T,一部分经血液循环迁移至胸腺,定位于胸腺的皮质外层,在胸腺上皮细胞及其产生的胸腺素和多种细胞因子作用下,分化成熟为具有细胞免疫功能的胸腺依赖性淋巴细胞,简称为 T 淋巴细胞或 T 细胞。因此,胸腺是 T 细胞分化成熟的场所。胸腺功能异常时,可引起严重的细胞免疫缺陷,甚至使机体所有免疫功能低下。

胸腺还有免疫调节功能,能调节机体的免疫平衡,维持自身的免疫稳定性;另外胸腺参与自身免疫耐受的建立,当其功能发生障碍时,可致自身耐受终止,诱发自身免疫病。

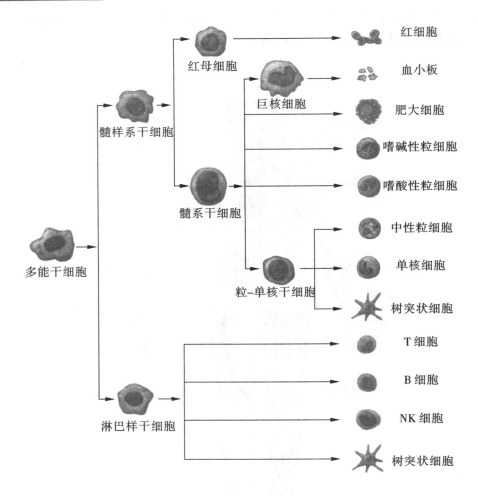

图 3-2　骨髓多能造血干细胞分化过程

知识与技能拓展

T 细胞在胸腺中的阳性和阴性选择

CD4⁺、CD8⁺双阳性细胞(DP 细胞)上的 TCRαβ 与胸腺基质细胞表面 MHC-Ⅰ或 MHC-Ⅱ分子结合,使 DP 细胞发育为 CD4⁺/CD8⁺单阳性细胞(SP 细胞),否则发生凋亡,此为阳性选择。阳性选择使 T 细胞获得了 MHC 限制性的识别能力。SP 细胞如能识别树突状细胞或上皮细胞上的 MHC 分子-自身抗原肽复合物时,则发生凋亡,否则发育为成熟 T 细胞,此为阴性选择。阴性选择使胸腺细胞获得了对自身抗原的耐受性,对避免发生自身免疫病有重大意义。

二、外周免疫器官

外周免疫器官是成熟免疫细胞定居及产生免疫应答的场所,包括淋巴结、脾、黏膜与皮肤相关淋巴组织等。

1. 淋巴结　淋巴结在人体分布广泛,主要位于非黏膜部位,是结构完整的外周免疫器官。其主要功能有:①发挥细胞免疫和体液免疫效应,同时存储记忆淋巴细胞。②参与淋巴细胞再循环,即外周淋器官中的有些淋巴细胞可通过毛细血管后静脉进入淋巴液和血液,在体内游走,然后再回到淋巴器官。淋巴细胞再循环可增加淋巴细胞与抗原接触的机会,增强免疫应答,同时为外周免疫器官补充新的淋巴细胞。③滤过淋巴液。流入淋巴结的淋巴液中常带有病原微生物及其他抗原物质,它们可被淋巴结中的巨噬细胞及抗体等免疫分子杀伤、清除,从而净化淋巴液,防止抗原进入血液循环。

2. 脾脏　脾脏是人体最大的外周免疫器官。其功能与淋巴结功能相似,因为含有大量的 B 细胞,所以与体液免疫关系更为密切。此外还具有造血、贮血、调节血量以及分泌干扰素(IFN)等生物活性物质的作用。

3. 黏膜与皮肤相关淋巴组织　黏膜与皮肤相关淋巴组织是指与机体免疫应答有关的黏膜相关淋巴组织(mucosal associated lymphoid tissue, MALT)和皮肤相关淋巴组织(skin associated lymphoid tissue, SALT)。

(1)黏膜相关淋巴组织　又称为黏膜免疫系统(mucosal immune system, MIS),由黏膜淋巴小结和弥散淋巴组织两部分组成:①黏膜淋巴小结是指具有一定结构的淋巴组织,广泛分布于黏膜固有层中,主要存在于胃肠相关淋巴组织(如肠集合淋巴结、阑尾)和呼吸道相关淋巴组织(如扁桃体)中。淋巴小结中的部分 B 细胞,可分泌 SIgA。②弥散淋巴组织主要是指存在于呼吸道、消化道、泌尿生殖道黏膜固有层及乳腺、泪腺、唾液腺中的淋巴组织。MIS 是人体重要的防御屏障,可机械阻挡抗原性异物的侵入。

(2)皮肤相关淋巴组织　又称为皮肤免疫系统(cutaneous immune system, CIS),主要位于皮肤的表皮和真皮层,内含多种与免疫有关的细胞,如表皮中的朗格汉斯细胞以及真皮层中的 T 细胞、巨噬细胞和肥大细胞等。皮肤相关淋巴组织不仅是免疫应答的激发部位,也是免疫应答的效应部位。

第二节　免疫细胞

免疫细胞是指参与免疫应答或与免疫应答有关的细胞及其前体细胞。免疫细胞主要包括淋巴细胞、抗原提呈细胞(antigen presenting cell, APC)等。

不同的免疫细胞在不同的发育阶段及活化过程中,在细胞表面会出现或消失不同的标记分子,称为分化抗原。分化抗原与细胞的分化发育及活化密切相关,并可作为表面标志应用于免疫细胞的鉴定,部分重要的分化抗原见表 3-1。将来自不同实验室的单克隆抗体所识别的同一种抗原归为同一分化群,称为分化抗原簇(cluster of differentiation, CD),简称 CD 分子。人类 CD 分子的编号已从 CD1 命名至 CD350。

一、淋巴细胞

淋巴细胞是由骨髓多能造血干细胞分化为淋巴干细胞后,在不同的部位分化成熟的一类细胞群。淋巴细胞是免疫系统的主要细胞,在免疫应答中发挥核心作用。按其来源和功能的不同,分为 T 细胞、B 细胞和自然杀伤细胞(natural killer cells,NK 细胞),其中 T 细胞、B 细胞能识别特异性抗原,在抗原刺激下活化、增殖、分化,引起适应性免疫应答,故称为免疫活性细胞(immunologically competent cell,ICC),又称为抗原特异性淋巴细胞。

(一)T 细胞

T 细胞在外周血中占淋巴细胞总数的 65% ~ 80%。T 细胞介导细胞免疫,同时对体液免疫起辅助和调节作用。

1. T 细胞的表面标志　　T 细胞的表面标志是 T 细胞识别抗原、接受各种刺激信号以及细胞间相互识别和相互作用的物质基础,也可用于鉴别 T 细胞及其亚群活化状态。

(1)TCR　　TCR 又称 T 细胞受体,是 T 细胞表面特异性识别和结合抗原的糖蛋白分子,表达于所有成熟 T 细胞膜表面,是 T 细胞特有的表面标志。TCR 有 α、β、γ、δ 四种肽链,依此将 TCR 分为两类,一类是由 α 和 β 两条肽链组成,即 TCRαβ 型,另一类 TCR 由 γ 和 δ 链组成,即 TCRγδ 型。一个 T 细胞克隆表面只有识别同一种特异性抗原的 TCR,但同一个体内存在成千上万种 T 细胞克隆,以识别各种各样的抗原。

表 3-1　重要 CD 抗原及其分布、性质和功能

抗原	分布细胞	主要性质和功能
CD2	T 细胞、NK	E 受体,结合 SRBC;为 T 细胞活化提供协同刺激信号
CD3	T 细胞	T 细胞特有标志,转导抗原活化信息使 T 细胞活化
CD4	Th 细胞、Mφ 等	MHC-Ⅱ类分子受体,Th 细胞标志;HIV 受体
CD8	Tc 细胞	MHC-Ⅰ类分子受体,Tc 细胞标志
CD16	NK 细胞、粒细胞	低亲和 IgGFc 受体,NK 细胞标志
CD19	B 细胞	B 细胞特有标志,能转导活化信号
CD28	活化 Th 细胞	协同刺激分子受体,与 B7 结合后形成协同信号分子,促进 T 细胞活化
CD32	B 细胞、Mφ 等	中亲和 IgGFc 受体,传递抗原信息
CD35	B 细胞、NK、Mφ 等	C3b 受体
CD40	B 细胞	协同刺激分子受体,与 CD40L 结合后形成协同信号分子
CD40L	活化 T 细胞	协同刺激分子 CD40 配体,与 CD40 结合后形成协同信号分子;传递 Th 细胞辅助信号,促使 B 细胞活化
CD64	Mφ 等	高亲和 IgGFc 受体

（2）CD 分子　T 细胞表面重要的 CD 分子有以下几种。①CD2 分子:表达于所有 T 细胞和 NK 细胞表面,可与绵羊红细胞结合,又称绵羊红细胞受体(SRBC-R 或 erythrocyte receptor,E 受体),该受体在体外一定条件下能与绵羊红细胞结合,经瑞氏染色后,镜下呈玫瑰花状。据此原理设计的试验称为 E 花环试验,用以测定外周血中的 T 细胞含量。正常人外周血淋巴细胞的 E 花环形成率为 60% ~ 80%。CD2 分子还可与抗原提呈细胞表面配体结合,为 T 细胞活化提供协同刺激信号。②CD3 分子:是 T 细胞所特有的表面标志,由 γ、δ、ε、ζ、η 五种肽链组成。CD3 与 TCR 以非共价键紧密结合成 TCR-CD3 复合物,可将 TCR 与抗原结合所产生的活化信号传递到 T 细胞内部并激活 T 细胞。③CD4 分子:为 MHC-Ⅱ类分子受体。当 TCR 识别抗原提呈细胞提呈的抗原肽-MHC-Ⅱ类分子复合体时,CD4 分子与 MHC-Ⅱ类分子结合,稳定了 T 细胞与抗原提呈细胞的结合,以便 TCR 接受 APC 提呈的抗原。CD4 分子还是人类免疫缺陷病毒(HIV)的受体,HIV 可破坏 CD4$^+$T 细胞。CD4 分子还参与抗原刺激信号的转导,参与 T 细胞在胸腺内的发育、成熟及分化。④CD8 分子:为 MHC-Ⅰ类分子受体。当 TCR 识别抗原提呈细胞提呈的抗原肽-MHC-Ⅰ类分子时,CD8 与 APC 上的 MHC-Ⅰ类分子的结合,稳定了 T 细胞与抗原提呈细胞的结合,以便 TCR 接受 APC 提呈的抗原。⑤CD28 分子:为协同刺激分子受体,其天然配体为 CD80(B7-1)和 CD86(B7-2),CD80 与 CD86 合称为 B7。CD28 与 APC 表面的配体结合后形成协同信号分子,为 T 细胞传入活化信号,促进 T 细胞进一步活化。

（3）MHC 分子　所有 T 细胞均表达 MHC-Ⅰ类分子,受抗原刺激活化后还能表达MHC-Ⅱ类分子,因此 MHC-Ⅱ类分子可作为 T 细胞活化的标志。MHC 分子参与 T 细胞对抗原肽的识别与应答过程。

（4）其他表面标志　①CTLA-4:其结构与 CD28 类似且两者的氨基酸序列高度同源,与 CD80 和 CD86 的亲和力高于 CD28。CTLA-4 与 APC 表面的 B7 结合后向 T 细胞内传入抑制性信号,抑制 T 细胞活化,负反馈调节 T 细胞的免疫应答。②CD40L:主要表达于活化的 CD4$^+$T 细胞和部分 CD8$^+$T 细胞,为 B 细胞表面 CD40 的配体。CD40L 与 B 细胞表面的 CD40 受体结合后形成协同信号分子,为 B 细胞传入活化信号,促进 B 细胞充分活化,参与 B 细胞介导的免疫应答,并能诱导记忆性 B 细胞形成。③丝裂原受体:丝裂原是非特异性的激活物,可通过相应受体刺激多克隆 T 细胞活化并转化为淋巴母细胞,使后者发生有丝分裂而增殖。T 细胞表面具有植物血凝素(PHA)、刀豆蛋白 A(ConA)、美洲商陆(PWM)等丝裂原的受体。在体外,PHA 可使 T 细胞转化为淋巴母细胞的试验称为淋巴细胞转化试验,用以判断机体的细胞免疫功能。正常人 T 细胞的转化率为 60% ~ 80%。

2.T 细胞亚群　外周血中成熟的 T 细胞是由不同结构和功能的群体组成的,依此可分为不同亚群。

（1）按 TCR 的类型分类　①TCRαβT 细胞:占外周血中 T 细胞总数的 95%,其中 65% 为 CD4$^+$T 细胞,30% 为 CD8$^+$T 细胞。②TCRγδT 细胞:为天然免疫细胞,占外周血中 T 细胞总数的 1% ~ 5%,在皮肤和黏膜淋巴组织 T 细胞中较多见。多为 CD4$^-$、CD8$^-$,少数为 CD8$^+$,识别抗原时不受 MHC 限制,可能在皮肤黏膜局部抗感染以及免疫监视方面发挥重要作用。

（2）按是否表达 CD4 或 CD8 分子分类　①CD4$^+$T 细胞:只表达 TCRαβ,受 MHC-Ⅱ类分子限制。主要是 Th 细胞。②CD8$^+$T 细胞:受 MHC-Ⅰ类分子限制,为 Tc 细胞或 Ts 细胞。

（3）按免疫功能不同分类 ①辅助性 T 细胞（helper T cell，Th）：Th 细胞只表达 CD4，识别抗原时受 MHC-Ⅱ类分子限制。根据 Th 细胞产生的细胞因子和发挥免疫效应的不同，分为 Th1 细胞、Th2 细胞和 Th3 细胞三个亚群。Th1 细胞又称为炎性 T 细胞，主要产生 IL-2、IFN-γ、TNF-b 等，参与细胞免疫和迟发型超敏反应；Th2 细胞主要产生 IL-4、IL-5、IL-6，辅助体液免疫；Th3 细胞产生 TGF-β 和少量 IL-10，可降低 APC 和 Th1 细胞的活性，对免疫应答起负调节作用。②细胞毒性 T 细胞（cytotoxic T cell，Tc 或 CTL）：Tc 细胞只表达 CD8，通过识别靶细胞表面的抗原肽-MHC-Ⅰ类分子复合体，释放穿孔素和具有丝氨酸蛋白酶活性的颗粒酶，特异性地溶解靶细胞。穿孔素使靶细胞表面形成许多孔道，导致靶细胞溶解；颗粒酶可破坏靶细胞的 DNA，使靶细胞凋亡。Tc 细胞在抗病毒免疫、抗肿瘤免疫、移植排斥反应和某些自身免疫性疾病中起重要作用。③抑制性 T 细胞（suppressor T cell，Ts）：Ts 细胞也属于 CD8$^+$T 细胞，能分泌抑制性细胞因子如 TGF-β，抑制多种淋巴细胞活化，从而负调节免疫应答。

（二）B 细胞

B 细胞在外周血中占淋巴细胞总数的 8%～15%。B 细胞在抗原刺激和其他免疫细胞辅助下发生活化、增殖、分化，并发生 Ig 重链类别转换，进一步分化为能产生抗体的浆细胞及记忆细胞，同时能提呈抗原以及通过分泌细胞因子参与免疫调节。

1. B 细胞的表面标志 B 细胞表面有许多标志物，其中有些标志为 B 细胞所特有，它们在 B 细胞识别抗原和 B 细胞活化、产生抗体及提呈抗原给 T 细胞的过程中发挥重要作用。

（1）BCR BCR 又称 B 细胞受体，是 B 细胞特异性识别和结合抗原的主要结构，其本质是膜免疫球蛋白（membrane immunoglobulin，mIg）。mIg 是 B 细胞特征性表面标志。成熟 B 细胞同时携带 mIgM 和 mIgD，未成熟 B 细胞仅表达 mIgM。

（2）CD 分子 B 细胞表面重要的 CD 分子有以下几种：①CD79a（Igα）与 CD79b（Igβ）：是由二硫键连接两条肽链而成的异二聚体，与 BCR 结合形成复合体；当 BCR 与抗原结合形成交联时，CD79a 与 CD79b 向 B 细胞转导活化信号。②CD19、CD21 与 CD81 分子：三者能结合形成复合体，具有辅助识别作用。CD19 在 B 细胞的不同发育期均有表达，是 B 细胞特异性标志，能转导活化信号；CD21 分子仅表达于成熟的 B 细胞表面，为补体受体（CR2），能与结合在 BCR 的抗原表面的 C3d 结合，以增强 BCR 与抗原的结合，同时将信号转导给 CD19 分子，辅助 B 细胞活化，同时也是 EB 病毒的受体。③CD40 分子：表达于成熟 B 细胞表面，与 T 细胞表面的 CD40L 结合形成协同信号分子，为 B 细胞提供协同刺激信号，促使 B 细胞活化、增殖、分化为浆细胞并分泌抗体。

（3）MHC 分子 B 细胞表达 MHC-Ⅰ类和 MHC-Ⅱ类分子，参与 B 细胞的抗原提呈过程。

（4）其他表面标志 ①Fc 受体（CD32）：B 细胞表面主要有 IgGFc 受体，为中亲和力受体，参与 B 细胞功能的调节。②补体受体（CR）：B 细胞表面有 CR1（CD35）和 CR2（CD21），能与 C3b 和 C3d 发生结合，参与免疫调节和 B 细胞活化。③丝裂原受体：B 细胞表面有PWM、脂多糖（LPS）、SPA 等丝裂原受体，在丝裂原作用下，多克隆 B 细胞活化、增殖、分化。

2. B 细胞亚群 根据 B 细胞表面有无 CD5 分子的表达，可将 B 细胞分为 B1（CD5$^+$细胞）和 B2（CD5$^-$细胞）两个亚群，它们的不同点见表 3-2。

表 3-2　B1 与 B2 亚群特征的比较

特征	B1 亚群	B2 亚群
分布	腹腔、胸腔、肠壁的固有层	外周免疫器官
外周血中含量	5%～10%	90%～95%
BCR	仅有 mIgM	同时有 mIgM 和 mIgD
对 TI-Ag 应答	应答	应答
对 TD-Ag 应答	不应答	应答
免疫记忆	无	有
产生抗体类别	IgM>>IgG	IgG>>IgM
主要功能	黏膜免疫应答	体液免疫

(三)NK 细胞

NK 细胞主要分布于外周血液和脾脏中,占外周血液中淋巴细胞总数的 5%～10%,淋巴结和其他组织内也有少量存在。NK 细胞不需抗原预先刺激,也无 MHC 限制,可非特异性直接杀伤靶细胞,故称为自然杀伤细胞。

1.NK 细胞的表面标志　NK 细胞表面标志主要有 CD16、CD56,其中 CD16 为低亲和力 IgGFc 受体。目前在临床上将 $CD3^-$、$CD16^+$、$CD56^+$ 淋巴样细胞认定为 NK 细胞。NK 细胞表面也有 IL-2 受体(IL-2R)和 IFN-γ 受体(IFNγR),IL-2 和 IFN-γ 能活化 NK 细胞和增强 NK 细胞的细胞毒活性。

2.NK 细胞识别靶细胞的机制　NK 细胞表面具有 IgGFc 受体,当靶细胞上的抗原与抗体 IgG 特异性结合时,NK 细胞可通过其 IgGFc 受体与 IgG 结合,触发对靶细胞的杀伤作用。由于这种杀伤作用必须依赖抗体 IgG 作为中间桥梁,故称为抗体依赖性细胞介导的细胞毒作用(antibody dependent cell-mediated cytotoxicity,ADCC)(图 3-3)。

3.NK 细胞杀伤靶细胞的途径　NK 细胞杀伤靶细胞有三条途径。①细胞因子途径:通过释放 NK 细胞毒因子等细胞因子杀伤靶细胞。②穿孔素/颗粒酶途径:NK 细胞与靶细胞接触后,胞质脱颗粒将其内容物释放到靶细胞表面,其中的穿孔素使靶细胞膜上形成孔道,继而使具有细胞毒性因子的颗粒酶进入靶细胞内,作用于 DNA 使其裂解,导致靶细胞溶解凋亡。③Fas/FasL 途径:通过细胞表面的 Fas/FasL 途径诱导靶细胞凋亡。

4.NK 细胞的功能　NK 细胞对靶细胞除了具有直接杀伤作用外,还可发生 ADCC 效应,同时分泌多种细胞因子,从而发挥抗病毒、抗肿瘤、免疫监视及免疫调节的功能。

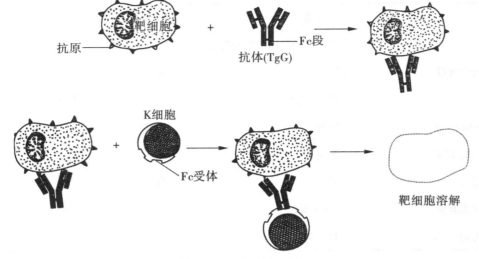

图 3-3 ADCC 作用示意

表 3-3 T 细胞、B 细胞、NK 细胞主要性状比较

性状	T 细胞	B 细胞	NK 细胞
分化成熟部位	胸腺	骨髓	骨髓
mIg	−	+	−
TCR	+	−	−
MHC–Ⅰ类分子	+	+	−
MHC–Ⅱ类分子	活化的 T 细胞	+	−
CD2	+	−	+
CD3	+	−	−
CD16	−	−	+
CD19	−	+	−
补体受体（CD35）	−	+	部分
细胞分布			
外周血	65%~80%	8%~15%	<10%
淋巴结	70%~75%	20%~25%	很少
脾	30%~50%	50%~65%	≤5%
主要功能	细胞免疫	体液免疫	细胞毒性

二、抗原提呈细胞

APC 又称辅佐细胞,是指在免疫应答中能捕获、加工、处理抗原,并将抗原肽提呈给抗原特异性淋巴细胞的一类免疫细胞。APC 分为专职和非专职两类。

(一)专职抗原提呈细胞

专职抗原提呈细胞均可表达 MHC-Ⅱ类分子,有较强的抗原提呈能力,主要包括:

1. 树突状细胞(DC) 因其细胞膜向外伸出许多较长的树状突起而命名,是提呈抗原功能最强的 APC,也是唯一能将抗原肽提呈给初始 T 细胞而激发初次免疫应答的 APC。成熟 DC 的主要特征性表面标志为 CD1a、CD11c、CD83,但不表达单核-巨噬细胞、T 细胞、B 细胞和 NK 细胞的典型表面标志 CD14、CD3、CD19 以及 CD20、CD16 和 CD56。

知识与技能拓展

树突状细胞的种类

DC 是不均一的细胞群体,来源于髓样干细胞和单核细胞的称为 DC1,来源于淋巴样干细胞的称为 DC2。根据其在组织和器官的分布不同分为若干类:存在于表皮组织和胃肠上皮层的朗格汉斯细胞(LC),为未成熟的 DC;存在于淋巴组织胸腺依赖区的为并指状 DC;存在于淋巴结浅皮质区淋巴滤泡内的为滤泡 DC;此外,还有胸腺 DC、血液 DC 以及分布于非淋巴样组织中的间质性 DC 和分布于输入淋巴管中的隐藏 DC 等。

树突状细胞的主要生物学功能有:①提呈抗原:DC 可直接将抗原肽-MHC 类分子复合物提呈给初始 T 细胞,使其活化;通过其 FcR 结合抗体以免疫复合物的形式提呈抗原给 B 细胞,使 B 细胞活化启动体液免疫。②调节免疫应答:DC 通过分泌多种细胞因子参与固有性免疫应答和适应性免疫应答的调节。③抗肿瘤免疫:DC 与 T 细胞结合后,诱导 CTL 细胞的生成,同时通过分泌大量 IL-12,介导 Th1 型免疫应答,在抗肿瘤方面发挥作用。④诱导自身免疫耐受:在胸腺中的 DC 与 CD4$^+$/CD8$^+$T 细胞通过自身抗原肽-MHC-Ⅱ类分子结合后,可使 CD4$^+$/CD8$^+$T 细胞凋亡,排除自身反应性 T 细胞克隆,诱导中枢免疫耐受。另外,血循环中高浓度的抗原到达胸腺后由胸腺 DC 提呈,参与诱导外周免疫耐受。

2. 单核-巨噬细胞 包括外周血液中的单核细胞和组织内的巨噬细胞,其表面能表达数十种受体,主要有 MHC-Ⅰ类分子、MHC-Ⅱ类分子及 FcγR(CD64)、C3bR(CD35)。其主要生物学功能有:①吞噬和杀伤作用:单核-巨噬细胞能非特异性吞噬病原微生物及衰老、损伤、恶变的细胞等抗原,在酶的作用下消化降解抗原,同时通过抗体和补体的调理作用使其吞噬和杀伤抗原作用进一步增强。②处理和提呈抗原作用:单核-巨噬细胞摄取、处理抗原后,将抗原以抗原肽-MHC-Ⅱ/Ⅰ类分子复合物形式,表达于细胞表面,被相应的 T 细胞识别,诱导 T 细胞发生适应性免疫应答。③分泌作用:单核-巨噬细胞可合成、分泌补体、酶、细胞因子等多种生物活性物质及产生一氧化氮,这些物质在杀伤靶细胞以及参与调节适应性免疫应答、细胞毒效应和介导炎症反应中起重要作用。

3. B 细胞　　B 细胞通过 BCR 与抗原结合后将其内吞处理,形成的抗原多肽片段与 MHC-Ⅱ类分子结合,并转移到 B 细胞表面提呈给 CD4$^+$Th 细胞,同时 B 细胞的 CD40 受体与 T 细胞表面 CD40L 结合形成协同刺激分子,为 B 细胞提供协同刺激信号,促使 B 细胞活化、增殖。因此,B 细胞的提呈抗原功能对于 CD4$^+$Th 细胞的活化及自身活化、分化为浆细胞并分泌抗体,具有极为重要作用。但因 B 细胞的吞噬能力很弱,所以其抗原提呈作用受到很大的限制。

(二)非专职抗原提呈细胞

非专职 APC 主要是指在炎症反应的局部组织中,原本无抗原提呈功能的细胞,由于受到 IFN-γ 等细胞因子的刺激,其细胞表面可表达 MHC-Ⅱ类分子,发挥抗原提呈功能。如血管内皮细胞、各种上皮细胞和间质细胞、皮肤的成纤维细胞以及活化的 T 细胞等。

三、其他免疫细胞

在免疫应答过程中除有上述几类免疫细胞参与外,还有各种粒细胞、血小板和红细胞介入,它们非特异性地参与对抗原的吞噬、处理、清除,在炎症反应、免疫病理损伤及免疫调节中发挥作用。

1. 中性粒细胞　　具有很强的趋化作用和吞噬功能,当病原体在局部引发炎症时,它们可迅速穿越血管内皮细胞进入炎症部位,吞噬、杀伤和清除病原体。同时通过其表面 FcγR、C3bR,介导免疫调理,加强其吞噬作用。

2. 嗜酸性粒细胞　　具有趋化作用和一定的吞噬杀菌能力,通过释放多种胞内酶及表面 FcγR、FcεR、C3bR 与抗原的结合,在抗寄生虫感染及某些超敏反应中发挥重要作用。

3. 嗜碱性粒细胞和肥大细胞　　其细胞表面均表达高亲和力 FcεR 和 FcγR,胞质内含有嗜碱性颗粒,颗粒所含的组胺、白三烯等都是参与超敏反应的介质,它们均为参与Ⅰ型超敏反应的重要效应细胞。

4. 血小板　　血小板表面有 FcγR、FcεR、C3bR,内含组胺、5-羟色胺等血管活性介质,在趋化因子和黏附因子作用下,发生黏附和聚集,释放血管活性介质,主要参与Ⅲ型超敏反应。

5. 红细胞　　红细胞表面有 C3bR,可附着抗原抗体补体复合物,当红细胞衰老而被吞噬细胞吞噬时,免疫复合物也一同被吞噬,故红细胞在清除循环免疫复合物方面起着重要作用。

第三节　　免疫球蛋白与抗体

抗体(antibody,Ab)是指 B 细胞识别抗原后活化、增殖、分化为浆细胞所产生的一种能与相应抗原发生特异性结合的球蛋白。抗体主要存在于血液、组织液和外分泌液等体液中,故将抗体介导的免疫应答称为体液免疫。大部分抗体分子属于 γ 球蛋白(丙种球蛋白),少量属于 α 和 β 球蛋白。具有抗体活性或化学结构与抗体相似的球蛋白,统称为免疫球蛋白(immunoglobulin,Ig)。抗体是与抗原特异性结合的免疫球蛋白,即免疫球蛋白并非都具有抗体活性,如多发性骨髓瘤患者血清中的免疫球蛋白一般无抗体活性。抗体是生物学功能上的概念,而免疫球蛋白是化学结构上的概念。存在于体液中的免疫球蛋白称为分泌型免疫球蛋白(secreted Ig,SIg);存在于 B 细胞膜上的则称为 mIg,即为 BCR。

一、免疫球蛋白的结构

(一)免疫球蛋白的基本结构

免疫球蛋白的基本结构是由四条肽链借二硫键连接而成的对称的 Y 形结构(图 3-4),包括两条相同的重链(heavy chain,H 链)和两条相同的轻链(light chain,L 链);四条肽链两端分别为氨基端(N 端)和羧基端(C 端)。某些类别还具有连接链和分泌片等辅助成分。

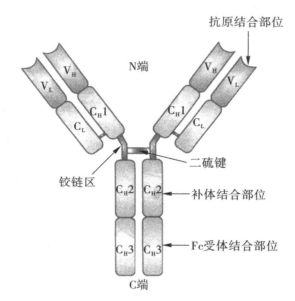

图 3-4　IgG 分子结构

1. H 链　每条 H 链由450~550 个氨基酸组成,相对分子质量为50~75 kD,链间借二硫键连接。链上可结合有不同量的糖,故免疫球蛋白属于糖蛋白。根据 H 链恒定区氨基酸的组成和排列顺序的差异及其抗原性不同,可将其分为 α 链、γ 链、μ 链、δ 链、ε 链,据此 Ig 分为相应的五类,即 IgA、IgG、IgM、IgD、IgE。同一类 Ig 铰链区氨基酸的组成和 H 链二硫键的数目、位置存在差异,据此可将同类 Ig 分为不同亚类,如人 IgG 有 IgG1、IgG2、IgG3、IgG4 四个亚类;IgA 分为 IgA1、IgA2 两个亚类。

2. L 链　每条 L 链由214 个氨基酸组成,相对分子质量约为25 kD。L 链借二硫键连接在 H 链的氨基端(N 端)。根据 L 链的结构和抗原性不同,将 L 链分为 κ 链和 λ 链,由它们组成的 Ig 分别为 κ 型与 λ 型。每个 Ig 分子上的两条 L 链总是同型的。每一种属生物体内两型 L 链的比例保持相对的稳定,如正常人血清中 κ 型与 λ 型免疫球蛋白之比约为2∶1,两者之间比例的异常,可反映出免疫系统的异常,如人类免疫球蛋白 λ 链过多,提示可能有产生 λ 链的 B 细胞肿瘤。

3.连接链和分泌片

（1）连接链（joining chain,J 链）　由合成 IgA 或 IgM 的浆细胞产生的富含半胱氨酸的多肽链,相对分子质量约 20 kD,以二硫键的形式共价结合到 Ig 的 H 链上,将 2 个单体 IgA 连接成二聚体,5 个单体 IgM 连接成五聚体（图 3-5）。IgG、IgD、IgE 均为无 J 链的单体。

（2）分泌片（secretory piece,SP）　由黏膜上皮细胞合成和分泌的一条含糖多肽链,相对分子质量约 75 kD,是 SIgA 上的一个辅助成分,以非共价形式结合于 IgA 二聚体上。在浆细胞内合成并连接的 IgA,在穿越黏膜上皮细胞过程中与 SP 结合,形成 SIgA。SP 具有保护 SIgA 的铰链区免受蛋白水解酶降解的作用,并介导 SIgA 转运到黏膜表面。

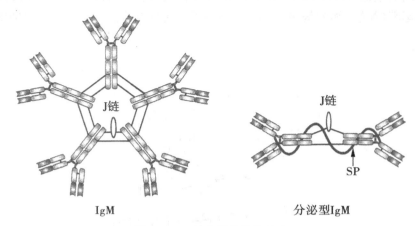

图 3-5　Ig 的多聚体结构示意

（二）免疫球蛋白的功能区

Ig 分子的每条肽链均可折叠成若干个链内由二硫键连接的球形功能区,每个功能区约由 110 个氨基酸组成。

1.可变区　肽链的 N,H 链约 1/4 或 1/5 和 L 链约 1/2 的区域,其氨基酸的数量、组成、排列顺序及构型变化很大,称为可变区（variable region,V 区）,可特异性结合抗原。H 链和 L 链的 V 区分别用 V_H 和 V_L 表示。V 区决定抗体与抗原表位结合的特异性,其中 V_H 和 V_L 各有 3 个区域的氨基酸组成、排列顺序及构型高度可变,此区域称为超变区（hypervariable region,HVR）或互补决定区（complementary determining region,CDR）,是抗体与抗原表位互补结合的部位（图 3-6）。V 区的非 HVR 的氨基酸组成与排列变化较小,称为骨架区（framework region,FR）,此区结构较稳定,可以维持 HVR 的空间构型,以便 HVR 与抗原表位充分结合。每个 Ig 的单体有两个抗原结合部位,故将单体抗体分子称为二价分子。

2.恒定区　肽链 C 端,H 链约 3/4 或 4/5 和 L 链约 1/2 的区域,其氨基酸的数量、组成、排列顺序及构型均相对稳定,称为恒定区（constant region,C 区）。H 链和 L 链的 C 区分别用 C_H 和 C_L 表示。不同类 Ig 的 C_H 长度不等,IgG,IgA,IgD 的 C_H 有 3 个,IgM 和 IgE 的 C_H 有 4 个,从 N 端至 C 端的顺序依次命名为 C_H1,C_H2,C_H3 或 C_H4。C 区具有多种生物学活性。

3.铰链区　位于 C_H1 与 C_H2 之间的区域称为铰链区。此区域富含脯氨酸且多二硫键,故具弹性和伸展性,有利于抗体与不同距离的两个抗原表位结合,也有利于暴露 Ig 上的补体 C1q 结合点而激活补体。该区易被木瓜蛋白酶和胃蛋白酶水解,产生具有不同生物学活性的水解片段。IgM 和 IgE 无铰链区。

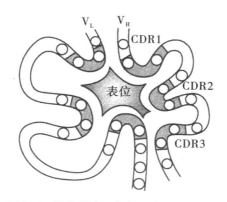

图 3-6 抗体超变区与抗原表位结合示意

(三)免疫球蛋白的水解片段

在一定条件下,Ig 的铰链区易被蛋白酶水解为不同片段(图 3-7),借此可研究 Ig 的结构和功能,分离和纯化特定的多肽片段。

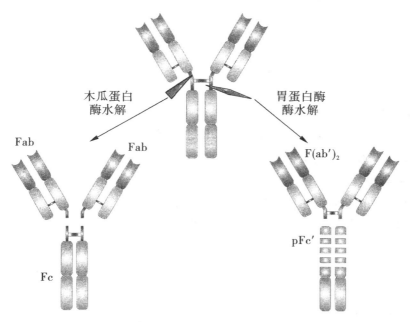

图 3-7 Ig 水解片段示意

1. 木瓜蛋白酶水解片段 木瓜蛋白酶水解 IgG 的部位是在铰链区二硫键连接的两条 H 链的近 N 端,裂解为 3 个片段,其中两个完全相同且具单价结合抗原能力的片段,称为抗原结合片段(fragment antigen binding,Fab),由一条完整的 L 链和 H 链的 V_H、C_H1 组成;另一片段不结合抗原,但在低温和低离子强度下可结晶,称为可结晶片段(fragment crystallizable,Fc),含有 C_H2 和 C_H3,是 Ig 与效应分子及细胞相互作用的部位。

2.胃蛋白酶水解片段　胃蛋白酶水解 IgG 的部位是在铰链区二硫键连接的两条 H 链的近 C 端,裂解为一个较大片段和一些小分子多肽片段。前者由两个 Fab 段、铰链区和二硫键组成,以 $F(ab')_2$ 表示;后者可继续被水解,无生物学活性,以 pFc' 表示。$F(ab')_2$ 片段具有双价抗体活性,可与 2 个抗原表位结合发生凝集反应和沉淀反应,又可避免因 Fc 段的免疫原性引起的超敏反应等副作用,因而被广泛用作生物制品,如人丙种球蛋白、白喉抗毒素、破伤风抗毒素等经胃蛋白酶水解消化后精制提纯的制品,因已去掉 Fc 段而减少了超敏反应的发生。

二、免疫球蛋白的抗原特异性

Ig 为大分子抗原,除具有抗体活性外,其本身又可作为抗原而具有免疫原性。Ig 有同种型、同种异型、独特型三类(图3-8),分别位于 Ig 的 C 区和 V 区,Ig 的这种抗原特异性通常可用血清学方法测定和分类,又称为 Ig 的血清型。

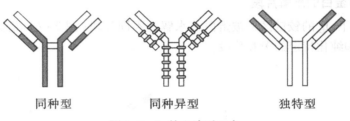

同种型　　　　　同种异型　　　　　独特型

图3-8　Ig 的血清型示意

(一)同种型

同种型是指同一种属所有个体都具有的 Ig 的抗原特异性,为种属型和非遗传性标志。其抗原特异性主要存在于 Ig 的 C 区。

(二)同种异型

同种异型是指同一种属不同个体间 Ig 分子具有的不同抗原特异性,为个体型和遗传性标志,主要表现在 Ig 的 C 区一个或数个氨基酸的差异。

(三)独特型

独特型是指同一个体不同 B 细胞克隆所产生的 Ig 分子 V 区具有的抗原特异性,由 Ig 超变区特有的氨基酸序列和构型所决定。独特型抗原在异种、同种异体甚至同一个体内均可刺激机体产生相应抗体,称为抗独特型抗体,在免疫调节中发挥极为重要的作用。

三、免疫球蛋白的生物学活性

Ig 的结构与功能密切相关,具有多种生物学活性(图3-9)。

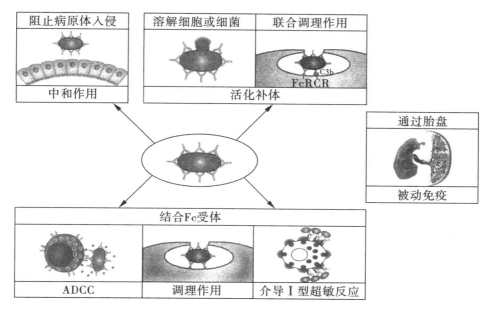

图 3-9　Ig 的主要生物学活性示意

（一）免疫球蛋白 V 区的功能

Ig 的 V 区是与相应抗原特异性结合部位,尤其是 HVR 在识别和结合特异性抗原中起决定性作用。Ig 与抗原特异性结合后,在体内可发挥中和毒素以及介导免疫炎症的作用。一个完整的 Ig 单体可结合 2 个抗原表位,抗原结合价为二价;二聚体 IgA 结合价为四价;五聚体 IgM 理论上为十价,但由于立体构象的空间位阻,每个单体只能结合一个抗原表位,故结合价为五价。

（二）免疫球蛋白 C 区的功能

1. 激活补体　人 IgG1 ~ IgG3 和 IgM 与相应抗原特异性结合后,因其构象变化而使其暴露 C_H2/C_H3 的补体 C1q 结合点,Ig 与补体 C1q 结合,通过经典途径激活补体系统。IgM 激活补体系统能力最强,单个 IgM 分子即可;而 IgG 至少需要 2 个以上的分子与抗原结合才能激活补体,其激活补体的能力依次是 IgG3>IgG1>IgG2。IgA、IgE 和 IgG4 分子的凝聚物后可通过旁路途径激活补体系统。

2. 结合 Fc 受体　IgG 和 IgE 经 V 区与特异性抗原结合后,可通过其 Fc 段与多种细胞表面的 FcR 结合,产生多种生物学活性(图 3-10)。

（1）调理作用　指抗体促进吞噬细胞吞噬抗原性异物的作用(图 3-10A)。当 IgG 类抗体与细菌等颗粒性抗原结合后,其 Fc 段与中性粒细胞、巨噬细胞表面上 IgG Fc 受体结合,通过 IgG 的"桥联"作用,促进吞噬细胞对抗原的吞噬作用。血清型 IgA 也有调理作用。

（2）ADCC 作用　指 IgG 与靶细胞膜上的抗原表位结合后,其 Fc 段与效应细胞膜上的 IgG Fc 受体结合,促进效应细胞对靶细胞的直接杀伤作用(图 3-10B)。NK 细胞是介导 ADCC 作用的主要效应细胞,另有中性粒细胞和巨噬细胞。

A.调理作用

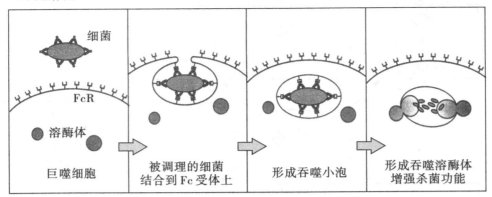

B.NK细胞介导的ADCC

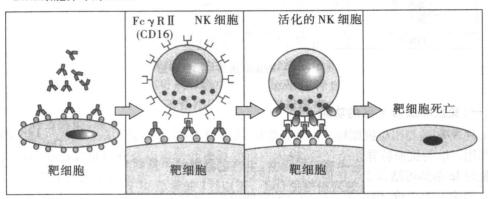

图3-10 Ig结合细胞表面FcR及其介导的功能示意

（3）介导Ⅰ型超敏反应 IgE是亲细胞抗体,可通过其Fc段与肥大细胞和嗜碱性粒细胞表面的高亲和力IgE Fc受体结合,使其致敏,若有相同变应原再次进入机体,与致敏肥大细胞和嗜碱性粒细胞表面的特异性IgE结合,促使细胞合成和分泌生物活性介质,引起Ⅰ型超敏反应。

（4）结合细菌蛋白 IgG的Fc段可与金黄色葡萄球菌A蛋白(SPA)、链球菌(A、C和G群)G蛋白结合,而IgGFab段不受影响,因此建立协同凝集技术,用于检测各种抗原和抗体。链球菌G蛋白与IgG的结合力远强于SPA。

3.穿过胎盘和黏膜 IgG是唯一能通过胎盘的Ig。IgG从母体进入胎儿血循环中,使胎儿自然被动地获得免疫,对新生儿抗感染具有十分重要的意义。另外,SIgA可通过呼吸道和消化道的黏膜,是黏膜局部免疫的最重要因素。

四、五类免疫球蛋白的特性与功能

Ig是介导体液免疫应答的重要效应分子,也是参与免疫调节的主要物质。五类Ig的主要理化性质及生物学特性见表3-4。

表 3-4 人五类 Ig 的主要理化性质及生物学特性

特性	IgG	IgA	IgM	IgD	IgE
重链	γ	α	μ	δ	ε
重链亚类	γ1 ~ 4	α1 ~ 2	—	—	—
轻链	κ、λ	κ、λ	κ、λ	κ、λ	κ、λ
其他成分	—	J、SP	J	—	—
抗原结合价	2	2 或 4	5 ~ 10	2	2
主要存在形式	单体	单体、双体	五聚体	单体	单体
占血清总 Ig 之比（%）	75	10 ~ 15	5 ~ 10	<1	<0.002
开始合成时间	生后 3 个月	生后 4 ~ 6 个月	胚胎后期	较晚	较晚
半衰期（天）	20 ~ 23	5	5	3	3
血清含量达成人水平时间	3 ~ 5 岁	4 ~ 12 岁	6 个月 ~ 1 岁	较晚	较晚
通过胎盘	+	—	—	—	—
经典途径激活补体	++	—	++++	—	—
旁路途径激活补体	+	+	—	—	+
结合吞噬细胞	++	+	±	—	+
结合肥大细胞和嗜碱性粒细胞	+	—	—	—	+++
结合 SPA	+	±	—	—	—
主要生物学活性	抗菌、抗病毒、抗毒素，自身抗体	黏膜局部免疫作用	早期防御作用，天然血型抗体，自身抗体，mIgM 是未成熟 B 细胞表面标志	mIgD 是成熟 B 细胞表面标志	抗寄生虫感染，I 型超敏反应

（一）IgG

IgG 主要由脾和淋巴结中的浆细胞合成和分泌，于出生后第 3 个月开始合成，3 ~ 5 岁时接近成年人水平。IgG 是血清和细胞外液中主要的抗体成分，以单体形式存在，约占血清 Ig 总量的 75%。IgG 为再次免疫应答和抗感染的主要抗体，其亲和力高，具有中和毒素、抗病毒、抗感染作用。IgG 可通过经典途径和旁路途径激活补体。IgG 是唯一能通过胎盘的 Ig。某些自身抗体如抗甲状腺球蛋白抗体、系统性红斑狼疮（SLE）的抗核抗体以及参与Ⅱ型、Ⅲ型超敏反应的抗体大都也属于 IgG。此外，IgG 在免疫应答过程中出现较晚，消失较慢，维持时间长，并且半衰期最长，为 20 ~ 23 天，故临床上常用丙种球蛋白进行人工被动免疫，能有效地预防相应的传染性疾病。

（二）IgM

IgM 是由脾和淋巴结中的浆细胞合成和分泌，是最早出现的 Ig，在胚胎发育晚期的胎儿即可产生。IgM 以五聚体形式存在，相对分子质量最大，又称巨球蛋白。IgM 主要分布于血液中，占血清 Ig 总量的 5%～10%。IgM 不能过胎盘，若脐带血中 IgM 增多，则提示胎儿可能发生宫内感染。IgM 也是初次免疫应答中最早出现的 Ig，血清中特异性 IgM 增多，表明有近期感染，故检测 IgM 可用于感染的早期诊断。IgM 的抗原结合价多，其激活补体、溶菌杀菌、调理吞噬及凝集作用等都强于 IgG，但中和毒素和病毒的能力弱于 IgG。天然 ABO 血型抗体、类风湿因子均为分泌型 IgM 类抗体。IgM 也参与 Ⅱ 型、Ⅲ 型超敏反应。mIgM 是 BCR 中一种主要的 mIg，是未成熟 B 细胞的标志。

（三）IgA

IgA 主要由黏膜相关淋巴组织产生。IgA 分为血清型 IgA 和 SIgA 两种类型。

1. 血清型 IgA　由肠系膜淋巴组织中的浆细胞合成，多为单体，占血清中 Ig 总量的 10%～15%，可介导调理吞噬和 ADCC 作用，但免疫作用较弱。

2. SIgA　由呼吸道、消化道、唾液腺和泌尿生殖道等黏膜固有层中浆细胞合成。主要存在于初乳、唾液、泪液、胃肠液、支气管分泌液等外分泌液中，是黏膜局部免疫的最重要因素。SIgA 是二聚体，婴儿出生后 4～6 个月才开始合成，但可从母乳中获得，这对婴儿呼吸道和消化道抗感染有重要作用。

（四）IgD

IgD 主要由扁桃体、脾等处浆细胞产生，在个体发育中合成较晚。IgD 占血清 Ig 总量的 1% 以下，以单体形式存在。IgD 分为两型，血清中 IgD 的免疫功能尚不清楚。mIgD 构成 B 细胞表面的 BCR，是 B 细胞分化成熟的表面标志，成熟 B 细胞活化后或记忆 B 细胞其表面 mIgD 逐渐消失。

（五）IgE

IgE 主要由鼻咽部、扁桃体、支气管、胃肠等黏膜固有层的浆细胞产生，这些部位常是变应原入侵和 Ⅰ 型超敏反应发生的场所。IgE 在个体发育中合成最晚，其含量极低，仅占血清 Ig 总量的 0.002%。IgE 为亲细胞抗体，可与嗜碱性粒细胞、肥大细胞膜上高亲和力 FcεR Ⅰ 结合，介导 Ⅰ 型超敏反应。过敏性疾病以及寄生虫、某些真菌和金黄色葡萄球菌引发感染时，局部的外分泌液和血清中 IgE 水平都明显升高。

第四节　补体系统

补体（complement，C）是指存在于人和脊椎动物新鲜血清和组织液中一组不耐热的、经活化后具有酶活性的蛋白质。补体是由比利时血清学家 J. Bordet 在 19 世纪末发现的，因其可对特异性抗体介导的溶菌、溶细胞功能有辅助和补充作用，故称为补体。补体并非单一成分，由近 40 种可溶性蛋白和膜结合蛋白组成，故又称为补体系统。补体系统在激活过程中可产生多种生物活性物质，具有重要生物学作用。

一、补体系统的组成与命名

1. 补体系统的组成 补体系统成分按其生物学作用分为三类：

（1）补体固有成分 固有成分是指存在于体液中参与补体激活过程的补体成分。包括：①经典途径的 C1、C4、C2；②旁路途径的 B 因子、D 因子和 P 因子；③甘露聚糖结合凝集素（mannan-binding lectin，MBL）途径的 MBL、MBL 相关丝氨酸蛋白酶（MBL associated serine protease，MASP）；④补体激活的末端共同成分 C3、C5、C6、C7、C8 和 C9。

（2）补体调节蛋白 以可溶性或膜结合形式存在，参与补体调控的一类蛋白质分子，包括血浆中的备解素、C1 抑制物（C1INH）、C4 结合蛋白（C4bp）等。

（3）补体受体（complement receptor，CR） 包括 CR1～CR5、C5aR、C2aR、C4aR、C1qR 及调节蛋白（H 因子、DAF、MCP 等）的受体，它们表达于不同的细胞表面，通过与补体活性片段或调节蛋白结合而介导补体生物学效应。

2. 补体系统的命名 补体系统的组成和功能复杂，其命名原则有：①参与补体经典途径的固有成分，按其发现的先后依次命名为 C1（q、r、s）、C2～C9；其他成分以英文大写字母表示，如 B 因子、D 因子、P 因子、MBL 等。②补体调节蛋白按功能命名，如 C1 抑制物、C4 结合蛋白等。③补体活化后的裂解片段在该成分的符号后附加英文小写字母，小片段加 a，大片段加 b，如 C3a、C3b 等。④具有酶活性的成分或复合物，在其符号后的序号或字母上加一横线，如 $\overline{C1}$、$\overline{C3bBb}$、$\overline{C4b2b3b}$。⑤灭活的补体片段，在其符号前加英文字母 i，如 ic3b。⑥补体受体多以其结合对象命名，如 C3a 的受体以 C3aR 表示。

二、补体的理化性质

补体各成分主要由肝细胞和巨噬细胞合成，其化学成分是糖蛋白，多数为 β 球蛋白，少数为 α 或 γ 球蛋白。补体约占血清球蛋白总量的 10%，其中以 C3 最多，D 因子最少。在正常情况下，含量相对稳定，但在某些疾病时可发生变化，可用于疾病的辅助诊断。

补体性质不稳定，对多种理化因素敏感，加热、机械振荡、强酸强碱、乙醇等均可使补体灭活。尤其是对热敏感，56 ℃加热 30 分钟可使血清中大部分补体成分丧失活性，在 0～10 ℃条件下，补体的活性仅能保持 3～4 天，而冷冻干燥后能保存较长时间。因此，在检查补体活性时应采用新鲜血清。

三、补体系统的激活

在生理情况下，补体各成分以酶原或非活性形式存在于体液中，只有在某些激活物作用下或在特定的固相表面上，补体各成分则按一定顺序，以连锁的酶促反应方式依次被激活，表现出多种生物学效应。

补体激活的三条途径（图 3-11）具有共同末端通路，即形成膜攻击复合物（membrane attack complex，MAC）。

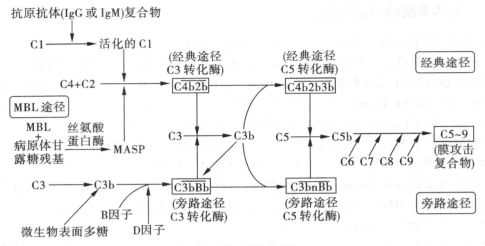

图 3-11　补体激活途径示意

(一)经典激活途径

1.激活物　抗原与抗体（IgM、IgG3、IgG1、IgG2）结合形成的免疫复合物（immune complex,IC）是经典途径的主要激活物。首先激活 C1,然后依次激活其他补体固有成分。C1 是由一个 C1q 分子借助于 Ca^{2+} 与两个 C1r 和两个 C1s 分子结合组成的多聚体;C1q 由 6 个亚单位聚合而成（图 3-12）,其中每一亚单位的球形头部是 C1q 与抗体结合的部位,一个 C1q 必须同时有两个以上的球形头部与抗体结合后才能被激活。因此两个以上 IgG 的 Fc 段补体结合点与 C1q 结合方可激活补体,单个 IgM 与 C1q 结合后即可激活补体。

2.激活过程　参与补体经典激活途径的补体成分包括 $C_1 \sim C_9$。此过程分为识别阶段、活化阶段和膜攻击阶段。

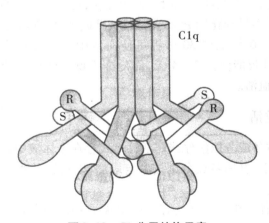

图 3-12　C1 分子结构示意

（1）识别阶段　即 C1 识别 IC 而活化形成 C1 酯酶的阶段。IgG 或 IgM 与抗原结合后,其 Fc 段构象发生改变,暴露出 C1q 补体结合点（C_H2/C_H3）,C1q 与之结合。当两个以上 C1q

头部被 IC 中 IgG 或 IgM 的 Fc 段结合固定后,C1q 的 6 个亚单位的构象发生改变,在 Ca^{2+} 参与下,导致 C1r 被裂解,形成的小片段即为激活的 C1r。活化的 C1r 继续激活 C1s,活化的 C1s 为 C1 酯酶,可激活 C4 和 C2。

(2)活化阶段　为 C3 转化酶和 C5 转化酶的形成阶段。C1 酯酶在 Mg^{2+} 参与下,依次裂解 C4、C2,所产生的小片段 C4a、C2a 释放入液相,而大片段 C4b、C2b 两者结合在黏附有抗体的靶细胞膜上,形成 $\overline{C4b2b}$,即为 C3 转化酶。$\overline{C4b2b}$ 裂解 C3,产生 C3a 和 C3b。C3a 释放入液相,C3b 与靶细胞膜上的 $\overline{C4b2b}$ 结合,形成 $\overline{C4b2b3b}$ 复合物,即为 C5 转化酶。

(3)膜攻击阶段　为 MAC 的形成,导致靶细胞溶解的阶段。C5 转化酶裂解 C5 为 C5a 和 C5b,C5a 进入液相,C5b 吸附于靶细胞表面,先后与 C6、C7 结合,形成 C5b67 复合物。C5b67 复合物插入靶细胞浆膜脂质双层中,进而与 C8 呈高亲和力结合,形成 C5b678,该复合物可牢固地附着于细胞表面,细胞膜上可出现裂痕,但其溶细胞能力有限。C8 是 C9 的结合部位,12 ~ 15 个 C9 与 C5b678 结合成 C5b6789 复合物,即 MAC,嵌入靶细胞脂质双层,形成无数个小孔,可使水和电解质自由出入,细胞内渗透压改变,细胞肿胀并破裂溶解。

(二)MBL 激活途径

MBL 激活途径是由急性期蛋白与细菌的甘露糖残基结合后启动的激活过程。在病原微生物感染早期,体内单核-巨噬细胞和中性粒细胞可产生 TNF-α、IL-1 和 IL-6 等细胞因子,导致机体发生急性炎症,并诱导肝细胞合成、分泌急性期蛋白,如参与补体激活的 MBL 和 C 反应蛋白。MBL 首先与细菌的甘露糖残基结合,随后激活与之相连的丝氨酸蛋白酶,形成 MASP。MASP 具有与活化的 C1q 类似的生物学活性,可水解 C4 和 C2 分子,继而形成 C3 转化酶,其后的反应过程与经典途径相同。此外,C 反应蛋白也可与 C1q 结合并使之激活,然后依次激活补体其他成分。

(三)旁路激活途径

旁路激活途径又称替代途径或 C3 激活途径。此过程越过 C1、C4、C2,直接激活 C3,然后完成 C5 ~ C9 的激活。B 因子、D 因子和 P 因子参与激活过程。

1. 激活物　旁路途径的激活物质主要是细菌细胞壁成分(LPS、肽聚糖、磷壁酸)、酵母多糖以及凝聚的 IgA 和 IgG4。上述成分实际上是提供了使补体活化级联反应得以进行的接触表面。这种激活方式可不依赖于特异性抗体的形成,从而在感染早期为机体提供有效的防御机制。

2. 激活过程　C3 是激活旁路途径的关键。经典途径中产生或自发产生的 C3b 在 Mg^{2+} 参与下可与 B 因子结合形成 C3bB,血清中 D 因子继而将结合状态的 B 因子裂解成 Ba 和 Bb。Ba 释放入液相,Bb 仍附着于 C3b 并与之结合,所形成的 $\overline{C3bBb}$ 复合物即为旁路途径的 C3 转化酶,其中的 Bb 片段具有蛋白酶活性,可裂解 C3。C3 转化酶极不稳定,可被迅速降解,血清中的 P 因子(备解素)可与之结合,使之稳定,并形成 $\overline{C3bBbP}$。C3 转化酶水解 C3 生成 C3a 和 C3b,后者沉积在颗粒表面并与 $\overline{C3bBb}$ 结合形成 $\overline{C3bBb3b}$ 或 $\overline{C3nBb}$,即 C5 转化酶,其功能与经典途径的 C5 转化酶 $\overline{C4b2b3b}$ 类似,能够裂解 C5,引起相同的末端效应。在此过程中 C3b 既是 C3 转化酶的成分,又是 C3 转化酶的作用底物,可裂解更多的 C3,产生更多的 C3b,形成更多的 C3 转化酶,对旁路途径及经典途径形成正反馈放大效应。上述三条途径虽起点各异,但相互交叉都以 C3 活化为中心,具有共同的末端反应过程。三条途径的比较见表 3-5。

表 3-5　补体三条激活途径的比较

比较点	经典激活途径	MBL 途径	旁路激活途径
激活物质	抗原抗体（IgM、IgG3、IgG1、IgG2）复合物	MBL、C 反应蛋白	细菌细胞壁成分、酵母多糖以及凝聚的 IgA 和 IgG4
启动分子	C1q	MASP	C3
补体成分	C1 ~ C9	C2 ~ C9、MBL、丝氨酸蛋白酶	C3,C5 ~ C9,B 因子,D 因子,P 因子等
所需离子	Ca^{2+}、Mg^{2+}	Ca^{2+}、Mg^{2+}	Mg^{2+}
C3 转化酶	$\overline{C4b2b}$	$\overline{C4b2b}$	$\overline{C3bBb}$
C5 转化酶	$\overline{C4b2b3b}$	$\overline{C4b2b3b}$	$\overline{C3bBb3b}$
生物学作用	参与特异性体液免疫	参与固有免疫,在感染早期发挥作用	参与固有免疫,在感染早期发挥作用

（四）补体激活的调节

补体活化是一种高度有序的级联反应,机体通过一系列的复杂的因素,调节补体系统的激活过程,使之反应适度。补体系统若过度激活,不仅消耗大量补体成分,使机体抗感染能力下降,而且在激活过程中产生的大量活性物质,会使机体发生剧烈的炎症反应或对自身组织细胞造成损伤,引起病理过程。机体通过多种机制调节补体系统的激活过程,包括补体自身衰变调控及补体调节蛋白的作用,从而有效的维持机体的自稳功能。

1. 自身衰变的调节　补体激活过程中产生的某些裂解产物极不稳定,易于自行衰变,不再继续激活后续补体成分,成为补体激活过程中的一种自控机制,如 C4b、C2b、C3 转化酶、C3b、C5 转化酶、C5b。

2. 调节蛋白的调节　可溶性的 C4bP、C1INH、I 因子、H 因子等对 C1s、C4b、C3b 和 C3bBb等具有灭活作用;膜辅助蛋白（MCP）、衰变加速因子（DAF）等存在于免疫细胞上,对结合在自身细胞表面的活性片段具有灭活作用。因此,补体调节因子可与不同补体成分相互作用,使补体的激活与抑制处于精细的平衡状态,既可防止对自身组织损伤,又能有效地杀灭病原微生物。

四、补体的生物学作用

补体的生物学作用可分为两大方面:一方面补体在细胞表面形成 MAC,介导溶细胞效应;另一方面补体激活过程中产生不同的裂解片段,从而介导各种生物学效应。

（一）MAC 的溶解细胞作用

补体系统被激活后，可在靶细胞表面形成 MAC，导致靶细胞溶解。这是机体抗感染的重要防御机制之一。但在病理情况下自身抗体在自身组织细胞上可通过经典途径激活补体，破坏自身组织细胞，导致自身免疫病的发生。

（二）补体裂解片段的生物学作用

1. 调理作用　补体激活过程中产生的 C3b、C4b、iC3b 均是重要的调理素，与细菌及其他颗粒物质结合，可促进吞噬细胞的吞噬作用。C3b、C4b 的氨基端能与靶细胞或 IC 结合；其羧基端能与单核细胞、巨噬细胞、中性粒细胞等吞噬细胞表面的受体结合，在靶细胞与吞噬细胞表面之间起到桥梁作用，从而促进了吞噬细胞对靶细胞或 IC 的吞噬作用。另外，补体与 IgG 也可联合介导调理吞噬作用。

2. 清除免疫复合物　补体清除 IC，保持机体自身稳定的机制为：C3b 或 C4b 与可使 IC 黏附到表面带有相应受体的红细胞、血小板上，从而将 IC 运送至肝脏、脾脏等部位被吞噬和清除，这是机体清除 IC 的重要途径；补体与抗体结合可在空间上干扰 Fc 段之间的相互作用，从而抑制新的 IC 形成，或使已形成的 IC 解离。

3. 炎症介质作用　C2a、C4a 具有激肽样作用，能增加毛细血管通透性，引起炎性渗出和水肿。C3a、C4a 和 C5a 具有过敏毒素作用，能使肥大和嗜碱性粒细胞脱颗粒，释放组胺等血管活性介质，引起毛细血管扩张，通透性增高以及平滑肌收缩等；C3a、C5a 具有趋化作用，促进中性粒细胞向组织炎症部位聚集，发挥吞噬作用。上述作用的共同结果是组织局部出现以渗出和细胞浸润为特征的急性期炎症反应。

4. 免疫调节作用　补体可对免疫应答的多个环节发挥调节作用。C3 参与捕捉、固定抗原，使抗原易被 APC 处理与提呈；补体成分可与多种免疫细胞相互作用，调节免疫细胞的增殖和分化，如 C3b 与 B 细胞表面的 CR1 结合，使 B 细胞增殖、分化为浆细胞；补体参与多种免疫细胞效应功能，如杀伤细胞与 C3b 结合，可增强对靶细胞的 ADCC 作用。

第五节　主要组织相容性复合体及其编码的分子

组织相容性是指不同个体间进行器官或组织移植时供者与受者相互接受的程度。相容则不排斥，不相容则出现排斥反应。移植成功与否，是由供者与受者细胞表面组织抗原的特异性决定的，这种代表个体特异性的同种异型抗原称为移植抗原或组织相容性抗原，其中能引起强烈而迅速排斥反应的抗原称为主要组织相容性抗原（major histocompatibility antigen，MHA），人类的 MHA 即 HLA 分子。主要组织相容性抗原是一个复杂多样的抗原系统，因此，也称为主要组织相容性抗原系统（major histocompatibility system，MHS）。编码主要组织相容性抗原的一组紧密连锁的基因群，称为主要组织相容性复合体（major histocompatibility complex，MHC），人类的 MHC 称为 HLA 复合体。

一、人类主要组织相容性复合体的基因组成

HLA 复合体，位于人第 6 号染色体短臂上，DNA 片段全长 3 600 kb，共有 224 个基因座

位,其中128个为产物表达的功能性基因,96个为假基因。传统上按 HLA 复合体产物的结构、表达方式、组织分布及功能可将其分为三类,即Ⅰ类基因区、Ⅱ类基因区和Ⅲ类基因区(图3-13),分别编码 HLA-Ⅰ类分子(抗原)、HLA-Ⅱ类分子(抗原)、HLA-Ⅲ类分子(抗原)。

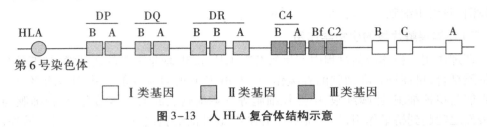

图3-13　人 HLA 复合体结构示意

(一)HLA-Ⅰ类基因区

HLA-Ⅰ类基因区位于 HLA 复合体远离着丝点的一端,包括经典Ⅰ类基因区和非经典Ⅰ类基因区。经典Ⅰ类基因包括 A、B、C 三个基因亚区,即 HLA-A、HLA-B 和 HLA-C,编码 HLA-Ⅰ类分子。非经典Ⅰ类基因区包括 HLA-E、HLA-F、HLA-G 等基因亚区,其产物主要发挥免疫应答的负调节作用。

(二)HLA-Ⅱ类基因区

HLA-Ⅱ类基因区位于 HLA 复合体近着丝点一端,结构最为复杂,包括近30个基因座位,其中经典的Ⅱ类基因一般指 DP、DQ 和 DR 三个亚区,即 HLA-DP、HLA-DQ 和 HLA-QR。每一亚区又包括两个或两个以上的功能基因座位,它们分别编码相对分子质量相近的双肽链(α 链和 β 链)分子,并分别形成 DPα-DPβ、DQα-DQβ 和 DRα-DRβ 三种异二聚体,为 HLA-Ⅱ类分子。

(三)HLA-Ⅲ类基因区

HLA-Ⅲ类基因区位于 HLA 复合体 HLA-Ⅰ类基因区与 HLA-Ⅱ类基因区之间,至少已发现36个基因座位,其中 C2、Bf、C4A、C4B 基因座位编码相应的补体成分。

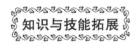

HLA 的单倍型遗传

HLA 是单倍型遗传。单倍型是 HLA 不同座位等位基因在一条染色体上的特定组合。在一条染色体上的 HLA 各座位等位基因由于紧密连锁而极少发生同源染色体之间的交换,因此,在遗传过程中 HLA 单倍型作为一个完整的遗传单位由亲代传给子代,即单倍型遗传。人体细胞为二倍体细胞,两个单倍体分别来自父母,共同组成个体的基因型。亲代与子代之间必然有一个单倍型相同,也只能有一个单倍型相同;同胞之间两个单倍型完全相同或完全不同的几率均为25%,一个单倍型相同的几率为50%。这一遗传特点可作为器官移植时供者的选择,也是法医学亲子鉴定的重要依据。

二、人类主要组织相容性抗原

（一）HLA 的分布与结构

同一种属不同个体的 HLA 复合体不同,它们所编码的 HLA 分子在结构、组织分布及功能十分相近,但各有特点。

1. HLA–Ⅰ类分子的分布与结构 HLA–Ⅰ类分子广泛分布于体内各种有核细胞表面,包括血小板和网织红细胞。不同组织和细胞的 HLA–Ⅰ类分子表达水平不同,表达水平最高的组织是淋巴结、脾,其次为肝、皮肤、肌肉、肺和心;表达水平最高的细胞是淋巴细胞,其次为巨噬细胞、树突状细胞和中性粒细胞,而神经细胞则表达水平较低或不表达。

HLA–Ⅰ类分子是由重链（α链）和轻链（β链）经非共价键连接成的异二聚体,α链由 HLA–A、HLA–B、HLA–C 基因编码,决定同种异体 HLA–Ⅰ类分子的特异性;β链为 β2 微球蛋白（β2m）,编码基因位于第 15 号染色体。HLA–Ⅰ类分子根据氨基酸的顺序及三维结构可分为四区（图3–14）。①肽结合区:由 α 链的两个相似的氨基酸残基的片段组成,分别称为 α_1 和 α_2 功能区,共同构成抗原结合槽,为 HLA–Ⅰ类分子与抗原肽结合的部位以及被 T 细胞识别的部位。②免疫球蛋白样区:由 α 链的 α_3 功能区和 β_2m 构成,与免疫球蛋白的恒定区具有同源性,为 HLA–Ⅰ类分子与 Tc 细胞表面 CD8 分子结合的部位。③跨膜区:该区肽链形成螺旋状结构穿过细胞膜的脂质双层,将 HLA–Ⅰ类分子锚定在细胞膜上。④胞浆区,为 HLA–Ⅰ类分子 α 链氨基酸的羧基末端部分,位于胞浆中。该区可能参与调节 HLA–Ⅰ类分子与其他结构成分的相互作用,也与细胞内外信息传递有关。

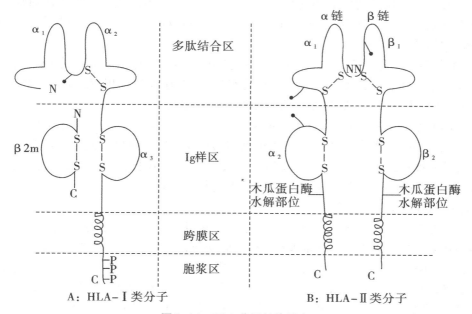

图 3–14 HLA 分子结构示意

2. HLA–Ⅱ类分子的分布与结构 HLA–Ⅱ类分子的分布较为局限,主要分布于 APC 和活化的 T 细胞上。

HLA-Ⅱ类分子均为由 α 和 β 两条多肽链以非共价键连接组成的异二聚体糖蛋白分子。两条多肽链分别由不同的 HLA-Ⅱ类基因编码,且均具有多态性。HLA-Ⅱ类分子的结构也分为四区。①肽结合区:包括 $α_1$ 和 $β_1$ 功能区,构成抗原结合槽,是与 HLA-Ⅱ类分子的多态性抗原决定簇结合的区域。②免疫球蛋白样区:由 $α_2$ 和 $β_2$ 功能区组成,与免疫球蛋白的恒定区具有同源性,在抗原提呈过程中,可与 CD4 分子结合,对 $CD4^+T$ 细胞的识别起限制作用。③跨膜区:该区 α 链和 β 链形成螺旋状结构穿过细胞膜的脂质双层,将 HLA-Ⅱ类分子锚定在细胞膜上。④胞浆区:为 HLA-Ⅱ类分子的 α 链和 β 链羧基末端部分,游离于胞浆中,可能参与跨膜信号的传递。

(二)HLA 的生物学作用与医学意义

1. HLA 的生物学作用　在免疫应答过程中,HLA 发挥重要作用。

(1)参与抗原的处理和提呈　T 细胞只能识别细胞表面与 HLA 分子结合的抗原肽(见第四章)。

(2)参与 T 细胞分化成熟过程　早期 T 细胞在胸腺中发育为成熟 T 细胞的过程中,必须与表达 HLA-Ⅰ类分子或 HLA-Ⅱ类分子的胸腺上皮细胞接触,才能分别分化成 $CD8^+T$ 细胞或 $CD4^+T$ 细胞。另外,HLA-Ⅰ类分子和 HLA-Ⅱ类分子通过胸腺中的阳性选择及阴性选择,参与 T 细胞的发育分化过程,使体内能够识别自身抗原的 T 细胞被克隆消除,引起自身免疫耐受。

(3)引起移植排斥反应　同种异体器官或组织细胞移植时,HLA-Ⅰ类分子和 HLA-Ⅱ类分子作为非己抗原,刺激机体的免疫系统,导致 $CD4^+T$ 细胞活化并产生各种细胞因子,诱导 $CD8^+T$ 细胞介导的杀伤效应,或诱导部分 $CD4^+T$ 细胞对 HLA-Ⅱ类分子靶细胞的杀伤效应,引起强烈的移植排斥反应。

(4)参与免疫细胞间相互作用　在 Tc 细胞与靶细胞、Th 细胞与 APC 及 Th 细胞与 B 细胞间相互作用过程中,T 细胞在识别抗原决定簇的同时,还须识别相应细胞表面的 HLA-Ⅰ类分子或 HLA-Ⅱ类分子,即 T 细胞识别抗原受 HLA 限制。

(5)参与免疫应答调节　HLA 在免疫应答调节中发挥重要作用,有助于维持免疫自稳。如 HLA 分子可参与抗原提呈并制约免疫细胞间的相互作用;免疫应答基因可控制免疫应答的发生及其程度;自身反应性 T 细胞增殖后可表达 HLA-DR 抗原,后者又作为刺激分子激活某些 T 细胞;HLA-Ⅱ类分子通过诱发自身混合淋巴细胞反应(autologous mixed Iymphocyte reaction,AMLR)而参与免疫调节。

2. HLA 的医学意义　HLA 与临床的关系十分密切,具有重要的医学意义。

(1)HLA 与器官移植　同种异体器官移植成功与否主要取决于供者与受者之间的组织相容性,其中 HLA 等位基因的匹配程度是关键影响因素。因此,器官移植前必须进行 HLA 分型和交叉配型试验(见第十四章),应尽量选择 HLA 型别相近者进行器官移植,以确保供者与受者间的组织相容性。HLA 各位点基因配合的重要性依次为 HLA-DR、HLA-B 和 HLA-A。

(2)HLA 与输血反应　多次接受输血的病人,有时会发生非溶血性输血反应。其原因主要是病人血液中产生抗白细胞、抗血小板的 HLA 抗体,导致白细胞或血小板受破坏,释放内源性热原质,引起发热反应、白细胞减少和荨麻疹等。供者血液中如含有较高价的此抗体,也可引起输血反应。因此,对多次接受输血的患者应尽量选择 HLA 相同的供血者或不含 HLA 抗体的血液,或采取成分输血,以避免此类输血反应的发生。

(3)HLA 异常表达与疾病　肿瘤细胞表面 HLA-Ⅰ类分子的表达缺失、减弱或特异性改变,以致特异性的 CD8$^+$Tc 细胞不能对其识别,使肿瘤细胞逃避了 Tc 细胞的杀伤作用。而有些正常情况不表达 HLA-Ⅱ类分子的细胞,如果因局部感染异常表达 HLA-Ⅱ类分子,如 Graves 病患者的甲状腺上皮细胞、胰岛素依赖型糖尿病患者的胰岛 β 细胞等,均可使自身反应性 T 细胞活化,导致自身免疫病。

(4)HLA 与疾病的关联　HLA 与疾病的关联是指带有某些特定 HLA 分子的个体易患某一疾病(阳性关联)或对该疾病有较强的抵抗力(阴性关联)。这一关联是通过患病人群与健康人群作 HLA 分型后,用统计学方法加以判别的。现已发现与 HLA 关联的疾病达 500 多种,其中大部分为自身免疫病。最典型的关联疾病是强直性脊柱炎,该病患者中 HLA-B27 抗原的阳性率为 58% ~ 97%,而健康对照人群的此抗原携带率仅为 1% ~ 8%。研究 HLA 与疾病的关联,有助于阐明某些疾病的发病机制以及辅助诊断、分类和预后判断。

(5)HLA 与法医学　HLA 分子是个体的特异性遗传标志,且终生不变。同时,由于 HLA 具有高度多态性,意味着在无亲缘关系的个体间 HLA 等位基因完全相同的概率几乎为零。另外 HLA 具有单倍型遗传的特点,亲代与子代间必然有一个单倍型相同。因此,借助 HLA 基因型或表型检测分型技术,在法医学上可以进行个体身份识别和亲子关系鉴定。

第六节　细胞因子

细胞因子(cytokines,CK)是由机体多种细胞(主要为免疫细胞)合成与分泌的小分子多肽或蛋白质。因其具有多种生物学作用,在临床上已被广泛应用于疾病的预防、诊断和治疗,特别是用于治疗肿瘤、感染、造血功能障碍以及自身免疫病等。

一、细胞因子的共同特点

1. 生物学特性　多数细胞因子为低相对分子质量(<30 kD)的多肽或分泌型糖蛋白;多数细胞因子以单体形式存在,通过与细胞表面的受体结合而发挥作用,无抗原特异性,也不受 MHC 限制。

2. 分泌方式　细胞因子以旁分泌、自分泌和内分泌方式发挥生物学作用。细胞因子的产生细胞若与靶细胞(细胞因子作用的细胞)为非同一细胞,且两者邻近,并对靶细胞在局部发挥生物学作用,这种分泌方式称为旁分泌,如树突状细胞分泌的 IL-12 能促进 T 细胞分化;细胞因子的产生细胞若与靶细胞为同一细胞,并对自身发挥生物学作用,这种分泌方式称为自分泌,如 T 细胞分泌的 IL-2 能促进 T 细胞本身进一步分化;此外,少数细胞因子如 TNF、IL-1 等在高剂量时也可通过血流作用于远处的靶细胞,表现内分泌效应。细胞因子的分泌是短时自限的过程,当细胞受到刺激后即刻合成释放,发挥作用后即刻分解。

3. 细胞因子的来源　细胞因子的产生具有多源性,一种细胞因子可由多种细胞分泌;细胞因子的产生具有多向性,一种细胞可分泌多种细胞因子。

4.作用特点

(1)高效性 细胞因子具有微量高效的特点,在 $10^{-15} \sim 10^{-10}$ mol/L 时即可发挥作用,这与细胞因子与靶细胞表面特异性受体之间的极高亲和力有关。

(2)多效性与重叠性 一种细胞因子可作用于多种靶细胞,产生多种生物学效应,具有多效性,这是由于一种细胞因子的特异性受体可存在于不同类型的产生细胞。几种不同的细胞因子作用于同一种细胞,产生相同或相似的生物学效应,因而具有重叠性。

(3)网络性 细胞因子的作用并不是孤立存在的,它们之间通过合成、分泌的相互调节,受体表达的相互调控、生物学效应的相互影响而组成细胞因子网络,可以表现为协同效应、抑制效应,甚至取得两种细胞因子各自所不具有的新的独特效应。

二、细胞因子的种类

细胞因子根据其结构和功能可分为白细胞介素、干扰素、肿瘤坏死因子、集落刺激因子、趋化性细胞因子、生长因子等六类。

1.白细胞介素 白细胞介素(interleukin,IL)是一组由淋巴细胞、单核细胞等多种细胞产生的介导白细胞间或与其他细胞间相互作用的细胞因子。IL 种类较多,随着分子免疫学的进展,不断有新的 IL 被命名,目前已发现20 余种。IL 的主要作用是调节细胞增殖、分化,调节免疫应答和介导炎症反应等。IL 的主要种类、来源和生物学作用见表3-6。

表3-6 IL 的主要种类、来源和生物学作用

种类	主要产生细胞	主要生物学作用
IL-1	单核-巨噬细胞	1.促进 T 细胞、B 细胞活化、增殖
	树突状细胞	2.增强 NK 细胞、单核-巨噬细胞活性
	成纤维细胞	3.介导炎症反应
	血管内皮细胞	4.刺激下丘脑体温调节中枢,引起发热
IL-2	活化 T 细胞(Th1)	1.促进 T 细胞、B 细胞增殖、分化,产生细胞因子
	NK 细胞	2.增强 Tc 细胞、NK 细胞,巨噬细胞活性
		3.诱导 LAK 细胞形成,产生抗肿瘤作用
IL-3	活化 T 细胞	1.协同刺激造血细胞
	NK 细胞	2.促进肥大细胞、嗜酸性粒细胞、嗜碱性粒细胞增殖、分化
IL-4	活化 T 细胞(Th2)	1.促进 T 细胞、B 细胞增殖、分化
	肥大细胞	2.诱导 Ig 类别转换,产生 IgE 或 IgG
		3.抑制 Th1 分泌 IFN-γ、TNF-β、IL-2 等细胞因子
IL-5	活化 T 细胞	1.促进 B 细胞增殖、分化
	肥大细胞	2.诱导 Ig 类别转换,产生 IgA

续表 3-6

种类	主要产生细胞	主要生物学作用
		3. 促进嗜酸性粒细胞增殖、分化
IL-6	单核-巨噬细胞	1. 促进 B 细胞增殖、分化,合成分泌 Ig
	T 细胞	2. 促进 T 细胞增殖、分化
	血管内皮细胞	3 介导炎症反应,促进肝细胞产生急性期蛋白,引起发热
IL-8	单核-巨噬细胞	1. 吸引中性粒细胞、嗜碱性粒细胞和 T 细胞定向趋化
	血管内皮细胞	2. 激活中性粒细胞、嗜碱性粒细胞脱颗粒,释放生物活性介质
	活化 T 细胞	
IL-9	活化 T 细胞	1. 刺激 Th2 产生细胞因子
		2. 促进肥大细胞增殖,刺激造血细胞
IL-10	单核-巨噬细胞	1. 抑制巨噬细胞功能,降低提呈抗原能力
	活化 T 细胞(Th2)	2. 抑制 Th1 细胞分泌 IFN-γ、TNF-β、IL-2 等细胞因子
	B 细胞	3. 促进 B 细胞增殖和产生抗体
IL-12	单核-巨噬细胞	1. 促进 Tc 细胞、NK 细胞、LAK 细胞增殖和分化,增强杀伤活性
	B 细胞	2. 诱导活化 CD4$^+$T 细胞分化为 CD4$^+$Th1 细胞

知识与技能拓展

白细胞介素名称的由来

白细胞介素最初是指由白细胞产生又在白细胞间发挥作用的细胞因子,所以由此得名。在 1979 年第二届淋巴因子的国际会议上,将介导白细胞间相互作用的一些细胞因子命名为白细胞介素(IL),并以阿拉伯数字排列,如 IL-1、IL-2、IL-3。虽然后来发现白细胞介素可由其他细胞产生,也可作用于其他细胞,但习惯上已将此类细胞因子称为白细胞介素,该名称一直被沿用。

2. 干扰素 干扰素(interferon,IFN)是指一类由宿主细胞产生的,能干扰病毒在宿主细胞内增殖的蛋白质。根据其功能的不同,可将 IFN 分为 Ⅰ 型干扰素(IFN-α、IFN-β)和 Ⅱ 型干扰素(IFN-γ)。Ⅰ 型干扰素的主要生物学作用是抗病毒、抗肿瘤、增强 NK 细胞的溶细胞能力;Ⅱ 型干扰素是一种免疫调节分子,能激活巨噬细胞、促进 T 细胞和 B 细胞活化、增强 NK 细胞的杀伤活性。

3. 肿瘤坏死因子 肿瘤坏死因子(tumor necrosis factor,TNF)是一类能直接引起肿瘤组织出血坏死的细胞因子。根据 TNF 来源和结构不同可分为 TNF-α 和 TNF-β 两种,前者由活化单核-巨噬细胞产生,大剂量可引起恶病质,故又称为恶病质素;后者由活化的 T 细胞产生,又称为淋巴毒素。TNF 具有强大的杀伤肿瘤细胞作用,同时有抗病毒、调节免疫应答、介导炎症反应、引起发热和恶病质等作用。

4. 集落刺激因子 集落刺激因子(colony stimulating factor,CSF)是指能够刺激多能造血干细胞和不同发育阶段的造血细胞增殖分化,在半固体培养基中形成细胞集落的细胞因子。根据 CSF 主要功能和作用细胞的不同,分为粒细胞集落刺激因子(G-CSF)、巨噬细胞集落刺激因子(M-CSF)、粒细胞-巨噬细胞集落刺激因子(GM-CSF)、多集落刺激因子(multi-CSF,又称 IL-3)等。CSF 具有促进骨髓造血功能、刺激造血干细胞增殖分化、刺激粒细胞和巨噬细胞分化成熟、增强吞噬细胞功能及杀伤肿瘤细胞等生物学作用。

5. 趋化性细胞因子 趋化性细胞因子简称趋化因子,是一类对不同靶细胞具有趋化作用的细胞因子。趋化因子可结合在内皮细胞表面,对中性粒细胞、单核细胞、T 细胞、NK 细胞、嗜酸性粒细胞、嗜碱性粒细胞等有趋化和激活作用。此外,趋化因子还具有刺激造血细胞、成纤维细胞、角化细胞及黑色素瘤细胞生长的作用。

6. 生长因子 生长因子(growth factor,GF)是具有刺激细胞生长作用的细胞因子。其中最重要的是转化生长因子 β(TGF-β),为抑制性细胞因子,对免疫应答有显著的抑制作用,可抑制多种免疫细胞(如 T 细胞、Tc 细胞、巨噬细胞等)的增殖、分化及活性。另外常见的生长因子有内皮细胞生长因子(EGF)、血小板衍生生长因子(PDGF)等,它们均可不同程度的促进相应细胞增殖。

三、细胞因子的主要生物学作用

1. 免疫调节 在免疫应答过程中,免疫细胞之间存在着相互调节的关系,细胞因子是传递这种调节信号的最主要的因素。如 T 细胞产生的 IL-2 可刺激 T 细胞的 IL-2 受体表达和进一步分泌 IL-2;TGF-β 可抑制 T 细胞、巨噬细胞等的增殖及活性。

2. 免疫效应功能 细胞因子在免疫应答过程中具有重要的免疫效应功能。如 IFN-α 和 IFN-β 可直接干扰病毒在感染细胞内的复制和刺激邻近未感染细胞产生抗病毒蛋白酶而发挥抗病毒作用;IFN 还可增强 NK 细胞的活性,使其在病毒感染早期有效地杀伤病毒感染细胞;TNF 可直接作用于肿瘤细胞的 DNA,造成肿瘤细胞凋亡;IL-6 促进 B 细胞增殖分化而合成分泌抗体。因此,与抗体和补体等其他免疫效应分子相比,细胞因子在抗肿瘤、抗细胞内感染等方面具有强大的免疫效应功能。

3. 刺激造血功能 在免疫应答和炎症反应过程中,白细胞、红细胞和血小板不断被消耗,有些细胞因子可刺激不同发育阶段的造血干细胞分化,调控血细胞的生成和补充。如 G-CSF、M-CSF、GM-CSF 等细胞因子可刺激骨髓生成相应血细胞;IL-3、IL-7、IL-6、IL-11 可分别刺激相应各系造血细胞分化。

4. 参与炎症反应 炎症是机体感染病原生物所产生的一种病理反应过程,在这一过程中,一些细胞因子起到重要的作用,一方面可增强机体抗感染能力,另一方面可导致机体病理损伤。

第七节　黏附分子

黏附分子(adhesion molecules,AM)是指一类介导细胞与细胞间或细胞与细胞外基质间相互接触和结合的细胞表面分子的统称,是机体一系列重要生理和病理过程的分子基础。

一、黏附分子的种类

大部分黏附分子已有 CD 编号。目前根据黏附分子的结构特点,可将其分为五大类,即整合素家族、选择素家族、免疫球蛋白超家族、黏蛋白样家族和钙黏素家族。此外还有一些尚未归类的黏附分子。

1. 整合素家族　由 α 链和 β 链组成,根据 β 链的差异分为 β1 ~ β8 八个亚家族。其在体内分布十分广泛,一种整合素可分布于多种细胞表面,同一种细胞也可表达多种整合素,某些整合素的表达有明显的细胞类型特异性。整合素的功能主要是介导细胞与细胞外基质的黏附,其次为介导白细胞与血管内皮细胞的黏附。

2. 选择素家族　包括 L-选择素、P-选择素和 E-选择素,L、P 和 E 分别代表白细胞、血小板和血管内皮细胞,均为跨膜糖蛋白。各选择素的胞膜外区有较高的同源性,结构相似,均由凝集素样功能区、上皮细胞生长区、调节补体结合蛋白重复片段三个区域组成,其中凝集素样功能区为结合配体部位。选择素主要分布于白细胞、血小板和血管内皮细胞表面,介导白细胞与血管内皮细胞间的黏附,参与炎症反应以及淋巴细胞归巢。

3. 免疫球蛋白超家族　为具有与免疫球蛋白可变区和恒定区结构相似的细胞表面蛋白分子,分为 V、C1 和 C2 样功能区,其氨基酸组成与免疫球蛋白有一定的同源性。免疫球蛋白超家族的种类及其配体众多,在人类白细胞分化抗原中约占 1/3,包括抗原特异性受体及其信号转导分子、非抗原特异性受体及配体、MHC-Ⅰ类分子/MHC-Ⅱ类分子、细胞间黏附分子、血管细胞黏附分子、免疫球蛋白超家族 NK 细胞受体、细胞因子受体及某些病毒受体等。免疫球蛋白超家族分子以受体或配体形式表达于淋巴细胞及其他细胞表面,介导细胞间黏附和信号传递,参与淋巴细胞增殖与分化,调节免疫应答,介导炎症反应及淋巴细胞归巢和再循环。

4. 黏蛋白样家族　为一组富含丝氨酸和苏氨酸的膜型糖蛋白,主要包括 CD34 分子、糖酰化依赖的细胞黏附分子、P-选择素糖蛋白配体。主要分布于内皮细胞、造血干细胞、白细胞、黏膜淋巴组织。CD34 分子在早期造血的调控和淋巴细胞归巢中发挥作用;糖酰化依赖的细胞黏附分子是 L-选择素的配体,协助白细胞与血管内皮细胞间的黏附;P-选择素糖蛋白配体辅助中性粒细胞向炎症部位迁移。

5. 钙黏素家族　为单链跨膜糖蛋白,包括 E-上皮(钙黏素-钙黏素)、N-神经(钙黏素-钙黏素)和 P-胎盘(钙黏素-钙黏素),以钙黏素-连接素复合体形式广泛存在于各类上皮细胞,主要介导 Ca^{2+} 存在下同型细胞间的黏附及信号传导,调节胚胎形态发育、维持细胞骨架排列及组织结构完整。

二、黏附分子的共同特点

不同的黏附分子其结构特征、分布及功能有所不同,但具有某些共同的生物学特点:

1. 都以受体与配体相配对的形式分布于相互作用的细胞表面,也可在细胞外基质中以单链或双链糖蛋白分子存在。

2. 黏附分子与配体的结合是短暂和可逆的,并非一一对应的关系,同一黏附分子可与不同的配体结合。

3. 黏附分子不具备多态性,同一种属不同个体中相同类型细胞表达的黏附分子基本相同。

4. 同一对黏附分子具有多种功能,在不同反应过程中发挥不同的生物学作用。

5. 同一类细胞表面可同时表达多种黏附分子,同一黏附分子也可表达于不同的细胞表面,均可发挥不同的生物学作用;而同一生物学作用也可能由不同的黏附分子所介导。

6. 黏附分子介导细胞间黏附的同时也传导信号,且可表现为双向性。

7. 黏附分子介导细胞间黏附和信号传导与细胞表面黏附分子的密度和亲和力有关。

三、黏附分子的生物学作用

1. 参与免疫细胞的活化及调节免疫应答　在免疫细胞识别特异性抗原时,除了需要识别作用以外,还需要黏附分子的相互作用。如 T 细胞识别 APC 提呈的抗原后,APC 上表达的 CD80(或 CD86)分子与 T 细胞表达的 CD28 结合,刺激 T 细胞活化,介导并正调节免疫应答。

2. 参与炎症反应　炎症过程的主要特征是中性粒细胞与血管内皮细胞黏附,穿越血管内皮细胞向炎症部位渗出。这一过程依赖于巨噬细胞和肥大细胞聚集到炎症部位释放 IL-1、TNF、TGF-β 和组胺等细胞因子,使血管内皮细胞表达 P-选择素和 E-选择素及其他黏附分子,并促进血管内中性粒细胞表面表达 L-选择素。中性粒细胞上的 L-选择素与血管内皮细胞上的 P-选择素和 E-选择素相互作用,继而转向炎症部位,发挥杀伤效应。

3. 参与淋巴细胞归巢　淋巴细胞在中枢淋巴器官发育成熟后,经血流定居在外周淋巴器官,并在全身器官、组织以及炎症部位发挥多种生物学功能。淋巴细胞归巢是淋巴细胞迁移的一种特殊形式,包括:①淋巴干细胞向中枢淋巴器官的归巢;②淋巴细胞向外周淋巴器官的归巢;③淋巴细胞再循环;④淋巴细胞向炎症部位的渗出。

知识与技能拓展

淋巴细胞归巢的机制

淋巴细胞的归巢是一个由多种黏附分子参与并受各种因素调节的复杂过程,对于这一过程还缺乏系统的、确切的认识。淋巴细胞归巢过程的分子基础是淋巴细胞与各组织、器官血管内皮细胞黏附分子的相互作用。一般将淋巴细胞的黏附分子称为淋巴细胞归巢受体而将其对应的血管内皮细胞的黏附分子称为地址素(addressin)。多种黏附分子与淋巴细胞的归巢有关,但参与不同群或亚群淋巴细胞归巢过程的黏附分子是不同的,成为淋巴细胞选择性归巢的分子基础。随着免疫生物学和分子免疫学研究的进展,必将推动这一重要领域的深入研究,并为某些疾病的诊断、预防和治疗提供一条崭新的途径。

4. 黏附分子对肿瘤的作用　肿瘤发生后,$CD4^+Th$ 细胞通过分泌细胞因子激活 $CD8^+Tc$ 细胞,使后者表面黏附分子与肿瘤细胞上的黏附分子结合,增强对肿瘤细胞的杀伤作用;肿瘤细胞表达的某些黏附分子与血管内皮细胞上的或血管基质中的黏附分子结合,促进肿瘤细胞形成转移灶。

此外,黏附分子还参与调节细胞凋亡、生殖和胚胎发育、调节细胞因子的合成和分泌、信号转导、维持组织器官的完整性、凝血及血栓形成等过程。

✳思考题

1. 患者张某,男,19 岁。因咽痛、发热就诊。主诉:咽痛反复发作 2 年余,发作时伴有发热。查体:体温 38 ℃;咽部检查见双侧扁桃体充血,黏膜呈暗红色,表面略凹凸不平,用压舌板于舌腭弓外侧挤压扁桃体,有分泌物溢出。诊断:慢性扁桃体炎。治疗:行“双扁桃体摘除术”。请问扁桃体有何生理功能? 该患者如手术摘除双侧扁桃体会否影响咽部的免疫功能?

2. 国际母乳协会和世界卫生组织呼吁提倡母乳喂养,请结合免疫球蛋白的种类和功能解释其原因。

3. 英国一名 5 岁女孩贾丝明丽米尔扎先后被诊断出肝衰竭和肾衰竭。她的父母决定将自己的肝脏和肾脏捐献给孩子。接受完父亲的肝移植和母亲的肾脏移植后,女孩终于得救。这是英国第一例父母共同捐献活体器官给孩子的病例。请问器官移植时为什么需要配型?

（尹燕双　陆　红）

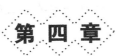

免疫应答

学习目标

◆**掌握** 免疫应答的概念及基本过程;抗体产生的规律。

◆**熟悉** 体液免疫应答、细胞免疫应答的过程及生物学效应。

◆**了解** 固有性免疫应答的特点及免疫耐受的定义。

免疫应答是机体免疫系统对抗原刺激所产生的以排除抗原为目的的过程。免疫应答具有双重性,在正常情况下,免疫应答可及时清除体内抗原性异物,以维持机体内环境的相对稳定;在异常情况下,免疫应答可造成机体病理性损伤,引起超敏反应或其他免疫性疾病。根据免疫应答识别的特点、获得的形式及效应机制,将其分为固有性免疫和适应性免疫两种类型。

第一节 固有性免疫应答

固有性免疫是人类在长期的种系发育和进化过程中逐渐建立起来的一系列防御病原生物的天然免疫功能,又称为先天性免疫或非特异性免疫。固有性免疫是机体的第一道天然免疫防线,发挥非特异性抗感染的作用,同时也对适应性免疫应答的启动、调节和效应阶段具有重要意义。

一、固有性免疫应答的特点

固有性免疫应答的特点:①与生俱有,可以遗传;②无特异选择性,作用范围广,对所有病原生物都有一定防御功能;③有相对的稳定性,不受抗原性质、抗原刺激强弱或刺激次数的影响;④发挥作用快,短时间内排斥与清除抗原,但作用强度较弱,持续时间短,无免疫记忆;⑤参与的免疫细胞较多,如吞噬细胞及 NK 细胞等。

二、固有性免疫应答的参与成分

参与固有免疫的物质主要包括屏障结构、固有性免疫细胞及体液中的效应分子。它们各自发挥效应,并相互协调,共同构成固有免疫的物质基础。

（一）屏障结构

屏障结构的作用是阻止病原生物侵入体内和从血液进入重要组织器官,这是遗传所决定的某些种属对特定病原生物的抵抗性,其作用取决于宿主细胞是否表达相应病原体受体,如人类免疫缺陷病毒、脊髓灰质炎病毒和肝炎病毒仅在人和灵长类动物细胞上表达,其他动物则对上述病毒具有天然种属免疫力,从这一角度分析,固有免疫在一定程度上具有种属特异性。屏障结构包括皮肤黏膜屏障、血-脑屏障和胎盘屏障。

1. 皮肤黏膜屏障　由皮肤、黏膜及其附属结构和分泌物组成,是机体抵抗外源性抗原入侵的第一道天然屏障。此屏障的生物学作用包括:①物理屏障:皮肤黏膜的机械屏障作用,可有效阻止病原体的入侵;呼吸道黏膜上皮细胞纤毛的定向摆动以及黏膜表面分泌液的冲刷作用,均有助于排除黏膜表面的病原体。②化学屏障:皮肤和黏膜分泌物中含有多种杀菌、抑菌物质,可杀死或抑制相应部位入侵的病原体,如汗腺分泌的乳酸和皮脂腺分泌的脂肪酸。③生物屏障:寄居在皮肤和黏膜表面的正常菌群可通过与病原体竞争结合上皮细胞和营养物质,或通过分泌抗菌物质,干扰或抑制病原体的定植和繁殖。

2. 血-脑屏障　血-脑屏障是存在于血液与脑组织之间的屏障结构,由软脑膜、脉络丛的毛细血管壁和包绕在血管壁外的星形胶质细胞形成的胶质膜所组成。其组织结构致密,可阻挡血液中的病原体和其他大分子物质进入脑组织及脑室,进而保护中枢神经系统。婴幼儿血-脑屏障尚未发育完善,故易发生中枢神经系统感染。

3. 胎盘屏障　胎盘屏障是存在于母亲和胎儿之间的屏障结构,由母体子宫内膜的基蜕膜和胎儿的绒毛膜滋养层细胞所组成。可阻止母体内病原体和有害物质进入胎儿体内,避免胎儿感染,保证胎儿正常发育。妊娠期前三个月胎盘屏障尚未健全,此时孕妇若感染某些病原体,如弓形虫、风疹病毒、巨细胞病毒、单纯疱疹病毒,则病原体可通过胎盘进入胎儿体内,造成胎儿畸形、流产或死胎等。

（二）固有性免疫细胞

固有性免疫的效应细胞包括吞噬细胞、树突状细胞、NK 细胞、γδT 细胞、NKT 细胞、B1 细胞、嗜酸性粒细胞、嗜碱性粒细胞和肥大细胞等,其中以吞噬细胞最为重要。

吞噬细胞包括中性粒细胞和单核-巨噬细胞,是执行固有性免疫的主要效应细胞,在机体早期抗感染免疫中发挥重要作用。

1. 吞噬过程　中性粒细胞与单核-巨噬细胞的吞噬作用基本相似,前者主要吞噬细胞外的细菌,后者主要吞噬细胞内的寄生物以及衰老、损伤和恶性变的细胞。吞噬细胞的吞噬过程一般可分为三个阶段(图 4-1)。

（1）吞噬细胞与病原体接触　吞噬细胞与病原体可随机相遇,也可通过趋化因子的吸引而接触。机体局部感染病原体时,在某些细菌的多糖物质以及补体 C3a、C5a 和 IL-1、IL-8、TNF 等细胞因子的趋化作用下,血液中的中性粒细胞、单核细胞及组织中的巨噬细胞可穿越血管内皮细胞和组织间隙移聚至感染部位,通过其表面受体与病原体表面相应配体结合。这种接触方式是启动固有性免疫应答的关键。吞噬细胞也可通过表面调理性受体与 C3b 和 IgG 结合的病原体结合,加快接触过程。

（2）吞入病原体　吞入方式有两种,一是吞噬作用,即对较大的颗粒性物质如细菌等,由吞噬细胞伸出伪足将病原体包绕并摄入细胞质内,形成吞噬体;另一种是吞饮作用,即吞噬细胞与病毒等微粒物质接触后,由细胞膜内陷直接将其吞入细胞质中,形成吞饮体。

（3）裂解杀菌效应 吞噬体形成后,溶酶体与之接触、融合成为吞噬溶酶体,在溶酶体中的溶菌酶、防御素、多种蛋白水解酶及氧依赖或氧非依赖杀菌系统的作用下,病原体被破坏、裂解消化,未消化的残渣排出吞噬细胞外。中性粒细胞寿命短,发挥吞噬杀菌效应后裂解破坏;而巨噬细胞兼备吞噬杀菌、加工和提呈抗原作用,同时还可释放一系列细胞因子和其他炎性介质,介导免疫调节和炎症反应。

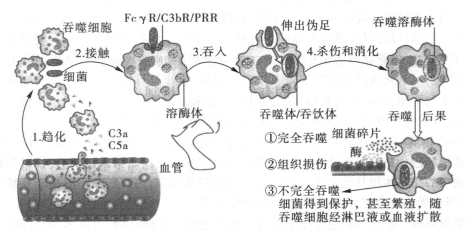

图 4-1　吞噬细胞吞噬细菌的消化处理过程示意

2. 吞噬结果 由于病原体的种类、毒力及机体免疫状况等不同,吞噬结果有两种:①完全吞噬:病原体被吞噬后,完全被杀死、消化称为完全吞噬。②不完全吞噬:某些胞内寄生菌如结核分枝杆菌、伤寒沙门氏菌等,在缺乏特异性细胞免疫的机体中,它们虽然也可以被吞噬细胞吞入,但不被杀死,反而在细胞内生长、繁殖,使吞噬细胞死亡;有的可随游走的吞噬细胞经淋巴液或血流扩散到其他部位,造成广泛病变。

此外,吞噬细胞在吞噬过程中,溶酶体释放出的多种蛋白水解酶也能破坏邻近的正常组织细胞,导致免疫病理性损伤。

(三) 固有性免疫效应分子

参与免疫应答和炎症反应的效应分子中,除抗体属于适应性免疫效应分子外,其余均为固有性免疫的效应分子,包括补体系统、细胞因子、干扰素、溶菌酶、防御素、C-反应蛋白、一氧化氮及乙型溶素等非特异性效应分子。在此仅介绍溶菌酶和防御素。

1. 溶菌酶 溶菌酶是一种不耐热的碱性蛋白质,由吞噬细胞分泌,广泛存在于各种体液、外分泌液及吞噬细胞溶酶体中。溶菌酶能裂解革兰阳性菌细胞壁肽聚糖上的 N-乙酰葡萄糖胺与 N-乙酰胞壁酸之间的 β-1,4 糖苷键,使细胞壁受损,导致细菌溶解。革兰阴性菌由于在其肽聚糖外包有外膜,所以对溶菌酶不敏感;但在相应抗体和补体存在条件下,革兰阴性菌也可被溶菌酶溶解破坏。

2. 防御素 防御素是一组耐受蛋白酶、富含精氨酸的小分子多肽,主要由中性粒细胞和小肠潘尼细胞产生,在人体内分布广泛。防御素具有广谱抗细菌、抗真菌和破坏包膜病毒的作用,可直接杀伤病原体。

三、固有性免疫应答的生物学意义

1. 抗感染作用　固有性免疫是机体抗感染的第一道天然免疫防线,作用范围广,发挥效应快。因此,在抵御细菌、病毒及寄生虫感染中发挥重要作用,尤其在感染早期机体尚未启动适应性免疫的情况下意义更大。

2. 抗肿瘤和参与移植排斥反应　活化的巨噬细胞作用于肿瘤细胞,发挥杀伤肿瘤细胞的效应;NKT 细胞和 γδT 细胞可监视恶性肿瘤或直接杀伤肿瘤细胞;单核细胞与相应配体结合或在激活剂作用下,其活性增强,可导致急性移植排斥反应或打破已建立的移植耐受;某些非过敏原因素可导致肥大细胞脱颗粒,产生非 IgE 依赖性的过敏样反应。

3. 参与特异性免疫应答　固有性免疫在特异性免疫应答中也起重要作用。参与加工和提呈抗原,启动特异性免疫应答;提供第二活化信号,调节特异性免疫应答(图4-2);参与效应阶段,如参与 Th1 细胞介导的细胞免疫、补体经典激活途径及各型超敏反应等。

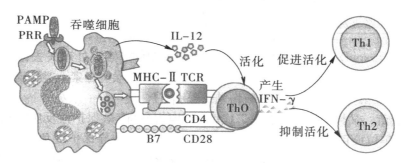

图 4-2　固有性免疫对特异性免疫的调控示意

第二节　适应性免疫应答

适应性免疫应答是指机体受抗原刺激后,T、B 淋巴细胞识别抗原、自身活化、增殖、分化及产生特异性免疫效应的过程。T 细胞和 B 细胞是适应性免疫应答的主体,抗原是其始动因素。通常所提及的免疫应答指的就是适应性免疫应答。

一、免疫应答的类型

根据抗原刺激、参与细胞以及应答效果等各方面的差异,免疫应答可以分成不同的类型。

1. 根据参与免疫应答的细胞不同,分为 B 细胞介导的体液免疫应答和 T 细胞介导的细胞免疫应答两种类型。这两种免疫应答类型对同一抗原的刺激,可同时启动,并相互协同发挥免疫效应。

2.根据抗原进入体内时间、次序的不同,分为初次应答和再次应答两种类型。一般地说,不论是细胞免疫还是体液免疫,初次应答比较缓和,再次应答则更快速而激烈。

3.根据免疫应答效应的不同,分为正免疫应答和负免疫应答。正免疫应答即机体受抗原刺激后产生抗体和效应T细胞,清除异己物质,以维持机体内环境稳定;负免疫答应即机体受抗原刺激后产生的针对该抗原的特异性无应答状态,也称免疫耐受(见本章第三节)。

二、免疫应答的基本过程与特点

(一)适应性免疫应答的基本过程

免疫应答的发生、发展和最终效应是一个相当复杂、但又规律有序的过程。免疫应答的基本过程可分为三个阶段(图4-3)。

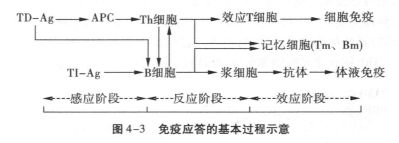

图4-3　免疫应答的基本过程示意

1.感应阶段　又称抗原提呈与识别阶段。是指APC摄取、加工、处理抗原,将抗原肽提呈给免疫活性细胞而被识别的阶段。绝大多数抗原需经过APC加工处理后才能被T细胞识别。

2.反应阶段　又称免疫活性细胞活化、增殖、分化阶段。是指T细胞、B细胞接受抗原刺激后,在细胞因子参与下活化、增殖、分化为效应T细胞或浆细胞。在此过程中,部分T细胞、B细胞分化为能保留对特异性抗原有长期记忆性的记忆细胞,当其再次接触相同抗原时,即能迅速增殖分化为效应细胞,发挥免疫效应。

3.效应阶段　是指效应T细胞通过释放细胞因子或直接杀伤靶细胞发挥特异性细胞免疫效应,浆细胞分泌抗体发挥特异性体液免疫效应。

(二)适应性免疫应答的特点

1.特异性　免疫活性细胞只能接受相应的抗原刺激而活化,所产生的效应T细胞或抗体只能与相应的抗原发生反应。

2.记忆性　免疫系统对抗原的初次刺激具有长时间的记忆,当机体再次接触同一抗原刺激时,则可发生比初次应答更迅速、更剧烈持久的免疫效应。

3.放大性　免疫系统对抗原的刺激所发生的免疫应答在一定条件下可扩大,少量的抗原进入即可引起全身性的免疫应答。

4.MHC的限制性　在免疫应答过程中,免疫细胞间只有在双方MHC分子一致时才能相互作用,诱导免疫应答的发生,这一现象称为MHC限制性。

5.可传递性　特异性免疫应答产物(抗体、效应T细胞)可经直接输注使受者获得相应的特异性免疫力。

6.自限性 通过免疫调节,可使机体免疫应答控制在适度水平或自限终止。

三、抗原的加工、处理和提呈

APC将抗原加工处理,降解为抗原肽片段,并与自身的MHC分子结合为抗原肽-MHC分子复合物,转移至APC表面,才能被T细胞识别。这一过程称为抗原提呈(图4-4)。

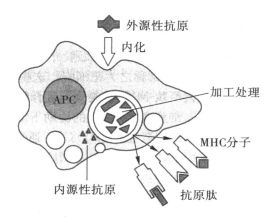

图4-4 抗原的加工、处理和提呈过程示意

1.抗原的摄取 APC以吞噬、吞饮等方式摄取抗原异物。

2.抗原的加工、处理

(1)内源性抗原的加工、处理 内源性抗原指机体细胞内合成的抗原,如病毒感染的细胞合成的病毒蛋白以及肿瘤细胞合成的突变蛋白等。内源性抗原在APC内经蛋白酶作用降解成抗原肽,通过抗原肽转运体转运到内质网腔中,加工修饰后与内质网新合成的MHC-I类分子结合成抗原肽-MHC-I类分子复合物,通过高尔基体表达于APC表面,供CD8$^+$Tc细胞识别。几乎所有能表达MHC-I类分子的细胞均可参与对内源性抗原的加工、处理。

(2)外源性抗原的加工、处理 外源性抗原指细胞外感染的微生物或其他蛋白质抗原。其被APC摄入胞质内形成吞噬体,并与溶酶体融合形成吞噬溶酶体,被蛋白水解酶等降解为抗原肽,与内质网新合成的MHC-II类分子结合,形成抗原肽-MHC-II类分子复合物,通过高尔基体表达于APC表面,供CD4$^+$Th细胞识别。

3.抗原的提呈 CD8$^+$Tc细胞通过TCR识别MHC-I类分子提呈的内源性抗原肽;CD4$^+$Th细胞通过TCR识别MHC-II类分子提呈的外源性抗原肽,以上分别称为免疫应答中的MHC-I类限制和MHC-II类限制。抗原提呈的过程中还需要有黏附分子的参与。

四、T细胞介导的细胞免疫应答

细胞免疫应答是指T细胞在抗原刺激下转化成效应T细胞,发挥特异性免疫效应的过程。通常由TD-Ag引起,TI-Ag不能诱导细胞免疫应答。

(一)细胞免疫应答的过程

1.T细胞对抗原的识别 T细胞上的TCR特异性识别APC表面上的抗原肽-MHC复合

物,同时 T 细胞上的 CD4/CD8 分子识别抗原肽-MHC 分子复合物的 MHC-Ⅰ/Ⅱ类分子,即双识别。

2. T 细胞的活化、增殖和分化　①T 细胞的活化:T 细胞的活化需要双信号的刺激。第一信号是 T 细胞的 TCR 特异性识别抗原肽所产生的信号,也称为主信号;CD4/CD8 分子与 MHC-Ⅰ/Ⅱ类分子的结合,增强了 T 细胞与 APC 间的黏附作用,并参与第一信号的启动和传导。第二信号是由 APC 表面免疫分子(如细胞因子、黏附分子等)与 T 细胞表面的免疫分子之间的相互作用所产生协同刺激信号,这些免疫分子及其配体称为协同刺激分子,主要是 T 细胞表面的 CD28 分子与 APC 表面相应配体 B7 的结合(图4-5)。②抗原特异性 T 细胞克隆的增殖分化:活化的 T 细胞和 APC 可分泌 IL-1、IL-2、IL-6 和 IL-12 等细胞因子,进一步促进 T 细胞增殖、分化为效应 T 细胞。其中 CD4$^+$T 细胞增殖、分化为 CD4$^+$Th1 细胞和 CD4$^+$Th2 细胞;CD8$^+$T 细胞增殖、分化为 CD8$^+$效应 Tc 细胞(细胞毒性 T 细胞,CTL)。在此过程中可产生记忆 T 细胞。

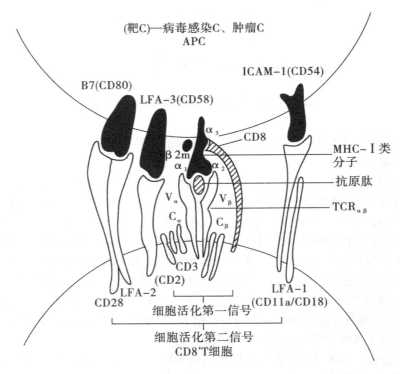

图4-5　CD8$^+$Tc 细胞与 APC 相互作用示意

3. 效应 T 细胞发挥免疫效应

(1)Th 细胞的免疫效应　①CD4$^+$Th1 细胞主要针对外源性 TD-Ag 发生免疫应答,在宿主细胞内抗病原生物感染中起重要作用。CD4$^+$Th1 细胞分泌 IFN-γ、IL-2、IL-3、TNF-α、TNF-β 和 CSF 等细胞因子可刺激造血干细胞分化形成更多的吞噬细胞和淋巴细胞;促进淋巴细胞的增殖;集聚活化吞噬细胞、淋巴细胞促进其吞噬、杀伤病原体以及肿瘤细胞等抗原性异物。②CD4$^+$Th2 细胞主要通过释放 IL-4、5、10、13 等细胞因子,促进 B 细胞增殖分化产生抗体,辅助体液免疫应答。

（2）CD8⁺Tc 细胞的免疫效应 该细胞通过穿孔素/颗粒酶途径和 Fas/FasL 途径（见第三章）导致靶细胞的损伤。CD8⁺Tc 细胞对靶细胞的杀伤作用具有抗原特异性,可连续杀伤靶细胞,且本身和邻近正常细胞不受损伤。

（二）细胞免疫的生物学效应

1. 抗感染作用 效应 T 细胞主要针对细胞内感染的病原体发挥作用,如结核分枝杆菌、麻风分枝杆菌、伤寒沙门氏菌、布鲁氏菌、病毒、真菌及原虫等。

2. 抗肿瘤免疫 效应 T 细胞可直接杀伤带有相应抗原的肿瘤细胞,多种细胞因子可增强巨噬细胞和 NK 细胞的抗肿瘤作用。

3. 免疫损伤作用 效应 T 细胞导致Ⅳ型超敏反应、移植排斥反应及某些自身免疫病等异常免疫应答的发生发展过程。

4. 免疫调节作用 CD4⁺T 细胞参与 B 细胞对 TD-Ag 抗原的免疫应答过程。

五、B 细胞介导的体液免疫应答

体液免疫应答是指 B 细胞在抗原刺激下活化、增殖、分化为浆细胞,浆细胞合成分泌抗体,发挥特异性免疫效应的过程。

（一）体液免疫应答的过程

B 细胞既能识别 TD-Ag,也能识别 TI-Ag,但针对两者的应答过程、机制及特点不同。

1. TD-Ag 介导的免疫应答 TD-Ag 介导的免疫应答过程主要包括:①抗原提呈与识别阶段:B 细胞可通过 BCR 直接识别抗原肽-MHC-Ⅱ复合物上的抗原肽。②活化、增殖和分化阶段:B 细胞活化也需双信号刺激（图 4-6）。第一信号是 B 细胞的 BCR 识别并结合抗原肽;第二信号即协同刺激信号,活化的 Th 细胞表面表达的 CD40L 与 B 细胞表面的 CD40 结合,并与其他协同刺激分子共同作为 B 细胞活化的第二信号。同时 Th 细胞上的 CD4 分子识别 B 细胞表面抗原肽-MHC-Ⅱ类分子复合物中的 MHC-Ⅱ类分子。Th1 细胞分泌 IL-2,Th2 细胞分泌 IL-4、IL-5、IL-6 IL-10、IL-13 等细胞因子,介导 B 细胞活化、增殖和分化为浆细胞。在 B 细胞的分化过程中,部分 B 细胞分化为记忆 B 细胞。③效应阶段:指浆细胞产生抗体发挥体液免疫效应的阶段。

2. TI-Ag 介导的免疫应答 根据 TI-Ag 激活 B 细胞机制的不同可将其分为 TI-1 抗原和 TI-2 抗原两类。

TI-1 抗原如细菌脂多糖通常被称为 B 细胞丝裂原,可与 B 细胞表面的丝裂原受体结合,在高浓度时诱导多克隆 B 细胞活化及增殖;在低浓度时,可以通过 BCR 在 B 细胞表面聚集足够的 TI-1 抗原,激活 B 细胞。TI-2 抗原如荚膜多糖只能激活成熟 B 细胞。对 TI-2 抗原发生应答的主要是 B1 细胞。TI-2 抗原具有多个高度重复的呈线性排列的抗原决定簇,不易降解,与成熟 B 细胞的 BCR（mIgM）发生广泛交联,产生较强的刺激信号,使 B 细胞活化。

TI-Ag 刺激机体产生的体液免疫应答有两个特点:一是 TI-Ag 能直接刺激 B 细胞活化,不需 APC 加工处理,不需 Th 细胞的辅助,故比机体对 TD-Ag 的应答发生的早;二是在免

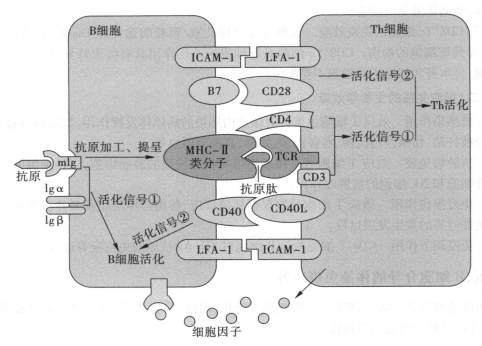

图 4-6 B 细胞与 Th 细胞相互作用示意

疫应答过程中不产生记忆 B 细胞,故 TI-Ag 激发的体液免疫应答只表现为初次应答而无再次应答。

(二)抗体产生的一般规律

1. 初次应答 初次应答抗体的产生特点是:①潜伏期长,通常需要 5~10 d 后血液中才逐渐出现特异性抗体。随时间推移,抗体逐渐增多,2~3 周达高峰。机体首先产生 IgM,当 IgM 高峰下降时,IgG 才出现,当 IgG 达高峰时,IgM 基本消失。②IgM 为主要的抗体种类。③与抗原的亲和力低。④血液中抗体的浓度低。⑤维持时间短,20 天左右(图 4-7)。

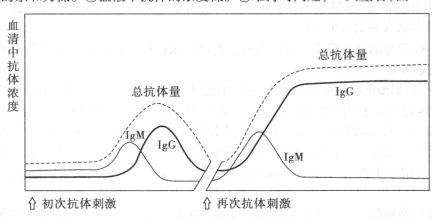

图 4-7 抗体产生规律示意

2. 再次应答 再次应答直接由记忆 B 细胞产生抗体,不需要 Th 细胞的协助及 B 细胞分化阶段,故反应迅速。与初次应答相比,再次免疫应答的特点有:①潜伏期短,3～5 d。②IgG 为主要的抗体种类。③与抗原的亲和力高。④血液中浓度高。⑤维持时间长,可达数月至数年。诱发再次应答所需的抗原量少。

掌握抗体产生的规律在医学实践中具有重要的意义。制定最佳疫苗接种方案或制备免疫血清,应采用再次或多次加强免疫,以产生高效价、高亲和力的抗体。免疫学诊断时,检测特异性 IgM 可作为早期感染的诊断指标;检测患者早期和恢复期双份血清的效价,有助于疾病的诊断及评估疾病的转归。

(三)体液免疫的生物学效应

1. 中和作用 机体感染病毒后产生中和抗体与相应病毒特异性结合,可阻止病毒吸附、穿入易感细胞;针对细菌外毒素的中和抗体与相应外毒素结合后,可中和外毒素的毒性作用。

2. 调理作用 抗体与相应抗原结合后,以其 Fc 段与吞噬细胞的 Fc 受体结合,可增强吞噬细胞的吞噬作用,促进对抗原的清除。

3. 激活补体溶解细胞作用 抗体与相应抗原结合后,可激活补体系统,从而发挥补体溶解细胞的效应。

4. ADCC 作用 IgG 与相应抗原结合后,借其 Fc 段与吞噬细胞和 NK 细胞上的 IgGFc 受体结合,增强吞噬细胞和 NK 细胞对肿瘤细胞或病毒感染的细胞等靶细胞的杀伤作用,即 ADCC 作用。

5. 免疫损伤作用 体内中的某些抗体在一定情况下,可引起病理损伤,如自身抗体可导致自身免疫病;IgE、IgG、IgM 可介导相应类型的超敏反应。

第三节 免疫耐受

免疫耐受是机体免疫系统接受某种抗原刺激时所表现的一种特异性无应答状态。机体仅对诱发免疫耐受的抗原产生免疫耐受,而对其他抗原仍保留免疫应答能力。免疫耐受不同于免疫缺陷和免疫抑制,后两种是机体对任何抗原均不反应或者反应减缓的非特异性免疫无应答状态。

一、免疫耐受的类型

按免疫耐受形成的时期分为中枢免疫耐受和外周免疫耐受。中枢免疫耐受是指在胚胎时期,未成熟 T 细胞、B 细胞在胸腺和骨髓微环境中,与相应自身抗原接触后发生克隆清除,出生后缺少针对相应自身抗原的 T 细胞、B 细胞克隆所形成的免疫耐受。外周免疫耐受是指机体外周免疫组织中的成熟 T 细胞、B 细胞,对内源性及外源性抗原所产生的特异性无应答状态。

外周免疫耐受形成的机制

外周免疫耐受形成机制比较复杂,主要有:①克隆无能,特异性自身抗原浓度过低,不足以提供 T 细胞、B 细胞活化的第一信号;在无炎症因子时,APC 不能活化,不能向 T 细胞传递协同刺激信号;B 细胞在缺乏 Th 细胞辅助作用时不能活化。②克隆流产:细胞被抗原刺激后,启动凋亡信号传递系统,通过阴性选择的机制导致细胞凋亡。③克隆忽略:机体的某些组织如眼前房等由于生理屏障而成为"隐蔽抗原",免疫细胞接触不到,天然形成免疫耐受。

二、免疫耐受的形成条件

抗原物质进入机体后能否引起免疫耐受主要取决于抗原和机体两方面的因素。

(一)抗原因素

诱导机体产生免疫耐受的抗原称为耐受原。抗原的性质、剂量、进入机体途径及时间等因素,皆可影响抗原能否诱导机体产生免疫耐受。

1. 抗原的性质　一般来说,与耐受动物亲缘关系相近的抗原或相对分子质量小、可溶性、非聚合单体的抗原,如丙种球蛋白、多糖、脂多糖等多为耐受原,易诱发免疫耐受;而与耐受动物亲缘关系越远的抗原或相对分子质量大、颗粒性及蛋白质性的抗原如细菌、细胞等则为免疫原。

2. 抗原的剂量　小剂量和大剂量抗原均可诱导免疫耐受,适度剂量时才导致正免疫应答。T 细胞与 B 细胞产生免疫耐受所需的抗原剂量明显不同。T 细胞所需抗原量较 B 细胞小,而且发生快、持续时间长;而 B 细胞形成耐受不但需要抗原量大,且发生缓慢,持续时间短。因此,小剂量抗原易引起 T 细胞耐受,而大剂量抗原则诱导 T 细胞和 B 细胞耐受。

3. 抗原进入机体的途径　经鼻内、口服和静脉注射的抗原易诱导免疫耐受;经皮下及肌内注射的抗原易形成免疫应答。

(二)机体因素

机体的年龄、免疫状态以及动物的种属和品系等因素都会影响免疫耐受的形成。一般而言,胚胎期最易诱导免疫耐受,新生期次之,成年期最难。机体免疫功能低下或处于抑制状态时,较易产生免疫耐受。因此,在诱导免疫耐受时,采用一些抑制免疫功能的措施,有利于成功建立免疫耐受。不同种或同种不同品系的动物,诱发免疫耐受的难易有明显差异,如大鼠和小鼠在胚胎期和新生期均易诱导免疫耐受,而家兔、有蹄类和灵长类动物只有在胚胎期才能诱导免疫耐受。

三、研究免疫耐受的医学意义

免疫耐受的诱导、维持和破坏与许多疾病的发生、发展和转归有关。防治因机体过强的适应性免疫应答所致的疾病需要建立免疫耐受,如超敏反应性疾病、自身免疫病、器官移植排斥反应;而防治与机体免疫耐受形成有关的疾病,则需打破已建立的免疫耐受,诱导免疫应答的发生,如机体发生肿瘤和某些感染性疾病。随着分子免疫学的研究和发展,免疫耐受在医学实践中将发挥越来越重要的作用。

思考题

眼外伤时晶体蛋白渗出,引起葡萄膜炎,严重时可导致视力下降甚至失明,请分析其致病机制。

（尹燕双）

第五章

人工免疫

学习目标
◆掌握　人工免疫的类型和临床常用的疫苗。
◆熟悉　我国儿童计划免疫的程序。
◆了解　人工被动免疫常用的生物制剂。

特异性免疫获得的方式有自然免疫和人工免疫两种。自然免疫主要指机体感染病原生物后建立的特异性免疫。人工免疫则是根据自然免疫的原理,给机体接种抗原或输入免疫效应物质,使机体获得对某种病原生物的特异性抵抗力,以达到预防或治疗疾病的目的。根据接种成分与目的不同,人工免疫可以分为人工主动免疫和人工被动免疫。

第一节　人工主动免疫

一、人工主动免疫及其特点

人工主动免疫是给机体输入疫苗,刺激机体产生特异性免疫应答而获得免疫力的方法,主要用于疾病的特异性预防,也称预防接种。人工主动免疫的特点是:①是机体免疫系统受到抗原刺激后产生的,需要一定的诱导期,故出现较慢;②有免疫记忆,所以免疫力维持时间较长,可达数月至数年。

二、人工主动免疫的生物制品

疫苗是指为了预防、控制传染病的发生、流行,用各种病原生物体或其代谢产物经过理化等方法处理制成的,用于预防接种的生物制品。常用疫苗有以下几类:

1. 死疫苗　又名灭活疫苗,选用免疫原性强的标准微生物经人工培养后,用理化方法将其杀死或灭活后制备而成。由于死疫苗进入人体后不能生长繁殖,对人体刺激时间短,为了得到强而持久的免疫力,常需多次接种,且注射剂量大,故容易引起较重的局部和全身反应。但死疫苗稳定、易保存,无毒力恢复突变的危险。死疫苗主要诱导机体产生体液免疫。常用的死疫苗有伤寒疫苗、百日咳疫苗、霍乱疫苗、钩端螺旋体病疫苗、狂犬病疫苗、乙型脑炎疫苗等。

2.活疫苗　又名减毒活疫苗,用从自然界发掘或通过人工培育筛选的减毒或无毒力的活病原微生物制成。活疫苗经自然感染途径接种,其进入人体后有一定增殖能力,类似轻度或隐性感染。由于其在体内存留时间长,故一般用量较小,只需注射一次,即可获得良好且持久的免疫效果。活疫苗除诱导机体产生体液免疫外,还可产生细胞免疫和黏膜局部免疫。但活疫苗稳定性差、不易保存,且有毒力恢复的可能,故免疫缺陷者和孕妇一般不宜接种活疫苗。常用的活疫苗有卡介苗、麻疹疫苗和脊髓灰质炎疫苗等。

3.新型疫苗　①亚单位疫苗:是提取病原体刺激机体产生保护性免疫的有效抗原成分制成的疫苗。此类疫苗既可提高免疫效果,又可减少由病原体中与免疫保护无关的成分所引起的不良反应,如流感病毒的血凝素和神经氨酸酶亚单位疫苗等。②合成肽疫苗:是用人工合成的多肽抗原连接适当载体与佐剂制成的疫苗,如合成肽乙型肝炎疫苗等。③基因工程疫苗或DNA重组疫苗:以基因工程技术将编码病原体有效抗原的基因借助载体导入另一生物体基因组中,使之表达并产生所需抗原制成的疫苗,如将编码HBsAg的基因插入酵母菌基因中制成的DNA重组乙型肝炎疫苗。

4.类毒素　细菌外毒素经0.3% ~0.4%甲醛处理后失去毒性,但仍保留其免疫原性,即成类毒素。接种后能诱导机体产生抗毒素,以中和外毒素的毒性,用于预防由相应外毒素引起的疾病。常用的类毒素制剂有破伤风类毒素、白喉类毒素等。

第二节　人工被动免疫

一、人工被动免疫及其特点

人工被动免疫是给机体注射含特异性抗体或细胞因子等的免疫制剂,使机体获得特异性免疫力,以治疗或紧急预防疾病。其特点是:①免疫力立即出现;②维持时间短,仅为2~3周。人工被动免疫和人工主动免疫的区别见表5-1。

表5-1　人工主动免疫和人工被动免疫的区别

区别点	人工主动免疫	人工被动免疫
接种物质	抗原	抗体或细胞因子等
免疫力出现时间	慢,2~3周	快,立即产生
免疫力维持时间	长,数月~数年	短,2~3周
主要用途	预防	治疗和紧急预防

二、人工被动免疫的生物制品

1.抗毒素　用细菌的类毒素或外毒素免疫动物制备的免疫血清,具有中和外毒素毒性的作用。通常是用类毒素免疫马,待马体内产生大量抗毒素后经采血,分离血清,纯化、浓缩而成。使用时应早期、足量才能发挥应有效果;该制剂对人属于异种蛋白,反复多次使用可引起超敏反应,故使用前必须做皮肤过敏试验。常用的制剂有破伤风抗毒素、白喉抗毒素、气性坏疽抗毒素等。

2. 人免疫球蛋白　从健康产妇胎盘血或正常人血浆中提取制成,前者称胎盘丙种球蛋白,后者称人血浆丙种球蛋白。该制剂含有在人群中经常流行的病原微生物的抗体。由于不同地区及人群的免疫状况不同,免疫球蛋白制剂中所含抗体的种类和效价也不同。主要用于麻疹、脊髓灰质炎、甲型肝炎等病毒性疾病的紧急预防和治疗,可达到防止发病、减轻症状和缩短病程的目的。此外还可用于治疗丙种球蛋白缺乏症。

3. 人特异性免疫球蛋白　是从恢复期病人血清或经疫苗高度免疫的人血清中提取制备而成。其特异性抗体含量较正常人丙种球蛋白制剂的高,且在人体内停留时间长,不易发生超敏反应,常用于过敏体质及丙种球蛋白疗效不佳的疾病,如破伤风、狂犬病、乙型肝炎等。

第三节　计划免疫

计划免疫是根据特定传染病的疫情监测和人群免疫状况的分析结果,按照规定的免疫程序,有计划地进行人群预防接种,以提高人群免疫水平,是控制以至消灭相应传染病的重要措施。免疫程序的制定和实施是计划免疫工作的重要内容,应从实际出发制定合理的免疫程序,并严格按照程序实施接种。

1. 计划免疫程序　计划免疫程序包括儿童基础免疫、成人、特殊职业、特殊地区人群的程序免疫。目前我国正在逐步扩大免疫规划,一是将甲型肝炎、流脑、乙脑、腮腺炎、风疹疫苗纳入国家免疫规划;二是根据传染病的流行趋势,对特定人群进行出血热、炭疽以及钩体病疫苗的接种(表5-2)。

表5-2　我国推荐的儿童计划免疫程序

年　龄	接种疫苗种类	年　龄	接种疫苗种类
出生时	卡介苗1、乙肝疫苗1	8个月	麻疹疫苗1
1个月	乙肝疫苗2	1岁	乙脑疫苗两针(间隔7~10日)
2个月	三价脊髓灰质炎疫苗1	1.5岁	百白破4、流脑疫苗2、麻疹疫苗2
3个月	三价脊髓灰质炎疫苗2、百白破1	2岁	乙脑疫苗3
4个月	三价脊髓灰质炎疫苗3、百白破2	3岁	乙脑疫苗4
5个月	百白破3	4岁	三价脊髓灰质炎疫苗4
6个月	乙肝疫苗3,流脑疫苗1	7岁	卡介苗2、麻疹疫苗3、白喉破伤风二联疫苗1
		12岁	卡介苗3(农村)

注:疫苗后的数字代表接种的次数。

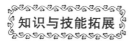

儿童疫苗接种的禁忌证

儿童疫苗接种的禁忌证一般分两大类,一类是暂时禁忌证,另一类是绝对禁忌证。早产儿、难产儿,正在发热或处于一般疾病的急性期,属于暂时禁忌证,这些儿童可以在康复后补种;免疫功能缺陷,特别是细胞免疫功能低下或是严重过敏体质者,属于绝对禁忌证,不可接种疫苗,否则可能发生异常反应,甚至危及生命。

2. 计划免疫的效果监测　为确保疫苗的接种效果,控制传染性疾病,必要进行人群对疫苗的反应性以及接种成功率的监测。目前普遍采用的疫苗接种效果评价程序为:①确定接种对象:选取人群,检测其体内特异性抗体水平。②接种疫苗。③检测接种者体内特异性抗体水平。④统计学处理,分析评价接种效果。

第四节　免疫治疗

一、免疫治疗的概念

根据免疫学理论,针对疾病发生机制,应用免疫细胞、抗体、细胞因子等生物制剂或药物人为地增强或抑制机体的免疫功能以达到治疗疾病的方法称为免疫治疗。

二、免疫治疗的分类

针对疾病的发生机制,根据不同的原理将免疫治疗分为不同的种类。

(一)根据输入的成分不同分类

1. 主动免疫治疗　给机体接种疫苗或输入免疫佐剂,激活或增强免疫应答,使机体产生抵抗疾病的能力。

2. 被动免疫治疗　给机体输入免疫效应分子或效应细胞,使机体立即产生免疫力。

(二)根据制剂刺激免疫系统的机制与特点不同分类

1. 特异性免疫治疗　使用具有抗原特异性的制剂调整机体的免疫功能。

2. 非特异性免疫治疗　使用无抗原特异性的制剂调整机体的免疫功能。

(三)根据疾病的发生机制与治疗目的不同分类

1. 免疫增强疗法　通过应用免疫增强剂、人工被动免疫、过继免疫疗法等提高机体免疫功能,主要用来治疗感染、肿瘤、免疫缺陷病等免疫系统功能低下的疾病。

(1)免疫增强剂　免疫增强剂的种类很多,常用的免疫增强剂见表5-3。

表 5-3　常用的免疫增强剂及种类

分类	常用种类
微生物制剂	卡介苗、短小棒状杆菌、脂磷壁酸、免疫核糖核酸
化学制剂	左旋咪唑、西咪替啶
细胞因子制剂	IL-2、IFN、TNF、GM-CSF
多糖类制剂	茯苓多糖、人参多糖

（2）人工被动免疫　给机体输入抗体或细胞因子使机体获得特异性免疫力。

（3）过继免疫治疗　将致敏淋巴细胞或致敏淋巴细胞的产物如淋巴因子输入给细胞免疫功能低下者,使其获得特异性免疫力。同种异体间转移免疫细胞,容易导致排斥反应的发生。通常取自体免疫效应细胞经体外激活、增殖后回输患者体内,可直接杀伤肿瘤细胞或激发机体抗肿瘤免疫效应。例如,淋巴因子激活的杀伤细胞(LAK 细胞)即是外周血淋巴细胞在体外经 IL-2 诱导培养后的一类新型杀伤细胞,能直接杀伤肿瘤细胞且无 MHC 限制性,与 IL-2 联合治疗晚期肿瘤,有一定疗效。

2. 免疫抑制疗法　通过应用免疫抑制剂等措施降低机体过强的免疫功能,主要用于治疗超敏反应、移植排斥反应、自身免疫病以及炎症等。常用的免疫抑制剂见表 5-4。

表 5-4　常用的免疫抑制剂及种类

分类	常用种类
激素	肾上腺皮质激素
抗生素	环孢素 A、FK-506
烷化剂	环磷酰胺
单克隆抗体	抗 IL-2 抗体、抗 T 细胞抗体等
抗代谢药	硫唑嘌呤、5-氟尿嘧啶
中药及其有效成分	雷公藤多苷

 思考题

查阅资料说出疫苗接种的异常反应及其处理措施。

（宋兴丽）

第二篇

常用免疫学检验技术

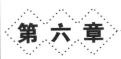

第六章

抗原抗体的检测

学习目标

◆掌握　抗原抗体反应的原理和特点；常见的抗原抗体检测技术及其应用。

◆熟悉　影响抗原抗体反应的因素。

◆了解　抗原抗体反应的带现象及意义。

抗原抗体检测技术是基于抗原抗体反应的原理进行的。抗原抗体反应是指抗原与相应抗体之间所发生的特异性结合反应，它可发生于体内，也可发生于体外。在体内可介导吞噬、溶菌、杀菌、中和毒素等作用；在体外则根据抗原的物理性状、抗体的类型及参与反应介质（例如电解质、补体、固相载体等）的不同，分为凝集反应技术、沉淀反应技术、补体参与的反应技术、中和反应技术等类型。因抗体主要存在于血清中，在检测抗原抗体时多采用血清做试验，所以体外抗原抗体反应也叫血清学反应。

第一节　抗原抗体反应

抗原与抗体特异性结合是建立在抗原决定簇（表位）与抗体超变区的结构互补性与亲和性基础上的，这种特性是由抗原、抗体分子的空间构型所决定的。它们之间的结合是抗原与抗体表面沟槽的互补结合。

一、抗原抗体反应的基本原理

（一）抗原抗体的结合力

1.静电引力　是抗原抗体分子带有相反电荷的氨基和羧基基团之间的相互吸引力，又称为库伦引力。例如，一方分子上带有碱性氨基酸（如赖氨酸）游离氨基（—NH$_3^+$）或酸性氨基酸（如天门冬氨酸）游离羧基（—COO$^-$），则可与另一方分子上带相反电荷的对应基团相互吸引，使两者结合。这种引力的大小和两电荷间的距离的平方成反比。

2.范登华引力　是原子与原子、分子与分子互相接近时发生的一种吸引力，实际上也是电荷引起的引力。由于抗原与抗体两个不同大分子外层轨道上电子之间的相互作用，使得两者电子云中的偶极摆动而产生吸引力，促使抗原抗体相互结合。这种引力的能量小于静电引力。

3. 氢键结合力　是供氢体上的氢原子与受氢体原子间的引力。如分子中的氢原子和电负性大的氮、氧等原子的相互吸引力。当具有亲水基团(如—OH，—NH$_2$及—COOH)的抗体与相应的抗原接近时，相互间即可形成氢键，使抗原与抗体相互结合，并更具有特异性。氢键结合力较范登华引力的结合力强。

4. 疏水作用力　在水溶液中，两个疏水基团相互接触，由于对水分子排斥趋向聚集而产生的力称为疏水作用力。当抗原表位与抗体超变区靠近时，相互间正、负极性消失，由于静电引力形成的亲水层也立即失去，排斥了两者之间的水分子，从而促进抗原与抗体间的相互吸引而结合。疏水作用力是抗原抗体结合力中最强的。

(二)抗原抗体的亲和性与亲和力

抗原抗体亲和性是指抗体分子上一个抗原结合点与对应的抗原表位之间相适性而存在着的引力，它是抗原抗体之间固有的结合力。

抗体的亲和力是指抗体结合部位与抗原表位之间结合的强度，与抗体结合价直接相关，也与抗原表位的数目有关。例 IgG 为 2 价，亲和力为单价的 10^3 倍，IgM 为 5～10 价，亲和力为单价的 10^7 倍。

(三)亲水胶体转化为疏水胶体

大多数抗原为蛋白质，抗体是球蛋白，在通常的血清学试验中，溶液的 pH 值往往高于其等电点，因此两者均带负电荷，其周围出现极化的水分子和阳离子，这样就形成了水化层，成为亲水胶体，避免了蛋白质分子间靠拢、凝集和沉淀。当抗原抗体的结合后，使水化层表面电荷减少或消失，水化层变薄，抗原抗体复合物由亲水胶体转化为疏水胶体。此时再加入电解质如 0.85% NaCl 溶液，则进一步使疏水胶体物相互靠拢聚集，形成可见的抗原抗体复合物。

二、抗原抗体反应的特点

1. 特异性　抗原抗体的特异性是指抗原分子上的抗原决定簇和抗体分子超变区结合的特异性，是由这两个分子之间空间结构的互补性决定的。抗原抗体的结合部位由抗体分子 VH 区和 VL 区上各自具有的三个高变区共同组成，该部位形成一个与抗原决定簇互补的槽沟，决定了抗体的特异性。不同的抗体超变区氨基酸残基的沟槽形状千变万化，只有与其结构互补的抗原决定簇才能如楔状嵌入，所以抗原与抗体的结合具有高度的特异性。

2. 可逆性　抗原与抗体结合形成复合物后，在一定条件下，又可以解离为游离的抗原与抗体，这种特性称为抗原抗体反应的可逆性。抗原抗体的结合是分子表面的非共价键结合，形成的复合物是不牢固的，在一定条件下可以解离，因此抗原抗体反应形成复合物的过程是一个动态平衡。

抗原抗体复合物解离取决于两方面的因素：一是抗体对应抗原的亲和力；二是环境因素。高亲和力抗体的抗原结合部与抗原表位在空间构型上非常适合，两者结合牢固，不容易解离。反之，低亲和力抗体与抗原形成的复合物较易解离。环境 pH 值过高或过低均可破坏离子间静电引力，降低抗原抗体的结合力，促使其解离。免疫技术中的亲和层析法，常通过改变环境 pH 值和离子强度促使抗原抗体复合物解离，从而纯化抗原或抗体。

3. 比例性　抗原抗体特异性反应时，生成复合物的量与反应物浓度之间存在着一定量比关系，只有当二者浓度比例适当时，才出现可见的反应，称为抗原抗体反应的比例性。例如沉淀反应，若向一排试管中加入一定量的抗体，然后依次向各管中加入递增浓度的相应可溶性抗原，结果随着抗原浓度的增加，沉淀很快大量出现，但超过一定范围后，沉淀速度和沉淀物的量随抗原浓度的增加反而降低，直至最后不出现沉淀物。根据所形成的沉淀物及抗原抗体的比例关系可绘制出反应曲线（图 6-1）。从图中可见，曲线的高峰部分是抗原抗体分子比例合适的范围，称为抗原抗体反应的等价带。在此范围内，抗原抗体充分结合，沉淀物形成快而多。其中有一管沉淀物形成最多，上清液清晰，几乎无游离抗原或抗体存在，表明抗原与抗体浓度的比例最为合适，称为最适比。在等价带前后，由于抗体或抗原过量，上清液中可测出游离的抗体或抗原，形成的沉淀物少，这种现象称为带现象。当抗体过量时称为前带，抗原过剩时称为后带。

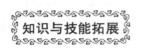

网格学说

为什么抗原抗体结合在比例恰当时能形成大的聚合物？Marrack（1934 年）提出的网格学说较为圆满地解释了该问题。因为天然抗原大多是多价，抗体大多是 2 价，当两者在等价带结合时，可相互连接为巨大网格状的聚合物立体结构，形成肉眼可见的沉淀物。当抗原或抗体任何一方过量时，由于其结合价不能相互饱和，就只能形成较小的沉淀物或可溶性抗原抗体复合物。因此在进行抗原抗体试验时，抗原抗体反应的比例问题不容忽视。

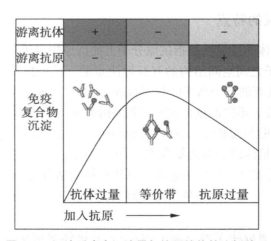

图 6-1　沉淀反应中沉淀量与抗原抗体的比例关系

4. 阶段性　抗原抗体反应一般分为两个阶段，第一阶段为抗原与抗体发生特异性结合的阶段,此阶段反应快,仅需数秒至数分钟,但一般不为肉眼所见;第二阶段为可见反应阶段,抗原抗体复合物在环境因素(如电解质、pH、温度、补体)的影响下,进一步交联和聚集,表现出凝集、沉淀、补体结合等肉眼可见的反应。此阶段反应慢,往往需要数分钟至数小时。实际上这两个阶段难以严格区分,所需时间亦受多种因素和反应条件的影响,如反应开始时抗原抗体浓度较高,且两者比例恰当,则很快能形成可见反应。

三、影响抗原抗体反应的因素

影响抗原抗体反应的因素很多,归纳起来主要有两个方面:一是抗原抗体本身的因素,另一方面是环境因素。

(一)反应物自身因素

在抗原抗体反应中,抗原和抗体是主体,所以它们的特性直接影响反应的结果。

1.抗原 抗原的理化性状、表面抗原决定簇的种类和数目等均可影响抗原抗体反应的结果。例如颗粒性抗原与相应的抗体反应后出现凝集现象;可溶性抗原与相应的抗体反应后出现沉淀现象;单价抗原与相应的抗体反应后不出现肉眼可见现象。

2.抗体 抗体对抗原抗体反应的影响主要有以下三个方面:

(1)来源 不同动物来源的免疫血清,其反应性存在差异。家兔等大多数动物的免疫血清,由于具有较宽的等价带,与相应抗原结合易出现可见的抗原抗体复合物;而马和人的免疫血清等价带窄,抗原不足或过剩,均易形成小分子可溶性复合物。

(2)浓度 抗体的浓度是相对于抗原而言的,二者浓度合适时才易出现可见的反应结果,所以在试验前应先进行预试验,滴定抗原抗体最佳反应浓度。

(3)特异性与亲和力 特异性与亲和力是影响抗原抗体反应的关键因素,它们共同影响试验结果的准确度。

(二)环境条件

1.电解质 抗原与抗体发生结合后,由亲水胶体变为疏水胶体的过程中必须有电解质参与,使抗原抗体复合物表面进一步失去电荷,水化层破坏,复合物相互靠拢聚集,形成大块的凝集或沉淀物。若无电解质存在,则不出现可见反应。常用0.85%氯化钠或各种缓冲液作抗原及抗体的稀释液和反应液。电解质的浓度不宜过高,否则会出现盐析现象(假阳性)。

2.酸碱度 蛋白质具有两性电离性质,因此每种蛋白质都有固定的等电点。抗原抗体反应必须在合适的pH环境中进行,PH过高或过低都将影响抗原与抗体的理化性质。抗原抗体反应一般在pH为6~9之间的环境中进行。当pH达到或接近颗粒性抗原的等电点时,即使无相应抗体存在,也会引起抗原非特异性的凝集(自凝),造成假阳性结果。

3.温度 抗原抗体反应必须在合适的温度下进行,一般以15~40℃为宜,最佳反应温度为37℃。温度升高可加速分子运动,抗原与抗体碰撞机会增多,反应加速。若温度高于56℃时,可导致已结合的抗原抗体复合物解离,甚至变性或破坏。温度越低,结合速度越慢,但结合牢固,更易于观察。某些特殊的抗原抗体反应,对温度有一些特殊的要求,例如冷凝集素在4℃左右与红细胞结合最好,20℃以上反而解离。

此外,适当振荡和搅拌也能促进抗原抗体分子的接触,加速反应,其作用与反应物粒子大小成正比。

四、抗原抗体反应的对照设置

抗原抗体反应的影响因素较多,因此应十分注意实验条件的选择和稳定性,必须严格设置好试验对照。对照是实验质量控制的手段之一,目的在于消除无关变量对实验结果的影响。按对照的内容和形式的不同,对照实验通常分为以下几种类型:

1.阳性对照 阳性对照是检验实验有效性的标准,同时也作为结果判断的对照。阳性对照品的基本组成与检测标本的组成一致。

2.阴性对照 阴性对照品的基本组成除了不含待测物质(抗原或抗体)以外,其余成分应尽量与检测标本的组成相一致,能客观比较和鉴别处理因素之间的差异。阴性对照品须先行检测,确定其中不含待测物质。

3.空白对照 指仅用稀释液代替检测样本,不做其他任何实验处理的对照组。空白对照能明白地对比和衬托出实验组的变化和结果。

4.标准品对照 在定量测定的免疫学实验中,标准品的设置是能够定量的基础。实验应含有制作标准曲线用的(参考)标准品,一般包括覆盖可检测范围的四至五个浓度。

五、抗原抗体反应的技术类型

随着免疫学技术的飞速发展,新的免疫学测定方法不断出现,使免疫学实验技术更加特异、敏感和稳定。目前根据抗原和抗体性质的不同、反应条件的差别以及抗原抗体反应的现象、结果的不同,可把抗原抗体检测技术分为五种类型(表6-1)。这些类型各有特点,将在以后章节中详细叙述。

表6-1 抗原抗体反应的技术类型

技术类型	实验技术	检测方法	敏感度
凝集技术	直接凝集技术	用裸眼、放大镜或显微镜观察红细胞或胶乳等颗粒的凝集现象	+
	间接凝集技术	同上	++
	凝集抑制技术	同上	+++
	协同凝集技术	同上	+++
	抗球蛋白凝集技术	同上	+++
沉淀技术	液相沉淀技术	观察沉淀、检测浊度	+,++
	凝胶扩散技术	观察扫描沉淀线或环	+
	凝胶电泳技术	观察扫描沉淀峰、弧等	++
补体参与的检测技术	补体溶血技术	以裸眼或光电比色仪观察测定溶血现象	++
	补体结合实验技术	同上	+++

续表 6-1

技术类型	实验技术	检测方法	敏感度
中和反应技术	病毒中和技术	病毒感染性丧失	+
	毒素中和技术	外毒素毒性丧失	++
免疫标记技术	荧光免疫技术	检测荧光现象	++++
	放射免疫技术	检测放射性强度	++++
	酶标免疫技术	检测酶底物显色、发光、荧光等	++++
	发光免疫技术	测定发光强度	++++
	生物素-亲和素技术	结合其他标记技术	++++
	金标免疫技术	检测金颗粒沉淀	++++

思考题

1. 试分析带现象产生的原因及其意义。
2. 分析影响抗原抗体反应的环境因素以及控制措施。

（张其霞）

第二节　免疫原与免疫血清的制备

抗原和抗体是免疫学检验的两大基本因素,抗原的纯化是制备特异性抗体的先决条件。抗体是生物学及医学领域中应用最广泛的制剂,免疫学检验中尤其需要各式各样的抗体。抗体的质量直接关系到检验结果的特异性和敏感性,因此抗体制备技术是免疫学技术的基础,迄今为止,其发展已经历了三个阶段,第一代抗体为用纯化抗原免疫动物获得的血清多克隆抗体(polyclonal antibody,PcAb);第二代抗体是用 B 细胞杂交瘤技术制备的单克隆抗体(monoclonal antibody,McAb);第三代抗体为基因工程抗体(yenetic engineering antibody,Ge-Ab)。

一、免疫原的制备

免疫原是能激发机体免疫系统产生特异性抗体或致敏淋巴细胞的抗原。免疫原的纯度可直接影响免疫血清的特异性,因此抗体制备的首要步骤是制备并纯化免疫原。天然的免疫原绝大多数是多种成分的混合体,所以必须从复杂的混合体中提取出某种单一成分,经纯化后才可用做免疫原制备相应的抗体。根据免疫原的性质及来源不同,其纯化方法也有所不同。

（一）颗粒性免疫原的制备

天然的颗粒性免疫原主要是指人、动物或寄生虫的细胞以及细菌细胞抗原等，制备方法相对较简单。

1. 绵羊红细胞的制备　绵羊红细胞是制备溶血素的免疫原，制备方法是采集健康绵羊的静脉血，立即注入无菌带有玻璃珠的三角烧瓶内，充分摇动 15～20 min，除去纤维蛋白，即得抗凝绵羊全血。免疫动物前，取适量抗凝血于离心管中，以无菌生理盐水洗涤细胞三次（2 000 r/min，每次 10 min），然后取压积红细胞，稀释成 10^6/mL 浓度的细胞悬液即可。

2. 细菌免疫原的制备　选用经鉴定合格的标准菌株，接种于固体或液体培养基，置温箱 37 ℃培养 24 h。菌体抗原经 100 ℃水浴 2～2.5 h 杀菌并破坏鞭毛抗原即可应用。而鞭毛抗原要选用有动力的菌株，菌液用 0.3%～0.5% 甲醛处理。有些寄生虫卵也可制成抗原悬液供免疫用。

（二）可溶性免疫原的制备

蛋白质、细菌毒素、糖蛋白、脂蛋白、酶类和核酸等均为可溶性抗原，它们大部分来源于组织和细胞，成分复杂，免疫动物前需要进行纯化。其制备过程如下：①选取合适的组织和细胞并将其破碎。②选用适当的方法从组织和细胞匀浆中提取目的蛋白或其他抗原。③采用层析法等将可溶性抗原进一步纯化。④鉴定抗原的纯度。

1. 蛋白质抗原的制备　不同的蛋白质结构不同，它们的溶解度也不相同，大部分蛋白质都可溶于水、稀盐、稀酸或稀碱溶液，少数与脂类结合的蛋白质则溶于乙醇、丙酮、丁醇等有机溶剂。

（1）水溶液提取　由于蛋白质大部分溶于水、稀酸和稀碱溶液，因此提取蛋白质以水溶液为主，其中尤以稀盐液和缓冲液对蛋白质的稳定性好，溶解度高。

（2）有机溶剂提取　一些不溶于水、稀盐、稀酸或稀碱溶液的蛋白质和酶，常用不同比例的有机溶剂来提取。如用 70%～80% 乙醇提取麸蛋白。

2. 核酸抗原的制备　核酸分为两大类：一类为核糖核酸（RNA），另一类为脱氧核糖核酸（DNA）。核酸是两性化合物，在一定的 pH 值溶于水，其水溶液呈酸性，不溶于乙醇等有机溶剂。细胞内的核酸常和蛋白质结合成核蛋白，两种核糖核蛋白的溶解度与溶液电解质的浓度、酸碱度有关，调节电解质溶液的浓度和酸碱度，可使核糖核蛋白和脱氧核糖核蛋白分离开来。

（1）RNA 的提取　RNA 在细胞中主要有三种类型：mRNA 代谢不稳定，提取时要求条件较严格；分离 tRNA 时，将细胞破碎，用酸处理即可得到沉淀物；rRNA 占全部 RNA 的 80% 以上，比较稳定，一般提取的大分子 RNA 主要来源此部分。提取核内 rRNA 时常先将细胞核分离后再进行，以避免其他细胞组分 RNA 的干扰。

（2）DNA 的提取　DNA 主要存在于细胞核中，天然状态的 DNA 绝大多数是以脱氧核糖核蛋白形式存在。常用的方法是以 1 mol/L 氯化钠溶液抽提，得到的脱氧核糖核蛋白溶液与含有少量辛酸或戊醇的氯仿一起振荡，除去蛋白质即可。

3. 脂多糖抗原的制备　脂多糖是革兰阴性菌细胞壁中的重要成分，对宿主有毒性，即革兰阴性菌的内毒素。内毒素只有当细菌死亡裂解或用人工方法破坏细菌细胞后才能释放出来。常用苯酚法提取脂多糖。

（三）半抗原免疫原的制备

半抗原是低相对分子质量的化学物质,例如多肽、多糖、甾族激素、脂肪胺、类脂质、核苷、某些药物(包括抗生素)以及其他化学物品等。这些小分子物质无免疫原性,只有把这些半抗原与蛋白质载体或与高分子聚合物结合,才能刺激机体产生特异性抗体或致敏淋巴细胞。半抗原与载体结合的方法有物理法和化学法。物理吸附的载体有淀粉、聚乙烯吡咯烷酮、硫酸葡聚糖和羧甲基纤维素等,其通过电荷和微孔吸附半抗原。化学法则是利用功能基团将半抗原连接到载体上。

1. 载体的选择　载体有蛋白质、多肽聚合物、大分子聚合物和某些颗粒等。蛋白质是一种良好的载体,常用的有人血白蛋白、牛血白蛋白和牛甲状腺球蛋白等,其中牛血白蛋白溶解度大,免疫活性强,又易获得,所以最为常用。

2. 半抗原-载体连接方法　半抗原结合到载体上的数目与免疫原性有关。一般认为应连接 20 个以上的半抗原,才能有效地产生抗体。根据半抗原的化学结构不同,它们与载体连接的方法亦不同,主要有以下三种形式:

（1）带有游离氨基或游离羧基以及两种基团均有的半抗原,可直接与载体连接,如脑啡肽、胃泌素、胰高血糖素、前列腺素等多肽激素类。羧基可用碳化二亚胺法和混合酸酐法与载体氨基形成稳定的肽键。而带氨基的半抗原则可与载体羧基缩合,还可借助双功能试剂如戊二醛等与载体氨基连接。

（2）带有羟基、醛基、酮基的半抗原,如多糖、醇、酚、核苷以及甾族激素等,不能直接与载体连接,需要用化学方法改造成羧基后才能与载体连接。例如琥珀酸酐法可将带羟基的半抗原改造成带羧基的半抗原琥珀酸衍生物等。

（3）芳香族半抗原,由于其环上带有羧基,它邻位上的氢很活泼,极易取代,因此可先将羧基芳香胺与氨基苯丙酸或对氨基马尿酸等进行重氮化反应,然后用碳化二亚胺法使半抗原上的羧基与载体氨基缩合形成肽键;也可让半抗原的羧基先与载体缩合,再进行重氮化反应。

3. 免疫原的鉴定　纯化抗原的鉴定方法较多,常用的有聚丙烯酰胺凝胶电泳法、结晶法、免疫电泳法、免疫双扩散法等。仅用一种方法无法作纯度鉴定,只有几种方法联合应用才较可靠。蛋白质抗原的定量常用生化分析方法,根据测试抗原量的多少可用双缩脲法或酚试剂法。如果抗原极为宝贵,可用紫外光吸收法。

（四）免疫佐剂

佐剂是指与抗原一起或预先注射于机体,能够增强机体免疫应答或改变免疫应答类型的物质。佐剂本身可以有免疫原性,也可不具备免疫原性。

1. 常用的佐剂　很多物质都可作为佐剂,通常按有无免疫原性分为两类:一种是本身具有免疫原性的佐剂,如细胞因子、微生物及其产物,包括百日咳杆菌、结核分枝杆菌以及细菌脂多糖等;另一种本身无免疫原性,如液状石蜡、羊毛脂、氢氧化铝、表面活性剂等。目前应用最多的是弗氏佐剂。它是由液状石蜡、羊毛脂和卡介苗混合而成。弗氏佐剂又可分为两种:①不完全弗氏佐剂,是由液状石蜡与羊毛脂按(1~5):1 比例混合而成。②完全弗氏佐剂,在不完全佐剂中加入卡介苗(终浓度为 2~20 mg/mL),即成为完全弗氏佐剂。在免疫动物时,应先将弗氏佐剂与抗原按 1∶1 体积比混匀,制成"油包水"的乳化液。

2. 佐剂的作用机理　佐剂的作用机理较为复杂,至今尚未完全清楚,归纳起来主要有以下几种:①可以增加抗原的表面积和改变抗原活性基团构型,从而增强抗原的免疫原性。②佐剂与抗原混合可改变抗原的物理性状,易于刺激机体局部引起肉芽肿,延长抗原在局部组织的贮存时间,使抗原缓慢释放。③增强巨噬细胞的吞噬作用,刺激淋巴细胞增生,从而促进体液免疫、细胞免疫和非特异性免疫功能。

二、免疫血清的制备

纯化抗原免疫动物的血清是制备免疫血清的通用选择。由于纯化抗原常带有多个抗原决定簇,免疫动物后可刺激产生针对同一抗原不同决定簇的抗体,所以免疫血清实质上包含了多种质与量均不同的抗体,故称多克隆抗体。其特异性和效价与免疫原的种类、免疫动物的方式有关。

(一)选择免疫动物

1. 动物的种系与个体　一般来说,抗原的来源与免疫动物的亲缘关系越远,免疫原性越强,产生的免疫效果越好。而同种系或亲缘关系较近者,免疫效果差,甚至不产生抗体。例如鸡与鸭、兔与大鼠之间不适于作免疫动物。动物的年龄与健康状况可影响所产生抗体的效价,年龄太小者容易产生免疫耐受,而年老体衰者,免疫应答能力低下,不易产生高效价抗体。所以选择的动物必须是适龄、健壮、体重符合要求的正常动物,最好为雄性。

2. 抗原的性质　对于不同性质的免疫原,适用的动物亦有所不同。蛋白质抗原适用于大部分动物,但有些动物体内因为有类似物质或其他原因,对某些蛋白质免疫反应极差,如家兔对胰岛素、绵羊对 IgE、山羊对多种酶类均不易产生抗体。因此,酶类抗原宜选用豚鼠,甾体激素宜选用家兔作为免疫动物。

3. 抗血清的要求　对免疫血清需求量大时,应选用马、驴或绵羊等大型动物,若需求量少则可选用家兔、豚鼠或鸡等小型动物。另外,按免疫动物的不同,所获得的抗体有 R 型(rabbit)和 H 型(horse)之分。R 型是用家兔等小型动物免疫后产生的抗体,具有较宽的抗原抗体反应等价带,适用于作诊断试剂;H 型是用马等大型动物免疫后获得的抗体,抗原抗体反应等价带较窄,一般用作免疫治疗(抗毒素血清)。

(二)确定免疫方案

1. 免疫原的剂量　免疫原的接种剂量根据抗原本身免疫原性的强弱、动物的个体状态和免疫时间来确定。一般认为,免疫原的剂量适当加大,时间间隔适当延长,可获得高效价的抗体,但免疫原剂量过大或过小都容易引起免疫耐受。第一次免疫时免疫剂量不宜过大,以免接种过量的免疫原,导致免疫麻痹;加强免疫时可增大抗原剂量。大型动物抗原剂量(以蛋白抗原为准)约 0.5~1 mg/只,小型动物约 0.1~0.6 mg/只。

2. 免疫途径　抗原进入机体的途径与抗原的吸收、代谢速度有很大的关系。常用的免疫部位有静脉、肌肉、皮下、皮内、腹腔、淋巴结、脾脏等。皮内或皮下接种时一般采用多点法注射,如足掌、背部两侧、耳后和腋窝淋巴结周围等处。若抗原稀少,可采取淋巴结内微量接种法。静脉或腹腔注射法多用于颗粒性抗原或加强免疫接种。

3.免疫间隔时间 免疫间隔时间是影响抗体产生的重要因素,尤其是首次免疫与第二次免疫接种的间隔时间。首次免疫接种后,因机体正处于识别抗原和进行 B 细胞活化增殖阶段,如果很快进行第二次抗原刺激极易造成免疫抑制。一般蛋白质抗原以间隔 10 ~ 20 d 为优,第二次后间隔 7 ~ 10 d 加强免疫一次。若间隔时间太长,则刺激变弱,抗体效价不高。而半抗原的接种间隔要求长一些。

(三)采血

在采集免疫血清之前,要预先进行抗体效价测定。若抗体效价达到要求,应在末次免疫后一周内及时采血,否则效价将会下降。因故未及时取血,则应补充免疫一次(肌肉、腹腔或静脉内注射,不加佐剂),5 ~ 7 d 后取血。常用的动物采血法有以下几种:

1.颈动脉放血 这是最常用的方法,对家兔、山羊等动物皆可采用。于动物颈外侧做皮肤切口,分离出颈总动脉,用丝线将远心端结扎,近心端用止血钳夹住,剪断血管,用固定止血钳将断端放入无菌瓶口,慢慢打开止血钳,动脉血立即喷射入瓶。此方法放血的速度快,动物死亡也快,取血量略少于其他放血法。放血量至动物血总量的一半时,暂时将动脉夹住片刻,再继续放血,获得的血量可以增加。

2.心脏采血 将动物固定于仰卧位,在其胸壁探明心脏搏动最明显处,用 16 号针头与胸壁呈 45°角穿刺。本法常用于家兔、豚鼠和鸡等小型动物,但操作不当,容易引起动物中途死亡。

3.静脉采血 可选用家兔的耳中央静脉和山羊的颈静脉采血。这种放血法可隔日一次,因此采集血液量多。如用耳静脉切开法,一只家兔可采百余毫升血液。用颈静脉采集绵羊血,一次可采集 300 mL,放血后立即回输等量 10% 葡萄糖盐水,三天后仍可重复采血。动物休息 1 周,再加强免疫一次,又可再次采血,一只羊可获 1 500 ~ 2 000 mL 血液。小鼠取血往往采取断尾或摘除眼球法,每只小鼠可获得的血液一般不超过 2 mL。

(四)分离、鉴定和保存免疫血清

1.免疫血清的分离 采集血液后,应立即分离出血清。分离免疫血清通常采用室温自然凝固,再置于 37 ℃温箱 1 h,然后 4 ℃冰箱过夜,待血块收缩后分离血清。

2.免疫血清的鉴定 抗血清的纯化过程会造成抗体绝对含量和活性的损失,因此,血清在应用或贮存之前还应该进行抗体效价的测定以及抗体特异性、纯度和亲和力等的鉴定。

3.免疫血清的保存 保存抗血清的方法主要有三种:①4 ℃保存,抗血清在鉴定纯化前可保存在 4 ℃冰箱内,为防止细菌污染可将血清过滤除菌或加入防腐剂,保存的期限为三个月或半年。②冷冻保存:是常用的抗血清保存方法,将抗血清分装保存于 - 20 ~ - 70 ℃,可保存 2 ~ 3 年且抗体效价无明显下降,但要避免反复冻融。③真空干燥保存:抗血清分装后,用真空干燥机进行干燥,制成干粉(水分≤0.2%),密封后在普通冰箱内保存 4 ~ 5 年抗体效价无明显变化。

(五)免疫血清中抗体的纯化

单价特异性是指血清只与其特异性抗原发生反应。有时免疫原不纯,含有微量的杂抗原(性质相近的),制得的抗血清中出现 2 ~ 3 种杂抗体。即使用纯抗原,也会出现抗血清的不纯,因此使用前必须进行纯化。

1.单价特异性抗体的纯化 可以用亲和层析法将交叉杂抗原交联到琼脂糖珠4B上,装柱后,将预吸收的抗体通过亲和层析柱,杂抗体吸附在柱上,流出液则是单价特异性抗体。也可用吸附剂法,用不含免疫动物抗原的其他杂抗原液做成固相吸附剂,直接加到抗血清中(约1/10),杂抗原则与杂抗体结合,上清液则为无杂抗体的单价特异性抗体。有时杂抗原较少,其他蛋白也少,加入戊二醛后不形成胶冻状,此时可加入无关蛋白进行交联,如牛血清蛋白、兔血清、马血清、卵白蛋白等。加入量以达到总蛋白的2%~3%为宜。

2.IgG类抗体的纯化 特异性IgG的制备方法有粗提法、离子交换层析法、亲和层析法、酶解法等。

粗提法大多用硫酸铵盐析法或硫酸钠盐析法。硫酸铵盐析法需经过多次沉淀,IgG组分中还含其他杂蛋白,会产生干扰,因此盐析法粗提的γ球蛋白只能用于一般的实验,或者是抗体效价较高的抗血清。离子交换层析法提取IgG简便,不损坏抗体,既可小量提取,也可大量制备。最为常用的离子交换剂是QAE纤维素。亲和层析法是将纯化抗原或粗制抗原(如是单价特异性则对抗原要求不高)交联Sepharose4B制成亲和层析柱,将抗血清经层析柱过滤洗去未结合的杂蛋白,再用硫氰酸钾洗脱,流出的是纯化的特异性IgG抗体。

三、人工制备的抗体

(一)单克隆抗体

McAb是由只识别单一抗原决定簇的B细胞克隆产生的同源抗体,简称单抗。其理化性状高度均一、效价高、只与一种抗原决定簇发生反应、生物活性单一,具有高度特异性又易于大量制备。

1.单克隆抗体制备的基本原理 杂交瘤技术是在细胞融合技术的基础上,将具有分泌特异性抗体能力的致敏B细胞和具有无限繁殖能力的骨髓瘤细胞融合为杂交瘤细胞。这种杂交瘤细胞具有两种亲本细胞的特性,既能够分泌抗体又能在体外长期繁殖,经过克隆化后成为单个细胞克隆,分泌的抗体即为单克隆抗体。

(1)细胞的选择与融合 ①致敏B细胞:首先用抗原免疫的BALB/C健康小鼠,使小鼠脾细胞被激活成为具有分泌抗体能力的浆细胞。②选择骨髓瘤细胞:骨髓瘤细胞为B细胞系恶性肿瘤,能在体外长期增殖并容易与B细胞融合。③细胞融合:细胞融合是制备单克隆抗体的中心环节。有多种方法可使细胞融合,包括物理方法(如电场诱导)、化学方法和生物学方法(如仙台病毒)等,化学法最常用的助融剂是相对分子质量为1 000~2 000 D(道尔顿)的PEG,使用浓度在30%~50%之间。

(2)选择性培养基的应用 致敏B细胞与骨髓瘤细胞的融合是随机的,经过融合过程后将有几种形式的细胞出现:融合的瘤细胞与B细胞、融合的B细胞与B细胞、融合的瘤细胞与瘤细胞、未融合的瘤细胞、未融合的B细胞和细胞的多聚体形式等。这些细胞中,细胞的多聚体形式容易死亡,未融合的B细胞在体外仅存活5~7 d,故无须特别筛选。而未融合的瘤细胞能在体外生长繁殖,可影响杂交瘤细胞的生长,因此需要筛选去除,只留下B细胞杂交瘤。利用HAT选择培养基可以达到此目的,其作用方式是根据细胞内核苷酸的生物合成途径而设计的。

（3）有限稀释与抗原特异性选择　在动物免疫中,应选用高纯度抗原。一种抗原往往有多个表位,一个动物体在受到抗原刺激后产生的体液免疫应答,实质是众多 B 细胞群的抗体分泌。而针对目标抗原表位的 B 细胞只占极少部分。由于细胞融合是一个随机的过程,在已经融合的细胞中,有相当比例的无关细胞的融合体,需筛选去除。

2. 单克隆抗体制备技术流程(图 6-2)。

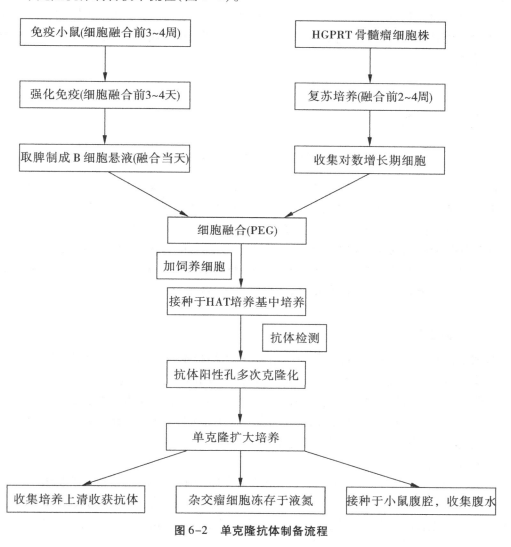

图 6-2　单克隆抗体制备流程

3. 单克隆抗体在医学中的应用　单克隆抗体一问世便在生物学等医学研究领域中显示了其极大的应用价值,特别是在诊断和防治疾病、判断预后以及研究疾病发病机制等方面发挥了巨大的促进作用。目前单克隆抗体作为医学检验诊断试剂主要应用于:

（1）诊断各类病原体　这是单克隆抗体应用最广泛的领域,已有大量的商品诊断试剂供选择。如用于诊断乙肝病毒、疱疹病毒、巨细胞病毒、EB 病毒等各种微生物感染的试剂。

（2）诊断和治疗肿瘤　检测肿瘤特异性抗原和肿瘤相关抗原,可用于肿瘤的诊断;利用单克隆抗体与靶细胞特异性结合,将药物带至病灶部位,为人类恶性肿瘤的免疫治疗开辟了广阔前景。

(3)检测淋巴细胞的表面标志 用于区分细胞亚群和细胞分化阶段。如检测 CD 系列标志,有助于了解细胞的分化情况、T 细胞亚群的数量和质量变化,对多种疾病诊断具有参考意义。

(4)机体微量成分的测定 应用单克隆抗体和免疫学技术,可测定机体的多种微量成分,如酶类、激素、维生素、药物等,对受检者健康状态判断、疾病检出、指导诊断和治疗均具有实际意义。

知识与技能拓展

单克隆抗体的优点与局限性

1975 年分子生物学家 G.J.F. 克勒和 C. 米尔斯坦在自然杂交技术的基础上,创建杂交瘤技术。这项新技术从根本上解决了在抗体制备中长期存在的特异性和可重复性差的问题,表现出其独特的优点:①用相对不纯的抗原,获得大量高度特异的、均一的抗体。②适用于以标记抗体为特点的免疫学分析方法。③可用于体内的放射免疫显像和免疫导向治疗。但单克隆抗体也存在着其局限性:固有的亲和性和局限的生物活性限制了它的应用范围;反应强度不如多克隆抗体;制备技术复杂、费时费工、价格较高。

(二)基因工程抗体

基因工程抗体又称重组抗体,是指应用 DNA 重组技术及蛋白工程技术对编码抗体的基因按不同的需要进行改造和加工,经导入适当的受体细胞后重新表达的抗体。

目前基因工程抗体技术主要包括两部分内容,一是应用 DNA 重组和蛋白质工程技术对已有的单克隆抗体进行改造,包括人源化抗体、小分子抗体、双价特异性抗体和抗体融合蛋白等的制备;二是用抗体库技术筛选、克隆新型单克隆抗体。

1. 人源化抗体

(1)嵌合抗体 又称人-鼠嵌合抗体,是从杂交瘤细胞中分离出鼠源单克隆抗体功能性 V 区基因,经基因重组与人抗体 C 区基因连接成嵌合基因后,插入适当的表达载体中,再共同转染宿主细胞,即可表达人-鼠嵌合抗体分子。嵌合抗体保留了单克隆抗体对抗原的特异亲和性,又降低了鼠抗体的免疫原性。

(2)改型抗体 是应用基因工程技术在嵌合抗体基础上用人抗体可变区的骨架区序列取代鼠源单克隆抗体 CDR 以外的骨架区序列,重新构成既有鼠源单克隆抗体的特异性又保持抗体亲和力的人源化抗体,该抗体对人体几乎无免疫原性。

2. 小分子抗体 小分子抗体指相对分子质量较小但具有抗原结合功能的分子片段。它的优点表现在以下几个方面:①免疫原性低且相对分子质量小,易于穿透血管或组织到达靶细胞部位,可用于免疫治疗。②可在大肠杆菌等原核细胞中表达,降低生产成本。③不含 F_c

段,不会与带有F_c受体的细胞结合,副作用小。④半衰期短,有利于中和并及时清除毒素。小分子抗体包括:抗原结合片段(Fab)、可变区片段(Fv)和单链抗体等。

3.特殊基因工程抗体

(1)双特异性抗体 又称双功能抗体。它不同于天然抗体,其两个抗原结合部位具有不同的特异性,可以同时与两种不同特异性的抗原发生结合。可通过化学交联法或将两种杂交瘤细胞融合而制备,也可采用基因工程技术制备双特异性抗体。

(2)抗体融合蛋白 是将抗体分子片段与其他蛋白融合所得到的产物。这种抗体融合蛋白具有多种生物学功能。例如将抗体Fab段或Fv段与其他生物活性蛋白融合,就可将特定的生物学效应导向靶部位;将ScFv与某些细胞膜蛋白融合,则可形成嵌合受体,赋予特定细胞以结合抗原的能力;若将非抗体蛋白与抗体分子的Fc段融合,可改善其药代动力学特性,并可使某些生物学活性与抗体的生物学功能相联。

(3)抗体库技术

抗体库技术是指用细菌克隆代替B细胞克隆来表达抗体谱。它的出现基于PCR技术的发展、大肠杆菌直接表达抗体分子片段的成功以及噬菌体显示技术的问世。抗体库技术的主要特点为:①方法简单快速,与单克隆抗体制备相比,既省去细胞融合之繁琐,又避免动物免疫之局限。②选择范围广泛,抗体基因库的抗原特异性可高达$10^8 \sim 10^{10}$。③可模拟体内免疫系统亲和力成熟过程来制备高亲和力抗体。④无需人体免疫接种过程即可获得特异性人源化抗体。⑤便于大规模生产。

✳ 思考题

一患者于注射破伤风抗毒素(TAT)5小时后出现四肢抽搐、呼吸困难、胸闷不适、面色苍白、大汗淋漓等严重的症状,经医院抢救后脱离危险。试分析使用TAT时应注意的问题。

(张其霞)

第三节 凝集技术

颗粒性抗原(如细菌和红细胞等)或表面覆盖了抗原(或抗体)的颗粒状物质(如醛化红细胞、聚苯乙烯胶乳颗粒等)与相应抗体或抗原结合后,可出现肉眼可见的凝集现象,即凝集反应。根据凝集反应的原理进行抗原、抗体检测的技术为凝集技术。

在免疫学检验技术中,凝集技术根据试验方法、使用材料和测定对象的不同,可分为直接凝集技术、间接凝集技术和其他凝集技术三类。

一、直接凝集技术

细菌、螺旋体和红细胞等颗粒抗原,在适当电解质参与下可直接与相应抗体结合出现凝集,称为直接凝集。凝集反应中的抗原称为凝集原,抗体称为凝集素。常用的直接凝集技术有玻片和试管凝集技术。

（一）玻片凝集技术

【原理】

玻片凝集技术为定性检测技术，是在玻片上进行的直接凝集技术，根据有无凝集现象的出现，可用已知的抗体检测未知的抗原。

【试剂与器材】

（1）待检样品 OX_{19} 变形杆菌 $18 \sim 24\ h$ 琼脂斜面培养物。

（2）OX_{19} 变形杆菌诊断血清。

（3）生理盐水。

（4）载玻片、接种环、滴管等。

【操作方法】

（1）于洁净载玻片一端加诊断血清 1 滴，另一端加生理盐水 1 滴作对照。

（2）用接种环挑取 OX_{19} 变形杆菌培养物分别混于生理盐水和诊断血清中，充分混匀。

（3）将玻片轻轻摇动 $1 \sim 2\ min$，观察结果并记录报告。

【结果判断】

对照端不发生凝集，为均匀混浊的乳状液。在诊断血清中，如混悬液由混浊变澄清并出现肉眼可见的凝集小块为阳性结果；如与对照相同，则为阴性结果。

【注意事项】

（1）载玻片应洁净、干燥、中性，以防止和减少非特异性凝集。

（2）每一待检细菌均须作生理盐水对照，如对照凝集则表示细菌（粗糙型）发生自凝，试验结果无效。

（3）于载玻片两端涂布混合细菌时，应先将细菌与生理盐水混合，然后再将细菌于诊断血清中涂布混匀，以免将血清带入生理盐水中。

（4）试验后的细菌仍有传染性，应将载玻片及时放入消毒缸内。

（5）鉴定 ABO 血型时，室温若低于 $10\ ℃$，易出现冷凝集而造成假阳性结果。

【临床应用】

此技术为定性检测技术，操作简便，反应迅速，但敏感性较低，主要用于细菌菌种的鉴定、分型以及 ABO 血型抗原的鉴定等。

（二）试管凝集技术

【原理】

试管凝集技术是在试管内进行的直接凝集，是将已知的颗粒性抗原悬液定量地与一系列倍比稀释的待检血清等量混合，静置一段时间后，根据各管的凝集程度，判断待检血清中抗体的有无及其效价。

【试剂与器材】

（1）待检血清、伤寒沙门菌 H、O 菌液（10 亿/mL）、生理盐水。

（2）$37\ ℃$ 水浴箱、试管、$1\ mL$ 刻度吸管、吸球等。

【操作方法】

（1）取洁净试管 16 支，分成两排放于试管架上，依次编号。

（2）另取一支试管作为稀释试管，取待检血清 0.1 mL 和生理盐水 1.9 mL 充分混匀，于每排第 1 管各加 0.5 mL；于稀释试管内加生理盐水 1 mL 充分混匀后吸出 1 mL 于每排第 2 管各加 0.5 mL；同法依次稀释至第 7 管。第 8 管不加血清，各加生理盐水 0.5 mL 作为对照。至此，第 1~7 管的血清稀释度为 1：20，1：40，1：80，1：160，1：320，1：640，1：1 280。这种稀释方法称为连续倍比稀释法。

（3）第一排每管加诊断菌液 H 抗原 0.5 mL，第二排每管加诊断菌液 O 抗原 0.5 mL，此时第 1~7 各管内血清稀释度又增加 1 倍，分别为 1：40，1：80，1：160，1：320，1：640，1：1 280，1：2 560。

【结果判断】

判断结果时，要有良好的光源和黑暗的背景。先不振摇，观察管底凝集物和上清浊度。然后轻摇或用手指轻弹管壁使凝集物悬浮，观察凝集块的松软、大小、均匀度和悬液浊度。

（1）先观察盐水对照管：对照管应无凝集现象。管底沉积呈圆形、边缘整齐，轻摇则沉积菌分散，均匀混浊。

（2）再观察试验管：伤寒沙门菌 O 抗原凝集物呈颗粒状，轻摇时不易升起和离散，往往黏附于管底；H 抗原凝集物呈棉絮状，沉于管底，轻摇易升起和离散。根据凝集的强弱程度，可将试验结果划分为以下等级：

"++++"：细菌全部凝集，管内液体澄清，可见管底有大片边缘不整的白色凝集物，轻摇时可见明显的颗粒、薄片或絮状物。

"+++"：细菌大部分凝集，液体轻度混浊，管底有边缘不整的白色凝集物，轻摇时可见较明显的颗粒、薄片或絮状物。

"++"：细菌部分凝集，液体较混浊。

"+"：细菌仅少量凝集，液体混浊。

"-"：细菌不凝集，液体混浊度和管底沉集物与对照管相同。

（3）判断待检血清抗体的效价：以出现"++"凝集强度的血清最大稀释度作为待检血清的抗体效价（滴度）。

【注意事项】

（1）抗原、抗体在比例适当时，才出现肉眼可见的凝集现象。如抗体浓度过高，则无凝集物形成，出现前带现象，此时须加大抗体稀释度重新试验。

（2）判断结果时，应在暗背景下透过强光观察。

（3）注意温度、pH 值、电解质对试验结果的影响。

（4）抗原、抗体加入后要充分振摇，以增加抗原抗体的接触。

【临床应用】

该技术是一种经典的半定量检测技术，操作简单，但敏感性不高，主要用于辅助诊断疾病或进行流行病学调查，如诊断伤寒和副伤寒的肥达反应和诊断斑疹伤寒、恙虫病、立克次体感染的外-斐反应等。

二、间接凝集技术

将可溶性抗原(或抗体)吸附于适当大小的颗粒性载体的表面,然后与相应抗体(或抗原)作用,在适宜的电解质存在的条件下,出现特异性凝集现象,称间接凝集或被动凝集。

(一)常用的载体

良好载体应具有以下的基本特点:①在生理盐水或缓冲液中无自凝倾向。②大小均匀。③比重与介质相似,短时间内不能沉淀。④无化学或血清学活性。⑤吸附抗原(或抗体)后,不影响其活性。

载体的种类很多,如聚苯乙烯乳胶、白陶土、活性炭、人和多种动物的红细胞、某些细菌等。目前被广泛应用的是人 O 型红细胞和绵羊红细胞,尤以后者应用更广,因为其来源方便,且其表面有大量的糖蛋白受体(约 1 000 个以上),极易吸附某些抗原物质,吸附性能好,且大小均匀一致。

(二)技术类型

1. 根据载体的不同,间接凝集技术可分为间接炭凝集、间接乳胶凝集和间接血凝技术等。

2. 根据用量和器材的不同间接凝集技术又可分为试管法(全量法)、凹板法(半微量法)和反应板法(微量法)。

3. 根据吸附物不同可将其分为正向间接凝集技术(吸附抗原)、反向间接凝集技术(吸附抗体)和间接凝集抑制技术。

(1)正向间接凝集技术　用抗原致敏载体以检测标本中的相应抗体(图 6-3)。

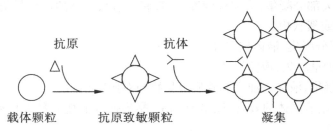

图 6-3　正向间接凝集技术原理示意

(2)反向间接凝集技术　用特异性抗体致敏载体以检测标本中的相应抗原(图 6-4)。

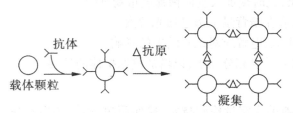

图 6-4　反向间接凝集技术原理示意

（3）间接凝集抑制技术 以抗原致敏的颗粒载体及相应的抗体为诊断试剂，检测标本中是否存在与致敏抗原相同的抗原，称为正向间接凝集抑制技术。检测方法为先将标本与抗体试剂作用，然后再加入致敏的载体，若出现凝集现象，说明标本中不存在相同抗原，抗体试剂未被结合，因此仍与载体上的抗原起作用。同理可用抗体致敏的载体及相应的抗原作为诊断试剂，以检测标本中的抗体，此法称反向间接凝集抑制技术（图6-5）。

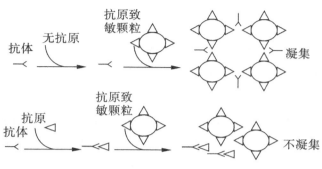

图6-5 间接凝集抑制技术原理示意

（三）临床常用的间接凝集技术

◆间接血球凝集技术（间接血凝技术）

间接血球凝集技术是根据红细胞表面的吸附作用而建立起来的。将可溶性抗原或抗体吸附于红细胞表面，此时红细胞称为"致敏红细胞"。这种致敏的红细胞与相应的抗血清或抗原相遇可产生凝集现象。

【试剂与器材】

（1）伤寒杆菌O抗原致敏红细胞、伤寒杆菌O_{901}免疫兔血清、生理盐水。

（2）试管、吸管、吸球等。

（3）37 ℃水浴箱。

【操作方法】

（1）小试管9只标记号码后置于试管架上。

（2）于第1管加入生理盐水0.9 mL，其余各管各加入0.5 mL。

（3）吸取已加热灭菌的免疫兔血清0.1 mL加入第1管，吹吸混匀后取0.5 mL注入第2管，同样将第2管的血清与盐水混匀，取0.5 mL注入第3管。如此依次稀释直至第8管。自第8管吸出0.5 mL弃去。第9管不加血清作对照。

（4）于每管加入0.5 mL已经致敏的0.5%绵羊红细胞悬液，混匀后放入37 ℃水浴中2 h后观察结果。

【结果判断】

凡红细胞沉积于管底，集中呈一圆点的为不凝集，即"－"。若红细胞凝集，则凝集物分布于管底周围为阳性结果，根据红细胞凝集的程度判断阳性反应的强弱：

"++++"：红细胞形成片层凝集，均匀布满管底，或边缘皱缩如花边状（与肥达反应一致）。

"+++"：红细胞形成片层凝集，面积略多于"++"情况。

"++"：红细胞形成层凝集，面积较小，边缘较松散。

"+"：红细胞沉积于管底，周围有散在少量凝集。

通常以出现"++"凝集的血清最高稀释度为判定滴度终点。

【注意事项】

(1)严重溶血或严重污染的血清样品不宜检测，以免发生非特异性反应。

(2)每次检测，阴性、阳性和稀释液对照只需各做一份。

【临床应用】

间接凝集技术具有快速、敏感、操作简便、无需特殊的实验设备等优点，因此在临床检验中广为应用。可用于检测病原体的可溶性抗原，也可用于检测各种抗体的蛋白质成分。

◆ 胶乳凝集技术

胶乳凝集技术是将可溶性抗原或抗体吸附于胶乳颗粒表面，此时颗粒称为"致敏胶乳颗粒"。这种致敏的胶乳颗粒与相应的抗血清或抗原相遇可产生凝集现象。如用乳胶凝集技术检测类风湿因子(RF)。类风湿关节炎是一种自身免疫性疾病，患者可产生自身抗体，即类风湿因子(一种抗变性 IgG 的抗体，多为 IgM 类抗体)，将变性 IgG 包被于聚苯乙烯胶乳颗粒上，此致敏胶乳颗粒与待测血清中的 RF 相遇时，即可发生肉眼可见的凝集。

【试剂与器材】

(1)待检血清、阳性对照血清、阴性对照血清。

(2)类风湿乳胶诊断试剂(吸附有变性 IgG 的聚苯乙烯胶乳颗粒乳胶颗粒，将 IgG 经 63 ℃ 10 min 处理，可获得变性的 IgG)。

(3)载玻片、毛细滴管等。

【操作方法】

(1)取洁净载玻片一张，用标记笔划分为 3 格，用毛细滴管分别向 3 格内加 1 滴待检血清、阳性对照血清、阴性对照血清。

(2)再分别向 3 格内加致敏乳胶颗粒 1 滴，用牙签充分混匀后，摇动载玻片 2~3 min，观察结果。

【结果判断】

(1)肉眼观察出现凝集为阳性，不出现凝集为阴性。

(2)玻片法为定性实验，也可以用试管法作定量测定。

【注意事项】

(1)试剂应保存在 4 ℃，切勿冻存。使用前应平衡试剂接近室温并摇匀。

(2)日光灯光线不利于观察结果。

【临床应用】

常用于可溶性抗原或抗体的检测。

三、其他凝集技术

（一）抗球蛋白技术

1. 原理　抗球蛋白参与的血凝技术由 Coombs 于 1945 年建立,故又称为 Coombs 试验,是检测抗红细胞不完全抗体的一种方法。所谓不完全抗体,多半是 7S 的 IgG 类抗体,能与相应的抗原牢固结合,但在一般条件下不出现可见反应。Coombs 利用抗球蛋白抗体作为第二抗体,连接与红细胞表面抗原结合的特异抗体,使红细胞凝集。

2. 技术类型与应用　根据试验原理不同分为直接 Coombs 试验和间接 Coombs 试验,其基本原理如图 6-6。

A：直接抗球蛋白试验

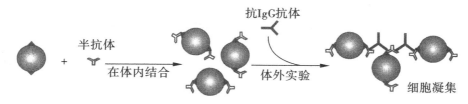

B：间接抗球蛋白试验

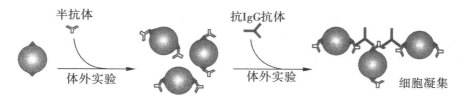

图 6-6　抗球蛋白试验原理示意

（1）直接 Coombs 试验　为直接检测红细胞表面有无不完全抗体的试验。患者体内抗红细胞抗原的不完全抗体与红细胞表面抗原结合形成致敏红细胞,但不完全抗体不能使致敏红细胞互相连接而凝集。当加入抗球蛋白血清(完全抗体)时,便与红细胞表面的不完全抗体结合,在致敏红细胞之间搭桥,出现凝集现象。本试验可用玻片法做定性测定,也可用试管做半定量分析,主要用于新生儿溶血症、输血反应、自身免疫溶血性贫血等疾病的检测。

（2）间接 Coombs 试验　即用已知的不完全抗体检测受检红细胞上相应的抗原,或用已知红细胞抗原检测待测血清中相应的不完全抗体。将受检血清与具有相应抗原的红细胞反应,若受检血清中含有相应的不完全抗体,红细胞被致敏,再加入抗球蛋白血清就可出现可见的红细胞凝集。Coombs 试验还可采用专一特异性的抗球蛋白血清,如抗 IgG、抗 IgA 或抗 IgM 以及抗补体血清等,用来分析结合于红细胞上不完全抗体的类别。

本试验是一种极为敏感的检查不完全抗体的方法,也是 Rh 血型物质检出的确证试验。

凡酶法或其他方法检测红细胞为 Rh⁻ 时,必须用本法证实,以排除弱阳性。本试验操作繁琐,受条件影响大,如温度、时间、离子强度、离心速度等均会影响试验结果。间接 Coombs 试验多用于检测母体抗–Rh 抗体,以便及早发现和避免新生儿溶血的发生。此外也可用于检测输血、血制品、器官移植所致的免疫性血型抗体以及交叉配血。

(二)协同凝集技术

金黄色葡萄球菌细胞壁成分中的 A 蛋白能与人及多种哺乳动物(猪、兔、羊、鼠等)血清中的 IgG 类抗体的 Fc 段结合。IgG 的 Fc 段与 SPA 结合后,两个 Fab 段暴露在葡萄球菌表面,仍保持其抗体活性和特异性,当其与特异性抗原相遇时,可出现凝集现象。在此凝集反应中,金黄色葡萄球菌菌体为 IgG 抗体的载体。

※ 思考题

1. 归纳常用凝集技术的类型及其应用。

2. 根据试管凝集的结果,一份免疫血清的效价是 1∶320,另一份是 1∶1 280,哪一份血清中的抗体含量高? 请分析血清效价的高低与待测抗体含量的关系。

(张其霞)

第四节 沉淀技术

沉淀反应是指可溶性抗原和抗体特异性结合后,所形成的复合物以沉淀物的形式出现。根据沉淀反应的原理进行抗原抗体检测的技术为沉淀技术。根据试验中使用的介质和检测方法不同,可将其分为凝胶内沉淀和液体内沉淀两种技术类型。

知识与技能拓展

沉淀技术的发展

沉淀技术是一个古老的血清学技术。早在 1897 年 Kraus 就发现,鼠疫杆菌的培养滤液能与相应抗血清发生沉淀反应。1905 年 Bechhold 在凝胶介质中进行了免疫沉淀反应。1946 年 Oudin 用试管单扩散技术进行抗原抗体测定。1965 年 Mancini 建立了单向免疫扩散技术,可定量测定液体中的免疫球蛋白。20 世纪 70 年代免疫浊度检测的出现,使沉淀技术适应了现代测定快速、微量和自动化的要求,开创了免疫化学定量检测的新纪元。

一、凝胶内的沉淀技术

凝胶内沉淀技术是以适宜浓度的琼脂(或琼脂糖)凝胶作为介质,可溶性抗原和相应抗体在凝胶中扩散,形成浓度梯度,在抗原与抗体比例适合处出现肉眼可见的沉淀环或沉淀线。琼脂凝胶含水量在98%以上,形成凝胶网络,将水分固相化,因此可将凝胶视为一种固相化的液体。可溶性抗原和抗体分子在凝胶内扩散,犹如在液体中自由运动。但抗原与相应抗体结合后,形成的大分子复合物则被网络固定于凝胶内。盐水浸泡后能去除游离的抗原或抗体,将琼脂凝胶干燥后进行染色分析,可长期保存。根据试验时抗原与抗体反应的方式和特性,分为单向免疫扩散技术、双向免疫扩散技术,以及与电泳技术结合的免疫电泳、对流免疫电泳和火箭电泳技术等。

(一)单向琼脂扩散技术

【原理】

在含有特异抗体的琼脂板中打孔,并在孔中加入定量的抗原,当抗原向周围扩散后与琼脂凝胶中的抗体相结合,即形成白色沉淀环,其直径或面积与抗原浓度呈正相关。同时用标准抗原或国际参考蛋白制成标准曲线,即可用以定量检测未知标本的抗原浓度(g/L或U/mL)。

【试剂与器材】

(1)2%离子琼脂或生理盐水琼脂凝胶、标准马-抗人IgG血清(抗体)、工作标准参考蛋白、稀释的单人份待检血清标本,浓度为1:50等。

(2)已制备好的含有1%马抗-人IgG抗体的琼脂凝胶板。

(3)PBS(pH 7.2,0.01M)、打孔器、微量加样器、湿盒。

(4)37℃温箱。

【操作方法】

(1)标准曲线的制备

1)制备琼脂 按照玻片的大小,制作琼脂板所需要的1%琼脂凝胶。

2)稀释抗体 用pH 7.2的PBS稀释标准抗-人IgG抗体,终浓度为抗体效价的一倍。例如,血清效价为1:140,原血清即应按1:70稀释。分装试管,其分装量应与2%盐水琼脂量相等。

3)制备琼脂板 将已稀释的抗-人IgG抗体于56℃水浴中预热约半分钟,再倾注于已溶化并维持在56~60℃的2%盐水琼脂管中,用拇指将管口堵紧。翻转试管1~2次,将抗体与琼脂混合均匀(注意:抗体与琼脂混合时切勿产生气泡),马上倾注于载玻片上,凝固后即成为琼脂凝胶板。

4)打孔 将琼脂板置于模板上,在同一直线上用打孔器打孔5个,孔距10 mm。

5)稀释不同浓度的标准参考蛋白(工作标准) 根据说明书进行稀释。

6)加样 将已稀释的不同浓度的工作标准蛋白依次用微量加样器每孔加入10 μL。

7)扩散 将加样的琼脂凝胶板放湿盒中,置37℃温箱24 h。

8)制作标准曲线 用量角规测量并记录沉淀环直径,然后以沉淀环直径为纵坐标,以标准参考蛋白量(U/mL)为横坐标,在半对数坐标纸上绘制成标准曲线。

(2)人血清中IgG的测定

1)打孔 将已制备好的抗体琼脂凝胶板置打孔模板上,每一琼脂凝胶板可打孔4个(孔径 3 mm,孔距 10 mm)。

2)加样　将待测血清用 PBS 作 1∶50 稀释,用微量加样器取 1∶50 稀释的单人份血清标本 10 μL 加入孔中,每份标本应各加两孔。

3)扩散　作好标记放于湿盒中,置 37 ℃温箱,24 h 后观察结果。

【结果判断】

测量各份标本的沉淀环直径并记录结果,然后用标准曲线测出每份标本所含 IgG 的量(U/mL),并换算为单位是 mg/mL 的数值。

【注意事项】

(1)在制作标准曲线时,为减少误差,至少应做两份以上标准板。

(2)加样时,每吸取一份标本均应更换塑料吸头。

【临床应用】

本技术可用于检测正常人群或患者血清中的 IgG、IgA 及 IgM 的水平。

(二)双向琼脂扩散技术

【原理】

双向免疫扩散技术是指可溶性抗原与相应抗体在琼脂介质中相互扩散,彼此相遇后形成一定类型的特异性沉淀线。沉淀线的特征与位置不仅取决于抗原抗体的特异性及两者之间的比例,而且与其分子大小及扩散速度相关。当存在多个抗原、抗体系统时,可呈现多条沉淀线乃至交叉反应。依据沉淀线的形态、条数、清晰度及位置可了解抗原或抗体的浓度、特异性等。

【试剂与器材】

(1)1% 琼脂(生理盐水配制)管,每管约 4 mL、脐带血清、待测血清、AFP 免疫血清。

(2)打孔器、载玻片、微量加样器、湿盒等。

(3)37 ℃温箱。

【操作方法】

(1)制备琼脂　将已溶化的 1% 盐水琼脂管放入 58 ~60 ℃水浴箱中平衡温度备用。

(2)制备琼脂板　将载玻片置于水平桌面上,倾注已溶化琼脂 4 mL,使之成为厚度约 1.5 mm琼脂板。

(3)打孔　待琼脂凝固后,将打孔模板置于琼脂板下,用打孔器在琼脂板上打孔,孔距 6 mm,呈梅花形排列,即中间一个孔,周围六个孔,将孔内琼脂用注射器针头挑出。

(4)加样　用微量移液器取 10 μL AFP 免疫血清准确加入中央孔内,上下孔各加 10 μL 脐带血清作为阳性对照,其余孔加等量的待测血清。

(5)扩散　将加好样的琼脂板置水平湿盘内,于 37 ℃温箱反应 24 h。

【结果判断】

待测标本如出现沉淀线,且与阳性对照的沉淀线吻合,则为阳性反应;如无沉淀线出现或出现与阳性对照沉淀线交叉的沉淀线则为阴性。

（1）融合性沉淀弧，说明两孔中抗原相同，为同一性反应。

（2）两沉淀线独自形成并交叉，说明两孔中的抗原完全不同，为非同一性反应。

（3）融合性沉淀弧出现支线，说明两孔中抗原有相同成分又有不同成分，此为部分同一性反应。

【注意事项】

（1）倾注琼脂凝胶速度不要过快，以免琼脂溢出载玻片；倾注过程要连续，以保证琼脂板均匀、平滑。

（2）加样时，注意不要将琼脂划破，以免影响沉淀线的形状。

（3）反应时间要适宜。时间过长，沉淀线可解离造成假阴性；时间过短，则沉淀线不出现。

（4）抗体、阳性血清及待测标本应各用一支加样器，以免混淆，影响实验结果。

【临床应用】

可用于抗原或抗体的定性、相对分子质量及其性质等的分析。

二、免疫电泳技术

（一）免疫电泳

1. 原理　免疫电泳（immunoelectrophoresis，IEP）是将区带电泳与双向免疫扩散相结合的一种免疫化学分析技术。其基本原理是将蛋白质抗原在琼脂糖凝胶中进行电泳，样品中不同的抗原成分因所带电荷、相对分子质量及构型不同，电泳迁移率各异，而被分离成肉眼不可见的若干区带。停止电泳后，在与电泳方向平行的琼脂槽内加入相应抗体进行双向免疫扩散。分离成区带的各种抗原成分与相应抗体在琼脂中扩散后相遇，在二者比例合适处形成肉眼可见的沉淀线。根据沉淀线的数量、位置和形状，与已知的标准（或正常）抗原、抗体形成的沉淀线比较，即可对样品中所含成分的种类及其性质进行分析、鉴定。

2. 临床应用　免疫电泳为定性试验，目前主要应用于纯化抗原和抗体成分的分析以及正常和异常体液蛋白的识别、鉴定等。

（二）火箭免疫电泳

1. 原理　火箭免疫电泳（rocket immnoelectrophoresis，RIE）是将单向免疫扩散和电泳相结合的一种定量检测技术。其基本原理是电泳时琼脂凝胶中的抗体不发生移动，而样品孔中的抗原在电场的作用下向正极移动，并与琼脂中的抗体发生反应，在二者比例合适时，即形成一个状如火箭的不溶性免疫复合物沉淀峰。峰的高度与样品中的抗原浓度呈正相关。用已知量的标准抗原作对照，绘制标准曲线，根据样品的沉淀峰高度即可计算出待测抗原的含量。反之，当琼脂中抗原浓度固定时，便可测定待检抗体的含量。

2. 临床应用　火箭电泳只能测定 $\mu g/mL$ 以上的抗原含量，如低于此水平则难以形成可见的沉淀峰。加入少量 ^{125}I 标记的标准抗原共同电泳，可在含抗体的琼脂中形成放射自显影结果。

（三）对流免疫电泳

1. 原理　对流免疫电泳（counter inmunoelectrophoresis，CIEP）是双向免疫扩散与电泳相

结合的定向加速的免疫扩散技术。大部分蛋白质抗原在碱性溶液中带负电荷,电泳时从负极向正极移动,而抗体 IgG 相对分子质量大,暴露的极性基团较少,在缓冲液中解离的也少,向正极的移动速度较慢,电泳时由电渗引向负极的液流速度超过了 IgG 向正极的移动,带动抗体向负极移动,这样就使抗原和抗体定向对流并发生结合,出现肉眼可见的沉淀线。由于电场的作用,限制了抗原、抗体的自由扩散,使其定向移动,因而增加了试验的灵敏度,并缩短了试验时间。

2. 临床应用　对流免疫电泳是在琼脂扩散基础上结合电泳技术而建立的一种简便而快速的方法。此方法能在短时间内出现结果,故可用于快速诊断,敏感性比双向扩散技术高 10～15 倍。该方法用于可溶性抗原、抗体等分子性物质的检测与研究。

三、免疫比浊技术

经典的沉淀技术操作繁琐、敏感度低、时间长、难以自动化。根据抗原与抗体能在液体内快速结合的原理,20 世纪 70 年代出现了微量免疫沉淀测定法,即免疫浊度测定技术。它是将液相内的沉淀技术与现代光学仪器和自动分析技术相结合的一项分析技术。当可溶性抗原与相应的抗体特异结合,在二者比例合适、并有一定浓度的电解质存在时,可以形成不溶性的免疫复合物,使反应液出现浊度。这种浊度可用肉眼观察或仪器检测到,可通过浊度推算出复合物的量,即待测抗原或抗体的量。免疫浊度技术可以测量微量的待测物质,并可在抗原抗体反应的第一阶段测得免疫复合物形成的速率,是目前定量测定微量抗原物质并广泛使用的一种高灵敏度、快速的自动化免疫分析技术。

免疫比浊技术按测量方式可分为透射免疫比浊法和散射免疫比浊法;按测定速度可分为速率比浊法和终点比浊法。

(一)透射比浊技术

1. 基本原理　抗原和抗体的特异性结合形成复合物使溶液浊度增大,当光线通过时,一部分光被免疫复合物粒子吸收,一部分被散射,还有一部分光透过复合物。在一定范围内,透射光被吸收的量与免疫复合物的量呈正相关。当抗体量恒定时,根据所测得的吸光度值即可计算出待测抗原的量。

2. 技术要点　此法要求抗原抗体反应形成的 IC 达到一定的数量,而且分子颗粒较大(35～100 nm)时才能精确测定,因此需时较长,敏感度相对较低,速度较慢。为了提高复合物形成速度,加入促聚剂,如 4% 聚乙二醇(MW6 000～8 000),可使复合物 3～10 min 形成。

3. 影响因素　一是抗原或抗体量大大过剩时易出现可溶性复合物,造成测定误差。二是要保持反应管中抗体蛋白量始终过剩,使仪器的测定范围在低于生理范围到高于正常范围之间;三是结果受血脂的影响,尤其是低稀释度时,脂蛋白的小颗粒可形成浊度,使测定值假性升高。

4. 临床应用　本法较单向琼脂扩散技术和火箭电泳等一般免疫化学定量方法敏感、快速、简便。临床上广泛应用于免疫功能、肾脏功能、营养状态等的检查,肾脏疾病、心血管疾病、风湿性疾病、凝血及出血性疾病的检查。

(二)散射比浊技术

在透射比浊技术中,于光源光路的一定角度测量散射光的强度时,光电池上的电信号和散射光强度则呈成正比,经微电脑转换成被测抗原含量的方法为散射比浊技术。常用的有以下两种方法。

1.终点散射比浊技术 抗原和抗体相遇,免疫沉淀反应立即开始,但反应达到平衡通常需 10 ~ 30 min。免疫浊度测定应在复合物聚合产生絮状沉淀之前进行,否则光散射值降低,影响测定结果。因此,终点散射比浊通常是在免疫反应进行到一定时间时测量其浊度,故也可称为定时散射比浊。

2.速率散射比浊技术 速率散射比浊技术是一种先进的动力学测定技术,1977 年由 Sternberg 首先用于免疫学测定。所谓速率是指单位时间内抗原与抗体反应的速度。抗原与抗体结合形成免疫复合物的速度,在每个单位时间内是不相同的,在抗体过量的情况下,随着反应时间的延长,免疫复合物的总量逐渐增加,通常在 25s 时出现一个反应最快的速率峰,峰值与抗原量呈正相关。

(三)免疫胶乳比浊技术

1.基本原理 免疫胶乳比浊技术的基本原理与透射比浊技术相似。将抗体吸附到大小适中、均匀一致的胶乳颗粒上,当遇到相应抗原时,胶乳颗粒可以发生凝集。单个胶乳颗粒的大小(直径)在入射光波长之内,光线可透过。当两个以上胶乳颗粒凝聚时,则使透过光减少,吸光度(A 值)与胶乳凝聚程度成正比,并与待测抗原量直接相关。

2.技术要点 适用于免疫胶乳浊度测定法的胶乳,其大小(直径)应稍小于入射光的波长,目前多用直径为 200 nm 的胶乳颗粒。

3.影响因素 首先是选择合适的胶乳,用 500 nm 波长者,选择 100 nm 颗粒;用 585 nm 波长者,则选用 100 ~ 200 nm 颗粒。其次,为了保证抗原抗体的活性,一般用物理吸附法。

4.临床应用 由于数个胶乳发生凝集即能引起透光度的改变,因此可大大提高浊度技术的灵敏度,检出限可达 μg/L 或 ng/L 水平。其应用参见透射比浊技术。

★思考题

1.分析决定抗原抗体最佳配比的方法。
2.运用双向琼脂扩散技术分析抗原性质。

(张其霞)

第五节 酶免疫技术

酶免疫技术是最常用的免疫标记技术之一。它是以酶标记的抗原或抗体作为诊断试剂,检测样本中相应的抗体或抗原。该技术的主要特点是将抗原抗体反应的特异性与酶高效催化反应的专一性相结合,具有灵敏度高、特异性强、准确性好、酶标记物有效期长、操作简单以及对环境没有污染等优点,并且该技术易于与其他技术如单克隆抗体技术、生物素–亲和素技术、化学发光技术等偶联衍生出适用范围更广的新的技术类型,因此广泛应用于医学和生命科学的各个领域。

根据应用目的的不同,酶免疫技术分为酶免疫组织化学技术(enzyme immunohistochemistry technique,EIHCT)和酶免疫测定技术(enzyme immunoassay,EIA)两大类。前者以酶标记抗体作为试剂,用于组织切片或其他标本中抗原的定位检测;后者主要用于体液标本中抗原或抗体的定性或定量检测。根据抗原抗体反应后是否需要分离结合的与游离的酶标记物,EIA又分为均相法和非均相法两类,在非均相法中采用固相材料吸附抗原或抗体,是最为常用的酶免疫测定技术,称为酶联免疫吸附技术(enzyme linked immunosorbent assay,ELISA)。

一、酶标记物的制备

(一)常用酶及其底物

1. 辣根过氧化物酶(horseradish peroxidase,HRP)及其底物　HRP是应用最为广泛的标记用酶,自植物辣根中提取,其催化的底物为H_2O_2和供氢体。反应过程中H_2O_2为受氢体,许多化合物可作为HRP的供氢体,在ELISA中常用的供氢体为邻苯二胺(OPD)和四甲基联苯胺(TMB)。OPD作为底物,灵敏度高,比色方便。但是其具有致癌性,稳定性差,需新鲜配制后1 h内使用,显色过程要避光。TMB则更为稳定安全,而且经酶作用后由无色变蓝色,目测对比鲜明,成色反应无需避光,因此TMB是ELISA中应用最广泛的底物。

2. 碱性磷酸酶(alkaline phosphatase,AP)及其底物　AP从大肠杆菌中提取,常用底物为对硝基苯磷酸酯(p-nitrophenylphosphate,p-NPP),产物为黄色的对硝基酚。在ELISA应用时,其敏感性高于HRP,空白值也较低。但AP较难得到高纯度制剂,稳定性较HRP低,价格较HRP高,国内在ELISA中一般采用HRP。两种酶的底物及其特点见表6-2。

表6-2　辣根过氧化物酶和碱性磷酸酶底物特点

酶	底物	显色反应	测定波长(nm)
辣根过氧化物酶	邻苯二胺	橘红色	492
	四甲基联苯胺	黄色	460
	5-氨基水杨酸	棕色	449
	邻联苯甲胺	蓝色	425
碱性磷酸酶	对-硝基苯磷酸酯(p-NPP)	黄色	400

(二)酶标记抗体(或抗原)的制备

酶标记的抗原或抗体称为酶结合物或酶标记物。用于制备酶结合物的抗原要求纯度高,特异性强;而抗体则要求特异性强、效价高、亲和力强。易于分离纯化和批量生产。

1. 常用的标记方法

(1)戊二醛交联法　戊二醛是一种双功能交联剂,可以通过两个活性醛基,分别与酶和抗原(或抗体)的氨基结合,从而将两个分子偶联起来。

（2）过碘酸盐氧化法　本法只用于 HRP 的标记。HRP 含 18% 的碳水化合物,过碘酸盐将其分子表面的多糖氧化为醛基,而不影响其酶活性。酶上的醛基很活泼,可与抗原(抗体)结合,形成酶标结合物。

2.酶标记物的纯化与鉴定　按以上方法制备的结合物,需去除未结合的酶、抗原(或抗体)、酶聚合物以及抗原(抗体)聚合物,以避免游离酶增加非特异性显色反应和游离抗原(或抗体)的竞争作用,需予以纯化。纯化的方法较多,常用的有饱和硫酸铵盐析法和葡聚糖凝胶过滤法。

每批制备的酶标记物都要进行免疫活性鉴定和酶标记率测定,前者常用的技术为免疫电泳或双向免疫扩散,后者则采用分光光度计技术。

二、酶联免疫吸附技术

ELISA 于 1971 年由瑞典学者 Engvall 和 Perlmann 最先用于微量 IgG 定量测定。使得酶标抗体技术得以发展成为液体标本中微量物质测定的方法。目前,临床上 ELISA 被广泛应用于各种病原体尤其是病毒的抗原或抗体的检测。

（一）基本原理

将已知抗原或抗体结合到固相载体表面,此过程称为包被,与待测抗原或抗体反应形成固相免疫复合物,再用酶标记物与固相免疫复合物发生特异性反应,加入酶底物及色原后呈色,呈色程度用吸光度值(A)表示,所测 A 值与待测抗原或抗体水平呈相关关系。

（二）固相载体

固相载体在 ELISA 中作为吸附剂和容器,不参与抗原抗体反应。可作为 ELISA 载体的材料很多,最常用的是聚苯乙烯。聚苯乙烯具有较强的吸附蛋白质的性能,抗体或蛋白质抗原吸附其上后仍保留原来的免疫学活性。聚苯乙烯为塑料,可制成各种形式,而且价格低廉,所以被普遍采用。

最常用的 ELISA 载体的形状为微量反应板,称为 ELISA 反应板,国际上标准的微量反应板为 8×12 的 96 孔式或 4×12 的 48 孔式。ELISA 反应板的特点是可以同时进行大量标本的检测,并可用仪器迅速读出结果。良好的 ELISA 板应该有吸附性能好,空白值低,孔底透明度高,各板之间、同一板各孔之间性能相近等特点。

（三）技术类型

ELISA 既可用于可溶性抗原测定又可用于抗体的测定。根据测定原理和步骤不同,分为以下技术类型:

1.夹心法　夹心法有双抗体夹心法和双抗原夹心法两种。双抗体夹心法是检测含有两个或两个以上抗原决定簇的多价抗原时常用的方法,基本步骤如下。①包被抗体:将已知特异性抗体包被于固相载体上,形成固相抗体,洗涤除去未结合的抗体等杂质。②加待测标本并温育:使待测抗原与固相抗体结合,形成固相抗体-抗原复合物,洗涤除去其他未结合的物质。③加酶标抗体并温育:使固相抗体-抗原上的游离抗原决定簇与酶标抗体结合,形成固相抗体-待测抗原-酶标抗体复合物,洗涤除去未结合的酶标抗体。此时固相载体上带有的酶量与标本中受检物质的量正相关。④加底物显色:固相抗体-抗原-酶标抗体复合物中的酶催化底物成为有色产物。根据显色反应程度对抗原进行定性或定量分析(图6-7)。

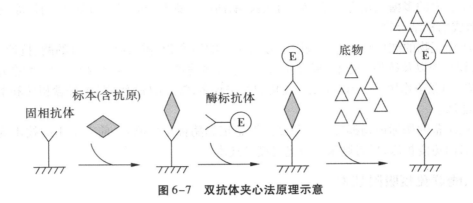

图6-7　双抗体夹心法原理示意

　　同理,将可溶性抗原分别制备固相抗原和酶标抗原结合物,即可用双抗原夹心法测定标本中的抗体。

　　2. 双位点一步法　双位点一步法是在双抗体夹心法的基础上,应用针对抗原分子上两个不同抗原决定簇的 McAb 分别作为固相抗体和酶标抗体。测定时可同时加入待测抗原和酶标抗体进行反应,两种抗体互不干扰,经一次温育和洗涤后,即可加入底物进行显色测定(图6-8)。

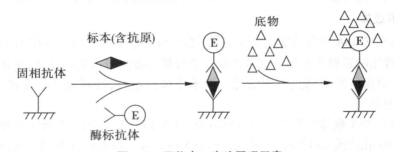

图6-8　双位点一步法原理示意

　　双位点一步法中,当标本中待测抗原浓度过高时,过量的抗原会分别和固相抗体及酶标抗体结合,而不再形成夹心复合物,导致测定结果低于实际含量,称为钩状效应。钩状效应严重时甚至出现假阴性结果,必要时需将标本稀释后重新测定。

　　双位点一步法简化了操作,缩短了反应时间,提高了敏感性与特异性,因此临床上测定大分子抗原物质均采用该技术,如乙型肝炎表面抗原(HBsAg)的测定。

【原理】

　　于抗乙型肝炎病毒表面抗原(抗-HBs)包被的微量反应板孔中,加入待测标本和酶标记抗-HBs,若标本中含有 HBsAg,则形成固相抗体-抗原-酶标抗体复合物,加入酶底物显色,可根据显色程度对抗原进行定性和定量分析。

【试剂与材料】

(1)HBsAg 诊断试剂盒(酶联免疫法)。

(2)待测血清:静脉采血 2 mL,离心分离血清备用。

(3)37 ℃水浴、酶标仪等。

【操作步骤】

(1)平衡　取出试剂盒置室温 30 min 以上。

(2)稀释洗涤液　浓缩洗涤液用蒸馏水或去离子水稀释备用(稀释倍数根据具体试剂盒)。

(3)设置对照　每板应设阴性对照 2 孔,阳性对照 2 孔,空白对照 1 孔。

(4)加样　分别在相应孔中加入待测样品、阴、阳性对照 50 μL 后,加酶结合物 50 μL,空白孔除外。充分混匀,用封板膜封板,置 37 ℃水浴温育 30 min。

(5)洗涤　小心将封板揭掉,用稀释洗涤液充分洗涤 6 次,每次均拍干(或用洗板机洗板)。

(6)显色　每孔加入底物 A、B 各 50 μL,轻轻振荡混匀,用封板膜封板后置 37 ℃避光显色 10 min,每孔加入 50 μL 终止液,轻轻振荡混匀。

(7)测定 A 值　设定酶标仪单波长 450 nm 或双波长 450/630 nm,读取各孔 A 值。

【结果判断】

(1)定性　P/N 值:(待测样本 A 值-空白对照 A 值)/(阴性对照 A 值-空白对照 A 值)。一般以 P/N≥2.1 为阳性。

(2)定量　将已知浓度或活性单位的标准抗原或抗体,按适当比例稀释后在实验系统中进行反应,分别测定 A 值,以抗原或抗体水平为横坐标,以 A 值为纵坐标绘制标准曲线,根据检样的 A 值,由标准曲线获得其浓度或单位。

【注意事项】

(1)血清标本应新鲜、无溶血无污染。

(2)洗涤时各孔要加满洗涤液,勿使孔间交叉污染。

(3)试剂盒内所有物品及各种废弃物均按传染性物品处理。

(4)不同批号的试剂组分不得混用。

(5)由于试剂和技术操作上的原因,一次检测结果不能排除假阳性和假阴性的可能。同一份标本在不同实验室或采用不同的试剂盒可能会得出不一致的结果。因此结果有争议时,应进一步采用中和试验确认或进行 HBV-DNA 测定。

【临床意义】

HBsAg 是 HBV 感染的特异性标志,阳性见于急性乙型肝炎的潜伏期或急性期、无症状 HBsAg 携带者,慢性乙型肝炎、HBV 相关性肝硬化或肝癌。

3.间接法　间接法是检测抗体最常用的方法,其原理是利用固相化的特异性抗原将待测抗体固定,然后利用酶标记的抗抗体检测被固定的待测抗体。基本步骤如下。①包被抗原:用特异性抗原包被固相载体,形成固相抗原,洗涤除去未结合的抗原及杂质。②加待检血清:其中的特异抗体与抗原结合,形成固相抗原抗体复合物。洗涤除去未结合的其他免疫球蛋白及血清中的杂质。③加酶标抗抗体:与固相复合物中的特异性抗体结合,形成固相抗原–抗体–酶标抗抗体复合物。④加底物显色:抗原–抗体–酶标抗抗体复合物中的酶催化底物成为有色产物。根据显色反应程度对抗体进行定性或定量分析(图6-9)。

目前抗丙型肝炎病毒抗体采用此法检测。

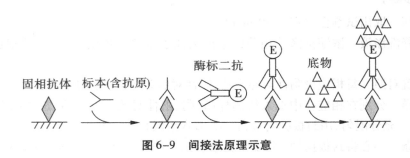

图6-9　间接法原理示意

【原理】

于HCV抗原包被的微量反应板孔中,先后加入待测标本和酶标记抗抗体,若标本中含有抗–HCV,则形成固相抗原–抗体–酶标记抗抗体复合物,加入底物显色,即可根据显色程度对抗体进行定性和定量分析。

【试剂与材料】

(1)抗–HCV诊断试剂盒。

(2)待测血清　静脉采血2 mL,离心分离血清备用。

(3)37 ℃水浴、酶标仪等。

【操作步骤】

(1)平衡　取出试剂盒置室温30 min以上。

(2)稀释洗涤液　浓缩洗涤液用蒸馏水或去离子水稀释备用(稀释倍数根据具体试剂盒)。

(3)设置对照　每板应设阴性对照2孔,阳性对照2孔,空白对照1孔。

(4)加样　于阴性和阳性对照各孔中分别加入100 μL阴、阳性对照血清;空白对照孔中加稀释液100 μL。其余各孔加入100 μL稀释液和10 μL待测标本。轻轻振荡封板后,置37 ℃水浴30 min。

(5)洗涤　拍出孔内液体,用洗涤液注满各孔,静置30s,扣去洗涤液,重复6次,最后一次在吸水纸上拍干(或用洗板机洗板)。

(6)加酶标记物　除空白对照孔外,每孔加入100 μL酶标记物,轻轻振荡封板后,置37 ℃水浴20 min。

(7)洗涤　同步骤(5)。

(8)显色　每孔加底物液A、B各50 μL,轻拍混匀后,置37 ℃水浴10 min。每孔加终止液50 μL,轻轻混匀。

（9）测定 A 值　设定酶标仪单波长 450 nm 或双波长 450/630 nm，用空白孔校零，再读取各孔 A 值。

（10）计算临界值（CO）　CO＝0.12+阴性对照平均 A 值。

【结果判断】

待测样本 A 值≥CO 为抗–HCV 阳性；A 值<CO 为阴性。

注：阴性对照应 A 值<0.12，阳性对照应 A 值≥0.50。

【注意事项】

注意事项同"ELISA 双位点一步法测定乙型肝炎病毒表面抗原"。

【临床意义】

抗–HCV 阳性，常伴有 HCV RNA 的存在，因此抗–HCV 是判断 HCV 感染的一个重要标志。

4.竞争法　竞争法一般用于抗原的检测。①包被抗体：用特异抗体包被固相载体，形成固相抗体，洗涤去除杂质。②加样：加受检标本和一定量酶标抗原，使之与固相抗体反应。如受检标本中无抗原，则酶标抗原与固相抗体结合。如受检标本中含有抗原，则酶标抗原与受检标本中的抗原以同样的机会竞争结合固相抗体，洗涤去除杂质。同时设对照。③加底物显色：显色的程度与待测抗原的量呈负相关（图 6–10）。

当抗原中的杂质难以去除或抗原的结合特异性不稳定时，可以采用竞争法测定抗体，如乙型肝炎病毒抗–HBe 的测定。

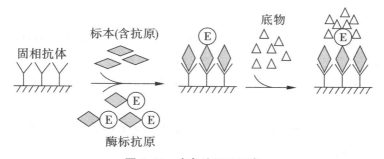

图 6–10　竞争法原理示意

【原理】

标本中的待测抗体和一定量的酶标抗体竞争结合固相抗原。标本中抗体含量愈多，结合在固相上的酶标抗体愈少，最后的显色也愈浅。

【试剂与材料】

（1）抗–HBe　诊断试剂盒。

（2）待测血清　静脉采血 2 mL，离心分离血清备用。

（3）37 ℃水浴、酶标仪等。

【操作步骤】

(1)平衡　取出试剂盒置室温 30 min 以上。

(2)稀释洗涤液　浓缩洗涤液用蒸馏水或去离子水稀释备用(稀释倍数根据具体试剂盒)。

(3)设置对照　每板应设阴性对照 2 孔,阳性对照 2 孔,空白对照 1 孔。

(4)加样　于阴性和阳性对照各孔中加入 100 μL 阴、阳性对照血清;空白对照孔中加100 μL 稀释液,其余各孔加入 100 μL 样本。除空白对照孔外,每孔加 50 μL 中和试剂,轻轻振荡封板后,置 37 ℃ 水浴 90 min。

(5)洗涤　拍去孔内液体,用洗涤液注满各孔,静置30s,拍去洗涤液,重复 4 次后在吸水纸上拍干(或洗板机洗板)。

(6)加酶标记物　除空白对照孔外,每孔加 100 μL 酶标记物,轻轻振荡封板后,置 37 ℃水浴 90 min。

(7)洗涤　同(5)。

(8)显色　每孔加底物液 A、B 各 50 μL,轻轻振荡封板后,置 37 ℃水浴 20 min。每孔加终止液 50 μL,轻轻混匀。

(9)测定 A 值　设定酶标仪单波长 450 nm,用空白孔校零后读取各孔 A 值。

(10)计算 CO　CO=0.3×阴性对照平均 A 值。

【结果判断】

S(样本的 A 值)/CO<1.0 者为抗-HBe 阳性(即 S≤临界值);S/CO>1.0 者为抗-HBe阴性(即 S>临界值)。

注:阴性对照孔 A 值大于 1.5 时,按1.5 计算;小于 1.5 时,按实际值计算。

【注意事项】

注意事项同"ELISA 双位点一步法测定乙型肝炎病毒表面抗原"。

【临床意义】

抗-HBe 的出现是病情趋向好转的征象,但并不意味着传染性消失,尤其见于 HBeAg 阴性的慢性乙型肝炎患者。

5.捕获法　又称反向间接法,主要用于急性感染诊断时 IgM 抗体的测定。将抗-人 IgM抗体吸附于固相载体上,待测标本中的 IgM 类抗体多被固相抗体捕获。加入特异性抗原与被固相抗体捕获的 IgM 类抗体结合,再加入抗原特异的酶标抗体,形成固相抗-人 IgM-IgM-抗原-酶标抗体复合物。最终根据加底物后的显色程度确定待检 IgM 抗体的含量(图 6-11)。

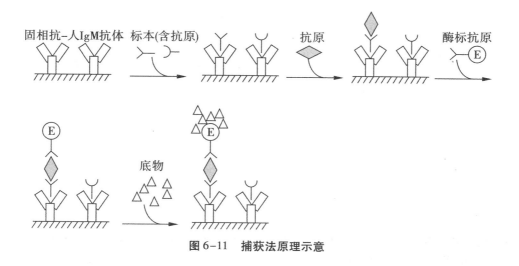

图 6-11 捕获法原理示意

三、其他酶标记免疫技术

(一)均相酶免疫测定

均相酶免疫测定的特点是不需要对反应系统中结合与游离的酶标记物进行分离。其原理是酶标记物与相应的抗原或抗体结合后,酶的活性会发生改变。通过测定总酶活性的改变,而推算待测抗原或抗体的含量。均相酶免疫测定主要用于小分子激素和半抗原(如药物)的测定,但由于干扰因素较多、灵敏度较非均相法低等原因,临床应用不多。

(二)非均相液相酶免疫测定

非均相液相酶免疫测定又分为平衡法和非平衡法。前者是将待测抗原、酶标记抗原及特异性抗体同时加入,后者是待测抗原、特异性抗体反应一段时间后再加入酶标记抗原。待反应达平衡后,加分离剂,离心分离结合与游离的酶标记物,沉淀物中酶活性与待测抗原成反比。

(三)固相膜免疫测定

固相膜免疫测定是以微孔滤膜作为固相载体的免疫测定技术。常用的固相膜为硝酸纤维素膜(NC 膜)。

1. 斑点酶联免疫吸附技术(Dot-ELISA) Dot-ELISA 的原理与常规 ELISA 类似。将少量已知抗原滴加于 NC 膜上,干燥后经过封闭液处理备用。检测时,滴加待检血清和酶标抗抗体(间接法),洗涤后加入底物显色。阳性反应在膜上出现肉眼可见的着色斑点(图 6-12)。

Dot-ELISA 的优点是:①特异性强;②敏感性高,比常规 ELISA 高 6～8 倍;③试剂用量少,比常规 ELISA 节约 5～10 倍;④抗原膜保存期长,–20 ℃可保存半年;⑤检测结果可长期保存;⑥操作简便,不需要酶联检测仪。

Dot-ELISA 广泛应用于各种病毒性疾病、寄生虫病的临床诊断与流行病学调查。

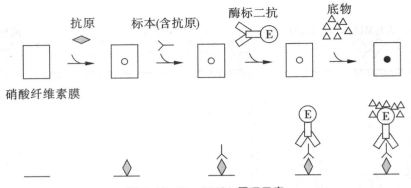

图6-12 Dot-ELISA原理示意

2. 免疫印迹技术 免疫印迹技术(immunoblotting test,IBT)又称为酶联免疫电转移印斑技术(enzyme linked immunoelectrotransfer blot,EITB),是将凝胶电泳和抗原抗体反应结合的一种技术,同时具有凝胶电泳的高分辨力和抗原抗体反应的高特异性。该技术由三部分组成(图6-13):

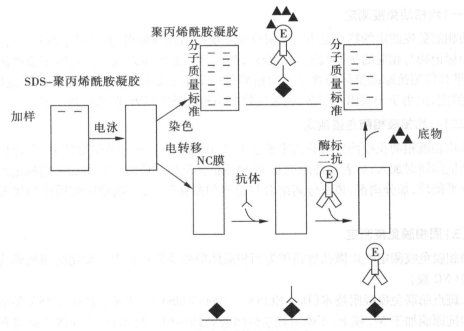

图6-13 免疫印迹技术原理示意

(1)SDS-聚丙烯酰胺凝胶电泳(SDS-PAGE) 通过电泳分离蛋白质。所分离的蛋白质条带肉眼不可见。

(2)电转移 选用低电压(100 V)和大电流(1~2 A),通电45 min,将在凝胶中已经分离的蛋白质条带转移至NC膜上。此阶段所分离的蛋白质条带仍然肉眼不可见。

（3）酶免疫定位　在 NC 膜上依次加入特异性抗体、酶标二抗，再加入底物显色，阳性区带出现。常用的 HRP 底物为 3,3'-二氨基联苯胺(呈棕色)和 4-氯-1-萘酚(呈蓝紫色)。

本法广泛应用于抗原组分及其免疫活性的分析，临床上艾滋病病毒感染的检测以此法作为确诊试验。

（四）生物素-亲和素标记技术

1. 生物素-亲和素系统(BAS)　生物素(biotin, B)又称维生素 H,存在于多种动植物中,以蛋黄中含量较高。活化的生物素可与多种蛋白质(如抗体、酶等)、荧光素、胶体金、多糖等结合。亲和素(avidin, A)又称抗生物素蛋白,是一种糖蛋白,可由蛋清中提取。亲和素由 4 个亚基组成,每个亚基可结合 1 个生物素分子,一个亲和素分子可结合 4 个生物素分子。另外,临床上较为常用的还有一种从链霉菌中提取的亲和素,称为链霉亲和素(streptavidin, SA)。

知识与技能拓展

生物素-亲和素系统的特点

BAS 的优越性主要表现在以下几个方面。①灵敏度高:生物素易与蛋白质等生物大分子结合,形成生物素衍生物。每个亲和素分子有四个生物素结合点,可同时结合四个生物素化的衍生物,使 BAS 具有多级放大作用。②特异性强:亲和素与生物素间的结合具有高度专一性。③稳定性好:亲和素结合生物素的亲和常数可为抗原-抗体反应的百万倍,呈不可逆反应性;而且酸、碱、蛋白溶解酶等均不影响其结合。④适用性广:生物素和亲和素均可制成多种衍生物,不仅可与各类标记技术结合,用于检测抗原-抗体、激素-受体和核酸系统以及其他多种生物学反应体系,而且也可制成亲和介质,用于分离提纯上述各反应体系中的反应物。

2. 生物素-亲和素标记技术在 ELISA 中的应用

生物素-亲和素标记技术在 ELISA 中的应用有多种形式,主要有标记生物素-亲和素技术在 ELISA 中的应用(BA-ELISA)、桥联亲和素-标记生物素技术在 ELISA 中的应用(BAB-ELISA)以及生物素-亲和素过氧化物酶复合物技术在 ELISA 中的应用(ABC-ELISA)。

思考题

总结临床上常用的酶免疫技术类型。

（伍华颖）

第六节　荧光免疫技术

荧光免疫技术是将抗原抗体反应与荧光检测技术相结合的一种免疫标记技术,是免疫标记技术中发展最早的一种。早在1941年Coons等人就首次用异硫氰酸荧光素标记抗体,并获得成功。

荧光免疫技术分为两大类:一类是荧光抗体技术(fluorescence antibody technique,FAT)。该技术用荧光抗体对细胞、组织切片或其他标本中的抗原进行鉴定和定位检测,荧光可通过荧光显微镜、荧光分光光度计或流式细胞分析仪进行检测。另一类是荧光免疫测定技术(fluorescence immunoassay,FIA),主要用于对体液标本中抗原或抗体进行自动化定量检测,如荧光偏振免疫测定、时间分辨荧光免疫测定等。

一、荧光的基本知识

1.荧光　某些化学物质能从外界吸收能量而进入激发态,当其从激发态再回复到基态时,过剩的能量以电磁辐射的形式释放(即发射荧光)。引起发荧光的能量种类很多,如光能、化学能等,由光激发所引起的发光称为光致荧光。荧光发射的特点是产生荧光的物质在接受激发光能后即刻发光,而一旦停止供能,发光(荧光)现象也随之消失。

2.荧光效率　荧光物质吸收光能后不会将全部光能都转变成荧光,部分以其他形式释放。荧光分子将吸收的光能转变成荧光的百分率称荧光效率。

荧光效率=发射荧光的光量子数(荧光强度)/吸收光的光量子数(激发光强度)

3.荧光淬灭　荧光物质在受到激发光较长时间的照射或在某些理化因素(如紫外线照射、高温、苯胺、碘、硝基苯等)作用后会减弱甚至消退,称为荧光淬灭。因此荧光物质的保存应注意避光(特别是紫外光)和避免与其他化合物的接触。

4.荧光物质　许多物质都可产生荧光现象,但并非都可用作为荧光色素。只有那些能产生明显荧光的有机化合物才能作为荧光色素。

常用的荧光色素有:异硫氰酸荧光素(FITC,呈黄绿色荧光)、四乙基罗丹明(RB200,呈橘红色荧光)、四甲基异硫氰酸罗丹明(TRITC,呈橙红色荧光)、藻红蛋白(PE,呈红色荧光)。

被某些酶作用后也可产生荧光的物质,如4-甲基伞酮和对羟基苯乙酸。另外镧系稀土元素铕(Eu^{3+})、铽(Tb^{3+})、铈(Ce^{3+})等的螯合物经激发后也可发射特征性荧光。

二、荧光抗体的制备

(一)荧光素标记抗体的制备

将特异性抗体与荧光素以化学共价键的方式结合,结合后不影响两者的性质。标记方法要求简单、安全、结合物稳定、易于保存。常用的荧光抗体标记方法有搅拌法和透析法。以FITC标记为例:

1.搅拌标记法　将待标记的蛋白质溶液用缓冲液平衡后,在磁力搅拌下逐滴加入FITC

溶液,然后离心,上清液即为标记物。此法适用于标记体积较大、蛋白含量较高的抗体。特点是标记所需的时间短,荧光素用量少,但易引起非特异性荧光染色。

2.透析法　先将待标记的蛋白质溶液装入透析袋中,放入含 FITC 的缓冲液中过夜即可。透析法适用于标记样品量少、蛋白含量低的抗体。特点是标记比较均匀,非特异性荧光染色较低,但荧光素用量较多。

(二)荧光素标记抗体的纯化

抗体标记完成后,还应对标记抗体进一步纯化,以去除游离的荧光素及其降解产物。常用的方法有透析法和凝胶过滤法。

(三)荧光抗体的鉴定

荧光抗体在使用前需加以鉴定。鉴定内容包括抗体效价、荧光素与蛋白质的结合比率 (F/P)和抗体特异性。抗体效价大于 1∶16 者较为理想。一般用于固定标本的荧光抗体染色以 F/P=1.5 为宜,用于活细胞染色的以 F/P=2.4 为宜。

三、荧光免疫显微技术

荧光免疫显微技术是以荧光显微镜为检测工具的荧光免疫抗体技术。

(一)基本原理

荧光免疫显微技术的基本原理是于待测标本切片上加入特异性荧光抗体,与组织或细胞表面的抗原进行反应,反应结束后洗涤去除游离的荧光抗体等杂质后,用荧光显微镜观察呈现特异性荧光的抗原抗体复合物及其部位。

(二)技术类型

根据标记物和反应程序的不同,临床上通常把荧光免疫显微技术分为以下几种类型:

1.直接法　直接将特异性荧光抗体滴加于待测标本片上,使之与抗原发生特异性结合。本法常用于细菌、病毒等病原体的快速检测以及肾脏、皮肤活检等病理检查。其特点是操作简便,特异性高,非特异性荧光少。但敏感度偏低,且每检查一种抗原需制备相应的特异荧光抗体(图 6-14)。

2.间接法　间接法比直接法的敏感提高约 5～10 倍,制作一种荧光抗抗体即可检测多种抗原抗体系统,但易产生非特异性荧光。

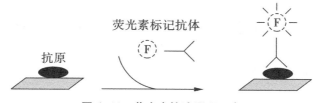

图 6-14　荧光直接法原理示意

【原理】

将特异性抗原固相化,加入待测标本,标本中第一抗体(抗体)与抗原结合,洗涤后加入荧光素标记的第二抗体(抗抗体)与抗原抗体复合物中的第一抗体结合,洗涤后用荧光显微镜观察特异性荧光(图6-15),以检测未知的抗体。

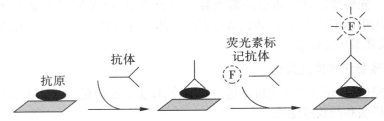

图6-15　荧光间接法原理示意

【试剂与器材】

(1)0.01 mol/L磷酸盐缓冲液(pH 7.4);抗原片;待测血清、阴、阳对照血清;羊抗-人IgG荧光二抗、缓冲甘油(甘油与磷酸盐缓冲液以9∶1混合)。

(2)荧光显微镜及其他用品。

【操作方法】

(1)将缓冲液滴加于抗原片,10 min后弃去。

(2)将用缓冲液稀释的对照血清和待测血清加入抗原标本相应位置,37 ℃,30 min。

(3)用缓冲液冲洗,吸干多余水分。

(4)加入稀释的羊抗人IgG荧光二抗,37 ℃,30 min。

(5)用缓冲液冲洗,冷风吹干。

(6)滴加缓冲甘油封片,用荧光显微镜检查。

【结果判断】

荧光强度用"+"号表示。

"+++"为强荧光;"++"为荧光明亮;"+"为荧光较弱,但清楚可见;"-"为无或仅见极微弱荧光。阴性对照应呈"-"或"±"。临床上以特异性荧光强度达"++"以上判定为阳性;根据"++"的血清最高稀释倍数判定特异性抗体效价。

血清稀释度<1∶80为弱阳性;1∶80~1∶320为中等阳性;>1∶320为强阳性。

【注意事项】

(1)染色后一般于1 h内完成观察,或于4 ℃保存4 h,否则荧光减弱。

(2)操作过程中标本片需保持湿润,避免干燥。

(3)滴加试剂应完全覆盖标本片。

【临床应用】

临床上荧光免疫显微技术常用于细菌、病毒和寄生虫等病原生物及自身免疫病的诊断,具有速度快、操作简单、敏感性高等特点。

3.双标记法　用两种不同的荧光素(如FITC及罗丹明RB200)分别标记不同的特异性抗体,对同一标本进行荧光染色。在有两种抗原存在时,显微镜下可同时观察到两种颜色的荧光(如橙红和黄绿)(图6-16)。该方法常用于同时对两种不同抗原的检测,如同一血片中T、B淋巴细胞的检测等。

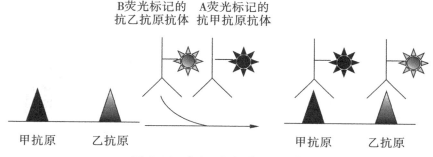

图6-16 荧光双标记法原理示意

四、流式细胞技术

流式细胞术(flow cytometry,FCM)是利用流式细胞仪对处在快速、直线、流动状态中的单细胞或生物颗粒进行多参数、快速定量分析,同时对特定群体加以分选的现代细胞分析技术。其特点是:①测量速度快:最快可在1s之内计测数万个细胞。②可进行多参数测量:可以对同一个细胞做有关物理、化学特性的多参数测量。③是一项综合性的高科技技术:它综合了激光技术、电子物理技术、光电测量技术、电子计算机技术、细胞荧光化学技术、单克隆抗体技术等。

(一)基本原理

流式细胞仪的工作内容主要包括有关的参数测量、样品分选及数据处理等,将待测标本制成单细胞悬液,经特异性荧光抗体染色后,进入流式细胞仪,在气体压力推动下细胞单个排列成行从喷嘴口流出,经单色激光照射后发出荧光,同时产生散射光。细胞发出的荧光信号和散射光信号同时被接收,通过信号转换、处理、计算,结合多参数分析,从而实现对细胞的大小、表面性状、内部结构、抗原表达、细胞分选等理化性状的分析(图6-17)。

(二)流式细胞仪的基本结构

流式细胞仪的基本结构由流动室和液流系统、激光源和光学系统、光电管和检测系统及计算机和分析系统四部分组成。

1. 流动室和液流系统 流动室是仪器的核心部件,被测样品在此与激光相交。流动室由石英玻璃制成,中央有一长方形小孔,供单个细胞通过。流动室内充满了鞘液,将样品环形包绕。鞘液流速稳定,样品在鞘液包裹和推动下,细胞被排成单列,以每秒5 000～10 000个细胞的速度由流动室喷嘴喷出,依次通过检测区,从而得到准确的细胞荧光信息。

2. 激光源和光学系统 特异荧光染色的细胞,经合适的光源照射激发出荧光供收集检测。光源的选择主要根据被激发物质的激发光谱而定。目前台式机 FCM,大多采用氩离子气体激光器。激光光束在到达流动室前,先经过透镜聚焦,形成约22 μm×66 μm的光斑,这样激光能量较强,以激发荧光染料。FCM 的光学系统由若干组透镜、滤光片和小孔组成,它

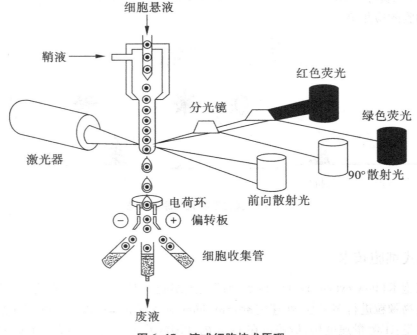

图6-17 流式细胞技术原理

们将不同波长的荧光信号分别送入到不同的电子测控器。

3. 光电管和检测系统 经荧光染色的细胞受合适的光激发后所产生的荧光通过光电转换器转变成电信号后进行测量。在细胞以单个形式流动的情况下,经过聚焦整形的激光光束,垂直照在细胞流上,使已经荧光染色的细胞在激光束照射下,不仅产生散射光,而且发射荧光。散射光有前向散射光(0°散射)和侧向散射光(90°散射)两种,前者主要反映细胞的大小,后者主要反映细胞内颗粒物质的大小和数量。所有信号经过光电倍增管转变为电脉冲信号。

4. 计算机和分析系统 经放大后的电脉冲信号被送往计算机分析器。自分析器出来的信号再经模-数转换器输往微机处理器编成数据文件,或存贮于计算机的硬盘和软盘上,或存于仪器内以备调用。计算机的存贮容量较大,可存贮同一细胞的6~8个参数。存贮于计算机内的数据经过处理和分析,以直方图、二维点图、三维图等方式最后给出实验结果。

除上述四个主要部分外,流式细胞仪还有细胞分选装置、电源及压缩气体等部分。

(三)技术要点

流式细胞技术的技术要点包括单细胞标本的制备、荧光染料和检测。流式细胞技术的测定对象是单细胞悬液,标本来源多样,如血液、骨髓、培养细胞、组织等,不同的标本通过不同方法制备成单细胞悬液。理想的荧光染料应具有尽可能高的荧光效率、与非特异性荧光有鲜明的对比,同时易于标记,标记后不影响本身与抗体(抗原)的生物学活性。染色方法可采用直接法、间接法和多标记法。

(四)临床应用

流式细胞术与其他细胞分析技术相比,具有快速、敏感、精密的特点,可同时进行多参数分析,分选细胞的纯度高,并能保持细胞结构和功能的完整。因此被广泛应用于免疫学、细胞生物学、生理学、分子生物学等领域,目前 FCM 在免疫学检验中主要用于细胞表面抗原的分析、细胞凋亡的研究、细胞分选、细胞内因子和细胞器等的研究。

五、其他荧光免疫技术

(一)荧光免疫测定技术

根据抗原抗体反应后是否需要分离游离的与结合的荧光标记物,将荧光免疫测定技术分为均相荧光免疫测定和非均相荧光免疫测定。均相荧光免疫测定不需要分离,如荧光偏振免疫测定;非均相荧光免疫测定则需要分离,如时间分辨荧光免疫测定。

1.荧光偏振免疫测定(flourescence polarization immunoassay,FPIA)　FPIA 是一种定量荧光免疫测定技术,利用的抗原抗体竞争反应的原理。根据荧光素标记抗原与其抗原抗体复合物之间荧光偏振程度的差异,测定体液中药物、激素等小分子物质的含量。反应系统内同时加入待测抗原和一定量用荧光素标记的小分子抗原,使二者与有限量的特异性抗体竞争结合。当待测抗原浓度高时,大部分抗体被其结合,而荧光素标记的抗原多呈游离的小分子状态,在液相中转动速度较快,受偏振光激发后发射出的偏振荧光就较弱。反之,检测到的偏振荧光就越强。故偏振荧光的强弱程度与待测抗原浓度呈反比关系。通过检测反应体系中偏振光的大小,从标准曲线上就可以精确地得知样品中待测抗原的含量。

2.时间分辨荧光免疫测定(time resolved fluorescence immunoassay,TRFIA)　TRFIA 是一种非同位素免疫分析技术,其基本原理是用镧系元素标记抗原或抗体,利用镧系元素螯合物能发出长寿命荧光的特点,延长测量时间,待短寿命的非特异性荧光(各种蛋白、组织成分、试管、仪器组件等在激发光的作用下发出的一定强度的荧光)完全衰退后再行测定,所得信号完全为长寿命镧系螯合物的荧光,从而有效地消除了非特异性荧光的干扰(图 6-5)。用时间分辨技术测量荧光,同时检测波长和时间两个参数进行信号分辨,极大地提高了分析的灵敏度和特异性。

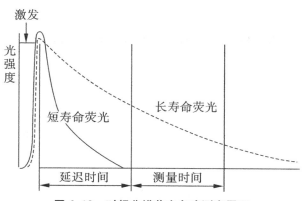

图 6-18　时间分辨荧光免疫测定原理

（二）免疫芯片技术

免疫芯片是一种特殊的蛋白质芯片，也称抗体芯片。免疫芯片技术是将抗原抗体反应的特异性和电子芯片的高密度集成原理相结合的一种全新的检测技术。其基本原理是将各种蛋白质（抗原或抗体）按一定顺序高密度地排列在固相载体上，形成检测用芯片，与少量的待测样品发生反应，样品中的抗体（或抗原）与固相中的已知抗原（或抗体）同时产生特异性免疫反应，再通过标记物示踪方法即可一次同时完成数十种甚至数万种抗原或抗体的检测。

知识与技能拓展

免疫芯片技术的类型与特点

免疫芯片技术的类型很多，根据标记物的不同，分为荧光免疫芯片、酶标免疫芯片、放射性同位素免疫芯片、金标免疫芯片等。根据实验原理不同，分为双抗体夹心法免疫芯片、竞争法免疫芯片、间接法免疫芯片等。根据载体不同，分为固相芯片（平板芯片）和液体芯片（微球芯片）等。免疫芯片有着信息量大、操作简便、样品用量少、用途广、成本低、自动化程度高等优点。可以用荧光、酶、化学发光等显示结果，通过相应的扫描仪、计算机等仪器进行检测。

临床上免疫芯片主要应用于感染性疾病（病毒性肝炎、结核等）、心血管疾病、自身免疫性疾病、肿瘤等疾病的检测，还可对病程进行监控和疗效评价。除此之外，免疫芯片还可应用于药物学的研究、流行病学研究、环境监测、食品卫生检查等方面。

思考题

1. 结合血液学知识，分析流式细胞技术在血液病诊断中的重要性。
2. 查阅资料，比较免疫芯片技术优于其他荧光免疫技术的特点。

（伍华颖　陆　红）

第七节　其他标记免疫技术

一、放射免疫技术

放射免疫技术是以放射性核素为示踪物质的免疫标记技术。根据其方法学原理，主要可分为两种技术类型：

（一）放射免疫技术

放射免疫技术（radioimmunoassay，RIA）又称为竞争性饱和分析技术，是以放射性核素标记的抗原（Ag*）与反应系统中未标记的抗原（Ag）竞争结合特异性抗体为基本原理测定待检样品中抗原量的一种分析技术。当反应体系中 Ag* 和 Ab 的量恒定,且 Ag* 和 Ag 的总量大于 Ab 有效结合点时,则 Ag*-Ab(B)生成量随着 Ag 量的增加而减少,游离的 Ag*(F)量则随着 Ag 量的增加而增加。即待检 Ag 量与 B 成反比例关系,而与 F 成正比例关系(图 6-19)。用已知不同浓度的抗原标准品得到相应的 B 值和 F 值,绘制标准曲线,在标准曲线上即可查找标本中的抗原含量。

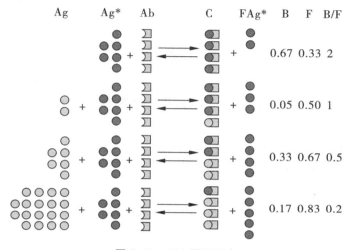

图 6-19 RIA 原理示意

(二) 免疫放射技术

免疫放射技术(immunoradiometric assay,IRMA)是以放射性核素标记的过量抗体(Ab*)与待测抗原直接结合,采用固相免疫吸附载体分离结合与游离标记抗体的非竞争放射免疫分析技术。反应体系中 Ag-Ab* 复合物的放射性强度和待测抗原的量呈正相关。如以不同量的 Ag 标准品求出与 Ag*-Ab 放射性的量效关系,即可从测得的 Ag*-Ab 放射性求出待测样品的量。

根据抗原反应位点的不同,IRMA 分为:

1. 单位点 IRMA 技术 单位点 IRMA 技术中抗原只有一个反应位点,用过量的标记抗体与待测抗原反应,形成抗原-标记抗体复合物。反应平衡后,采集固相抗原,结合反应液中的游离标记抗体,测定放射性强度,强度与待测抗原的量成正比(图 6-20)。该法的灵敏度和特异性均比较低,目前应用较少。

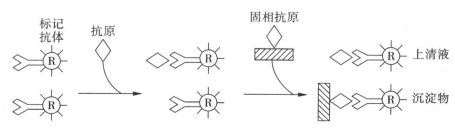

图 6-20 单位点 IRMA 原理示意

2.双位点IRMA技术　也称作双抗体夹心技术,采用固相抗体与标记抗体同时与待测抗原的两个反应位点结合,形成固相抗体-抗原-标记抗体复合物。待反应完成后,洗涤除去游离的标记抗体,测定固相上的放射性强度,其与待测抗原的量成正比(图6-21)。该技术大大提高了测定的灵敏度。

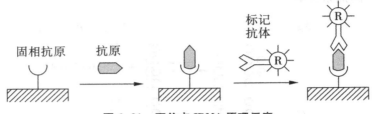

图6-21　双位点IRMA原理示意

(三)RIA与IRMA主要特点的比较

RIA与IRMA的主要特点见表6-3。

表6-3　RIA与IRMA主要特点的比较

	RIA	IRMA
标记物质	抗原	抗体
标记物用量	限量	过量
反应方式	竞争性结合	直接结合
反应速度	快	慢
灵敏度和特异性	高	低
B、F分离方法	第二抗体法	固相抗体法

(四)放射免疫技术的应用

放射免疫技术灵敏、特异、简便易行、标本用样量少并且对仪器设备条件要求不高,因此广泛应用于生物医学检验,如激素、维生素、肿瘤标志物、药物等微量物质的检测。但存在放射污染的可能,且无法自动化分析,逐渐被非放射性免疫测定技术所取代。

二、化学发光免疫分析技术

化学发光免疫分析技术(chemiluminescence immunoassay,CLIA)是将化学发光分析和免疫反应相结合而建立起来的一种用于检测微量抗原或抗体的新型标记免疫分析技术。根据其标记物及反应原理的不同可分为直接化学发光免疫分析技术、化学发光酶免疫分析技术(luminescence enzyme immunoassay,CLEIA)和电化学发光免疫分析技术(electrochemiluminescence immunoassay,ECLIA)三种类型。

（一）化学发光与化学发光剂

1. 发光　分子或原子中的电子吸收能量后，由基态（较低能级）跃迁到激发态（较高能级），然后再回复到基态，并释放光子的过程。

2. 化学发光　是指伴随化学反应过程产生光的发射现象。某些物质（发光剂）在化学反应时，吸收了反应过程中所产生的化学能，使反应的产物分子或反应的中间态分子中的电子跃迁到激发态，当电子从激发态回复到基态时，以发射光子的形式释放出能量，这一现象称为化学发光。

3. 化学发光剂　化学发光剂是指在化学发光反应中参与能量转移并最终以发射光子的形式释放能量的化合物，又称为发光底物。常用的化学发光剂有：

（1）直接化学发光剂　直接化学发光剂在发光免疫分析过程中不需酶的催化作用，直接参与发光反应，它们在化学结构上有产生发光的特有基团，可直接标记抗原或抗体，目前常用的是吖啶酯。

（2）酶促反应发光剂　酶促反应发光剂是利用标记酶的催化作用，使发光剂发光，目前常用的标记酶有 HRP 和 AP，前者催化的发光剂为鲁米诺及其衍生物，后者的为 1,2-二氧环己烷衍生物（AMPPD）。

（3）电化学发光剂　指通过在电极表面进行电化学反应而发光的物质。三联吡啶钌是电化学发光剂，它和电子供体三丙胺在阳电极表面可同时失去一个电子而发生氧化反应。

4. 化学发光剂标记物的制备　化学发光剂标记物是指将化学发光剂与抗体或者抗原结合在一起的复合物。它的标记方法很多，大多数是利用交联剂使化学发光剂与被标记物分子结构中的游离的氨基、羧基、硫氢基、羟基等基团形成不可逆的连接。

（二）化学发光免疫分析技术的类型

1. 直接化学发光免疫分析技术

（1）原理　直接化学发光免疫分析技术的基本原理是用化学发光剂（常用吖啶酯）直接标记抗原或抗体与待测的抗体或抗原、磁颗粒性的抗原或抗体反应，通过磁场将化学发光剂标记物的结合状态（B）和游离状态（F）分离出来，然后在结合状态（B）部分中加入发光促进剂进行反应，最后通过测定结合状态（B）的发光强度进行定性或定量分析。

（2）技术要点　直接化学发光免疫分析技术的要点主要包括三个部分。①抗原抗体反应：抗原抗体反应的类型有双抗体夹心法、双抗原夹心法和固相抗原竞争法三种类型，现以双抗体夹心法为例，将包被单克隆抗体的磁性颗粒和待测标本加入反应管中，结合后，加入吖啶酯标记的抗体，经过温育，形成颗粒型抗体—待测抗原—吖啶酯标记抗体复合物。②分离结合状态（B）和游离状态（F）酶标记物：用磁颗粒分离技术，通过 2 ~ 3 次洗涤，快速洗去未结合的抗原和多余的标记抗体，留下颗粒型抗体—待测抗原—吖啶酯标记抗体复合物。③化学发光反应：在洗涤后的磁性颗粒中加入 NaOH 纠正液使其呈碱性，然后加入 H_2O_2，这时吖啶酯在没有催化剂的情况下也能够分解发光，由集光器进行接收，经光电倍增管放大，记录 1s 内产生的电子能，这部分光的积分与待测抗原的含量呈正相关，根据标准曲线，可计算出待测抗原的含量。

2. 化学发光酶免疫分析技术　属于酶免疫测定的一种，只是最后一步反应所用的底物为发光剂,通过光强度的测定而直接进行定量分析。

(1)原理　CLEIA 是用参与催化某一化学发光反应的酶如 HRP 或 AP 来标记抗体(抗原),在与待测标本中相应的抗原(或抗体)发生免疫反应后,形成固相包被抗体-待测抗原-酶标记抗体复合物,经洗涤后,加入发光剂,酶催化和分解底物发光,由光量子阅读系统接收,光电倍增管将光信号转变为电信号并加以放大,再把它们传送至计算机数据处理系统,计算出测定物的浓度。

(2)技术要点　化学发光酶免疫分析技术的技术要点主要包括三个部分。①抗原抗体反应:抗原抗体反应的类型也有双抗体夹心法、双抗原夹心法和固相抗原竞争法三种类型,现以双抗体夹心法为例,将包被单克隆抗体的磁性颗粒和待测标本加入反应管中,结合后,加入 HRP 标记的抗体,经过温育,形成磁性颗粒抗体—待测抗原—标记抗体复合物。②分离结合状态(B)和游离状态(F)酶标记物:用磁颗粒分离技术,洗涤 2~3 次,去除未结合的抗原和多余的标记抗体,留下颗粒型抗体—待测抗原—HRP 标记抗体复合物。③化学发光反应:在洗涤后的磁性颗粒中加入用 0.1 mol/L 的 pH8.6 Tris 缓冲液稀释的鲁米娜、H_2O_2 和发光增强剂(如邻-碘酚),用特定仪器测定光强度而进行定量检测(图6-22)。

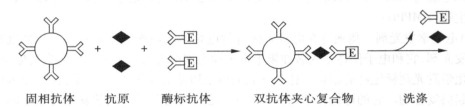

固相抗体　　抗原　　酶标抗体　　双抗体夹心复合物　　洗涤

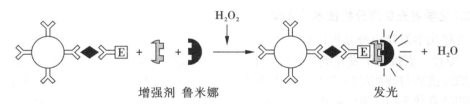

增强剂　鲁米娜　　　　　　　　发光

图6-22　辣根过氧化物酶标记化学发光免疫分析示意

3. 电化学发光免疫分析技术

(1)原理　ECLIA 是以电化学发光剂三联吡啶钌标记抗体(抗原),以三丙胺(TPA)为电子供体,在电场中因电子转移可发生特异性化学发光反应(图6-23)。

(2)技术要点　ECLIA 的技术要点主要包括三个部分。①抗原抗体反应:抗原抗体反应的类型有双抗体夹心法、双抗原夹心法和固相抗原竞争法三种类型,现以双抗体夹心法为例,三联吡啶钌标记抗体和生物素标记的抗体与待测标本一起加入反应杯中进行孵育,然后加入链霉亲和素包被的磁珠,再次孵育,使生物素通过与亲和素的结合将磁珠、抗体连为一体,形成双抗体夹心物。②结合状态(B)和游离状态(F)的分离:用磁颗粒分离技术,将形成的双抗体夹心物吸进流动测量室,同时,游离的标记抗体被吸出测量室。③电化学发光反应及检测:ECLIA 反应过程中在电极表面周而复始地进行,产生大量光子,利用光电倍增管检测光强度,光强度与三联吡啶钌的浓度呈线性关系,根据标准曲线算出待测抗原的含量。

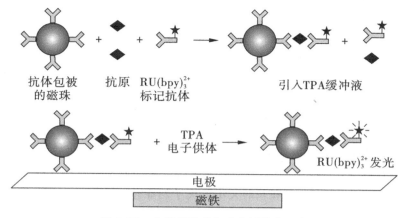

图6-23 电化学发光免疫分析技术示意

(三)化学发光免疫分析技术的临床应用

化学发光免疫分析技术无放射性污染、快速、准确、特异,而且实现了自动化,因此日益受到人们的重视,已经成为一种先进的微量生物活性物质的检测技术,如激素、肿瘤与病毒标志物、药物浓度以及贫血因子等的测定。

三、金标记免疫技术

金标记免疫技术是以胶体金作为示踪标记物应用于抗原抗体检测的一种新型免疫标记技术。目前应用最广泛的是斑点金免疫渗滤技术和斑点金免疫层析技术。

(一)胶体金的一般特性

1. 胶体金的结构 胶体金也称金溶胶,是由金盐被还原成金原子后形成的金颗粒悬液。胶体金颗粒由一个基础金核(原子金 Au)及包围在外的双离子层构成,紧连在金核表面的是内层负离子($AuCl_2^-$),外层离子层 H^+ 则分散在胶体间溶液中,以维持胶体金游离于溶胶间的悬液状态。

2. 胶体金的特性 ①微小胶体金颗粒能稳定地、均匀地、呈单一分散状态悬浮在液体中,成为胶体金溶液。②胶体金颗粒的颜色:不同大小的胶体金颗粒呈色有差别,最小的胶体金(2~5 nm)是橙黄色的,中等大小的胶体金(10~20 nm)是酒红色的,较大颗粒的胶体金(30~80 nm)则是紫红色的。③胶体金颗粒的光吸收性:胶体金颗粒在可见光范围内有一个单一光吸收峰,这个光吸收峰的波长(λ_{max})在 510~550 nm 范围内,且随胶体金颗粒大小而变化,大颗粒胶体金的 λ_{max} 偏向长波长,小颗粒胶体金的 λ_{max} 则偏于短波长。

知识与技能拓展

胶体金的制备

制备胶体金多采用还原法。氯金酸是主要的还原材料,常用的还原剂有枸橼酸钠、鞣酸、硼氢化钠等。根据还原剂类型以及还原作用的强弱,可以制备 0.8～150 nm 不等的胶体金。最常用的制备方法为柠檬酸盐还原法。具体操作方法如下:①将氯金酸先配制成 0.01% 水溶液,取 100 mL 加热至沸。②搅动下准确加入一定量的 1% 柠檬酸三钠水溶液。③继续加热煮沸 15 min,观察到淡黄色的氯金酸水溶液在柠檬酸三钠加入后很快变灰色,续而转成黑色,随后逐渐稳定成红色。④冷却至室温后用蒸馏水恢复至原体积。用此法可制备 16～147 nm 粒径的胶体金,金颗粒的大小取决于制备时加入的柠檬酸三钠的量。

(二)斑点金免疫渗滤技术

【原理】

斑点金免疫渗滤技术(dot immunogold filtration assay,DIGFA)的基本原理是以 NC 膜为载体,利用微孔滤膜的可滤过性,使抗原抗体反应和洗涤在一特殊的渗滤装置上以液体渗滤过膜的方式迅速完成(图 6-24)。阳性反应在膜上呈现红色斑点。目前常用双抗体夹心技术检测抗原。

【试剂与器材】

(1)成品试剂盒的组成包括:①滴金反应板,由塑料小盒、吸水垫料和点加了抗原或抗体的 NC 膜片三部分组成。②胶体金标记物和洗涤液。③抗原参照品或抗体阳性对照品。

(2)待测标本。

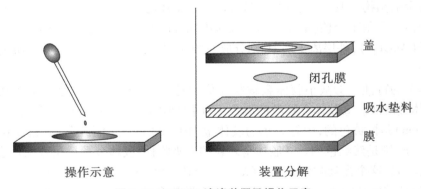

盖

闭孔膜

吸水垫料

膜

操作示意　　　　　　装置分解

图 6-24　DIGFA 渗滤装置及操作示意

【操作方法】

(1)将反应板平放于实验台上,于小孔内滴加洗涤液湿润 NC,渗滤结束后,再滴加血清标本 1～2 滴,待完全渗入。

（2）于小孔内滴加免疫金复合物试剂1～2滴,待完全渗入。

（3）于小孔内滴加洗涤液2～3滴,待完全渗入,洗去未结合的胶体金标记抗体。

【结果判断】

在膜中央有清晰的淡红色斑点显示者判为阳性反应;反之,则为阴性反应。斑点呈色的深浅相应地提示阳性强度。

【注意事项】

（1）血清标本应尽可能新鲜。溶血、反复冻融会影响实验结果。

（2）试剂盒应获国家食品药品监督管理局批准文号并在有效期内使用。

【临床应用】

斑点金免疫渗滤技术操作简单、无需特殊检测仪器、试剂稳定、检测结果可以长期保存,已逐渐成为"床边检验(point of care test,POCT)"的主要方法之一。但本检测技术的灵敏度不高,只能作为定性或半定量试验。目前主要用于正常体液中不存在的物质(如传染病抗原、抗体以及毒品类药物等)和正常含量极低而在特殊情况下异常升高的物质(如HCG等)的检测。

（三）斑点金免疫层析技术

斑点金免疫层析技术(dot immunogold chromatographic assay,DICA)简称免疫层析技术(immunochromatographic assay,ICA),是将胶体金标记技术和蛋白质层析技术相结合的以NC膜为载体的快速固相膜免疫分析技术。

【原理】

将各种反应试剂分点固定在试纸条上,试剂条上端(A)和下端(B)分别粘贴吸水材料,免疫金复合物干片粘贴在近下端(C)处,紧贴其上为NC膜条。NC膜条上有两个反应区域,测试区(T)包被有特异抗体,控制区(R)包被有抗-IgG(图6-25)。

将待检标本滴加在试纸条的一端,通过层析作用使样品泳动,样品中的待检物与试纸条中的试剂发生特异性的结合,所形成的复合物被固定在层析条的特定区域,通过标记免疫技术显色。目前常用双抗体夹心技术检测抗原。

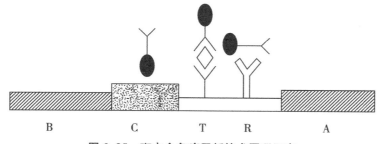

图6-25 斑点金免疫层析技术原理示意

【试剂与器材】

成品试剂盒。

【操作方法】

（1）将试纸条标记线一端浸入待测标本中 2～5 s 或在加样处加入一定量的待测标本，平放于桌面上。

（2）5～20 min 内观察结果。

【结果判断】

出现一条棕红色质控条带为阴性，出现两条棕红色条带为阳性，无棕红色质控条带出现则试剂失效。

【注意事项】

同"斑点金免疫渗滤技术"的注意事项。

【临床应用】

同"斑点金免疫渗滤技术"的临床应用。

✳ 思考题

从灵敏度、操作特点、应用范围几方面比较酶、荧光素、放射性核素三种免疫标记技术的优缺点。

（伍华颖）

第七章

免疫分子与循环免疫复合物测定

学习目标

◆掌握　免疫球蛋白测定的主要技术和细胞因子测定技术的原理。

◆熟悉　免疫复合物测定的主要技术。

◆了解　补体活性与含量测定的方法、意义及其临床应用。

第一节　免疫球蛋白测定

免疫球蛋白有着极为重要的生理功能,血清及体液 Ig 含量可因机体状况改变而增加或减少,因此测定 Ig 水平,不仅可以反映机体的体液免疫功能状态,而且能辅助诊断免疫增生性疾病和免疫缺陷病。本节介绍几种常用的免疫球蛋白定量检测技术及其临床意义。

一、免疫球蛋白定量检测方法

（一）IgG、IgA、IgM 的测定

1. 单向琼脂扩散技术　单向琼脂扩散技术(见第六章)操作简单,不需要特殊设备;但敏感度不高,检测时间比较长,批内变异系数大,准确性受多种因素影响,抗血清用量大。

2. 免疫比浊技术　分为透射比浊技术和散射比浊技术。主要用于免疫复合物的检测。该法简便、快速可自动化,敏感度高,准确性好,批内变异系数为 2% ~4% 。

（二）IgD 的测定

血清中 IgD 含量低,正常人血清 IgD 用免疫比浊技术难以测出,目前多用 ELISA 双抗体夹心法测定其含量(见第六章)。

（三）IgE 的测定

1. 血清总 IgE 的测定　正常情况下血清中 IgE 含量很低,仅为 1 μg/L 以下,用常规的免疫扩散技术很难检测到。因此,临床上常用敏感度较高的技术进行测定。

（1）ELISA　常用双抗体夹心技术检测,其操作简单,敏感性很高,是目前国内测定血清 IgE 最常用的技术。

（2）固相放射免疫测定技术　常用双抗体夹心技术检测。该法敏感性很高,但需制备放射性核素标记物,有放射性核素污染的危险和需 γ 计数设备等缺点。

近年来,临床上已用生物-亲和素-ELISA、化学发光免疫测定等敏感度更高的新技术来检测血清 IgE。

2. 特异性 IgE 的测定　特异性 IgE 的检测技术,主要有放射免疫吸附技术和 ELISA。商品化的试剂盒提供了多种特异性的超敏原,包括食物、吸入物以及药物等,利用这些特异性超敏原就可以检测到血清中特异性 IgE 抗体。

二、免疫球蛋白定量检测的临床意义

(一) 血清 Ig 定量检测的临床意义

1. 低 Ig 血症

(1) 先天性低 Ig 血症　主要见于体液免疫缺陷病和联合免疫缺陷病。一种情况是 Ig 缺如,如 Bruton 型无 Ig 血症,血中 IgG、IgA 与 IgM 含量明显减低。另一种情况是缺乏 Ig 中的一种或两种。

(2) 获得性低 Ig 血症　引起获得性低 Ig 血症的原因较多,如大量蛋白流失的疾病(剥脱性皮炎和肾病综合征)、淋巴系统肿瘤(淋巴肉瘤、霍奇金病)、中毒性骨髓疾病以及长期使用免疫抑制剂等。

2. 高 Ig 血症

(1) 非特异性多株峰免疫球蛋白增高症　慢性肝脏疾病如慢性活动性肝炎、原发性胆汁性肝硬化、隐匿性肝硬化患者血清可见 IgG、IgA、IgM 均升高;慢性细菌感染如支气管炎、结核患者血清 IgG 可升高;患各种结缔组织性疾病时常见各型 Ig 升高;SLE 患者以 IgG、IgA 升高较多见,类风湿关节炎患者以 IgM 增高为主;宫内感染时脐血或出生后的新生儿血清中IgM 含量可增高。

(2) 特异性单株峰免疫球蛋白增殖症　主要是指患者血清中某一类 Ig 含量显著增多,这种异常增多的免疫球蛋白其理化性质十分一致,称之为单克隆蛋白(monoclonal protein,MP),即 M 蛋白。由此类异常增多的免疫球蛋白所致的疾病称为免疫球蛋白病,如多发性骨髓瘤、巨球蛋白血症、恶性淋巴瘤、重链病、轻链病等。

3. IgD　正常人血中 IgD 含量变动范围较大,因此对一个机体一次的测定结果很难判断其临床意义。血清中 IgD 升高主要见于妊娠末期、IgD 型骨髓瘤、甲状腺炎和大量吸烟等情况。IgD 降低见于原发性无丙种球蛋白血症、非肺硅沉着病(矽肺)以及细胞毒药物治疗后。

4. 血清总 IgE　血清总 IgE 对特异性疾病的诊断、治疗和探索发病机制有重要意义。IgE 升高常见于超敏反应性疾病(如过敏性鼻炎、外源性哮喘、荨麻疹等)、寄生虫感染、IgE型多发性骨髓瘤、AIDS 以及高 IgE 综合征;IgE 降低见于原发性无丙种球蛋白血症、肿瘤及化疗药物应用后。

知识与技能拓展

年龄与血中 Ig 含量的关系

年龄与血中 Ig 含量有一定关系,各年龄段血清中 IgG、IgA 和 IgM 正常参考值有所不同,因此在判断结果时应予以注意。新生儿、1 岁儿童以及成人血中 IgG 的正常含量(g/L)分别为 6.6～17.5、3.6～9.5 和 7.0～16.0;IgA 的正常含量(g/L)分别为 0.01～0.06,0.14～0.91 和 0.70～5.00;IgM 的正常含量(g/L)分别为 0.06～0.21,0.37～1.50 和 0.40～2.80。

(二)尿液 Ig 定量检测的临床意义

正常人尿液中的 Ig 含量甚微。当机体的免疫功能异常或炎症反应引起肾脏疾病时,可导致肾小球滤过膜分子屏障破坏或电荷屏障受损,从而引起球蛋白及其他大分子蛋白质漏出增多。在滤过膜损伤轻微时,尿液中以 IgG 滤出增多为主,当滤过膜损伤严重时,相对分子质量较大的 IgM 也开始滤出。尿液 Ig 定量检测的临床意义主要有:

1.鉴定肾功能状态　微小病变及肾病活动期的患者尿中 IgG、IgA 含量明显增高。IgG 含量变化可预测肾小球阶段性硬化加重和肾小管间质的变化。

2.作为某些疾病肾损伤程度的判断指标　SLE、糖尿病以及原发性高血压患者出现肾损伤时,尿中 Ig 量的增加幅度与肾小球基底膜病变的轻重密切相关,因此 Ig 的测定有助于判断肾损伤程度。

(三)脑脊液 Ig 定量检测的临床意义

在生理情况下,血中 Ig 通过血脑屏障而进入脑脊液(CSF)内。Ig 相对分子质量大小不同,其通过血脑屏障的难易度也不同,IgG 较易通过,而 IgA 略难,IgM 难以通过。所以 IgG、IgA、IgM 在 CSF 中的浓度依次递减。当脑组织或脑膜有病变时,导致血脑屏障发生破坏,通透性增加,或自身病变组织产生的病理性产物进入 CSF,使其组分发生改变。

临床上主要通过测定白蛋白商值(Alb quotient,Q_{ALB}),即 CSF 中白蛋白(Alb_{CSF})和血清白蛋白(Alb_S)比值来反映血脑屏障受损程度。计算公式为:

$$白蛋白商值 = [(Alb_{CSF}/Alb_S) \times 1\ 000]$$

当商值<9 时,提示血脑屏障无明显受损;9～15 为轻度受损;15～33 为中度受损;33～100 为中度受损;>100 提示血脑屏障完全破裂。

CSF 中 IgG 增高见于:①血中 IgG 增高。②中枢神经系统内源性合成增加。③血脑屏障通透性增高。一般以白蛋白商值反映血脑屏障功能,以 IgG 生成指数(脑脊液 IgG/血清 IgG)反映中枢神经系统鞘内合成 IgG 的能力。

第二节　细胞因子的测定

细胞因子是细胞分泌的、具有生物学活性的小分子蛋白质,介导细胞间的相互作用。在基础免疫学研究中,为了探讨细胞因子水平与免疫细胞表型、分化、增殖以及功能的相互关系,研究细胞因子水平与某些生理病理过程的关系,常需要检测细胞因子的表达水平。

一、细胞因子测定的常用免疫技术

细胞因子在体液中的含量很低,经典的抗原抗体反应不能检测到细胞因子,所以必须采用免疫标记技术,常用的技术有 ELISA 和 RIA。

二、细胞因子测定的临床意义

1. 特定疾病的辅助诊断 许多疾病过程均可出现细胞因子表达的异常改变,高表达、低表达或缺陷均可与某些特定疾病密切关联,同时还可反映疾病的进程。如感染性疾病、免疫性炎症等疾病发生时,常出现 TNF、IL-1、IL-6 等的表达增加。

2. 机体免疫状态的评估 机体免疫应答的强弱,可通过细胞因子的表达水平来反映,因此,细胞因子的检测,有助于判断机体的免疫状态。但是并非这些分子的表达水平越高越好,过高或过低表达均是免疫调节异常的结果,均会导致一些疾病的发生。

另外,细胞因子的测定还可用于临床疾病治疗效果的监测、指导用药和疾病预防等。

第三节 补体测定

补体是机体免疫防御系统的重要组成部分,具有介导细胞溶解等多种生物学作用。在体外试验中,补体参与多种抗原抗体反应。目前,补体的测定主要分为两大类:一是补体活性测定;二是补体含量的测定。补体活性与含量的测定不能相互取代,以两者同时检测综合分析为佳。

一、补体总活性测定

血清补体总活性的测定,是针对激活后补体最终效应的检测方法,可借此反映补体系统的功能。已建立的补体总活性测定方法,都是以红细胞的溶解为指示,以50%溶血为判断终点,故称为 CH50(50% complement hemolysis)。已应用于科研和临床的方法包括:基于经典途径的 CP-CH50(常表示为 CH50)和旁路途径 AP-CH50(常表示为 AP50)的检测,其中 CH50 是临床常规进行的补体总活性检测项目。

(一)补体经典途径溶血活性(CH50)测定

【原理】

特异性抗体与红细胞结合后可激活补体,引起红细胞肿胀而发生溶血。溶血程度与补体的活性相关,但两者并非直线关系。在一个适当的、稳定的反应系统中,溶血反应对补体的剂量依赖呈一特殊的 S 形曲线(图7-1)。以溶血百分率为纵坐标,相应血清量(即补体量)为横坐标,可见在轻微溶血和接近完全溶血时,对补体量的变换不敏感。S 形曲线在30% ~70% 之间最陡,几乎呈直线,补体量的少许变动,就会造成溶血程度的较大改变,即曲线此阶段对补体量的变化非常敏感。因此,实验时常以 50% 溶血作为终点指标,更为敏感。

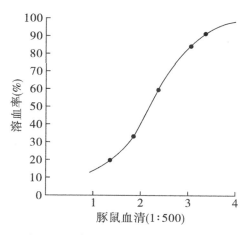

图 7-1 溶血程度与补体含量的关系

【试剂与器材】

1. 缓冲盐水(pH 值 7.4)

(1)贮备液 NaCl 75 g、1 mol/L HCl 177 mL、三乙醇胺 28 mL、MgCl$_2$·6H$_2$O 1.0 g、CaCl$_2$·2H$_2$O 0.2 g。先将 NaCl 溶于 700 mL 蒸馏水中,加入 HCl 及三乙醇胺。MgCl$_2$ 及 CaCl$_2$ 分别用 2 mL 蒸馏水溶解后,逐一缓慢加入,再用蒸馏水加至 1000 mL。4 ℃ 保存。

(2)应用液 取一份贮备液,加 9 份蒸馏水,4 ℃ 保存备用。

2. 2% 绵羊红细胞悬液 新鲜脱纤维羊血或 Alsever 液保存羊血(4 ℃ 可存 3 周),生理盐水洗涤 2 次。第 3 次用缓冲液盐水 2 500 r/min 离心 10 min。取压积细胞用缓冲液盐水配成 2% 悬液。为使红细胞浓度标准化,可将 2% 细胞悬液用缓冲盐水稀释 25 倍,用分光光度计(542 nm)测定吸光度(以缓冲盐水调零),每次实验用红细胞吸光度必须一致,否则应重新调整。

3. 制备 2U 的溶血素 将抗绵羊红细胞抗体(溶血素)按效价以缓冲盐水稀释至 2U,如效价为 8 000,使用时按 1:4 000 稀释。

4. 分光光度计、水浴箱、离心机、移液管、试管及试管架等。

【操作方法】

1. 致敏红细胞 2% 绵羊红细胞加等量 2U 溶血素,混匀,置 37 ℃ 水浴 10 min。

2. 稀释血清 取待测血清 0.2 mL,加缓冲盐水 3.8 mL,稀释度为 1:20。

3. 配制 50% 溶血标准管 取致敏羊红细胞悬液 0.5 mL,加蒸馏水 2.0 mL 混匀,使其溶血,即为全溶血管;取全溶血管 2 mL 加缓冲液 2 mL,即为 50% 溶血标准管。

4. 加样与反应 按表 7-1 所示进行加样,第 10 管为非溶血对照。加样完成后混匀,试管置 37 ℃ 水浴 30 min。

5. 离心与比色 将各试管经 2 000 r/min 离心 5 min,对照管应不溶血。先用肉眼比色,选取与 50% 溶血管相近两管,再用分光光度计(542 nm 波长,0.5 cm 比色杯)测定吸光度。

表 7-1　CH50 测定操作步骤

管号	1∶20 稀释血清(mL)	缓冲盐水(mL)	致敏羊红细胞(mL)	CH50(U/mL)
1	0.10	1.40	1.0	200.0
2	0.15	1.35	1.0	133.0
3	0.20	1.30	1.0	100.0
4	0.25	1.25	1.0	80.0
5	0.30	1.20	1.0	66.7
6	0.35	1.15	1.0	57.1
7	0.40	1.10	1.0	50.0
8	0.45	1.05	1.0	44.4
9	0.50	1.00	1.0	40.0
10	—	1.50	1.0	—

注:CH50U/mL=20/x,x 为引起 50% 溶血的最少血清量,20 为待测血清稀释倍数。

【结果判断】

用分光光度计读取吸光度,与 50% 溶血管最近似的一管为终点管,通过上表即可测出待检血清 CH50 单位(U/mL),其参考值为 50～100 U/mL。

【注意事项】

1.待测血清必须新鲜,不得溶血。

2.缓冲盐水、致敏红细胞均应新鲜配制。夏天宜将试剂在 4 ℃ 预冷,以稳定补体活性。

3.该试验为筛查试验,CH50 降低只能总体反映补体系统活性低下,不能具体提示何种补体成分缺陷。

【临床意义】

该法主要反映补体经典途径的溶血功能,其结果与 C1～C9 每个组分的量及活性均有关,反映的是 9 种成分的综合水平,在急性炎症、组织损伤(如风湿热急性期、结节性动脉周围炎、皮肌炎和多发性关节炎)、恶性肿瘤等疾病时,常可见补体活性增高。在急性肾小球肾炎、系统性红斑狼疮活动期、急性乙型病毒肝炎、慢性肝病和遗传性血管神经性水肿等可见补体活性降低。

(二)补体旁路途径溶血活性(AP50)测定

【原理】

未致敏的家兔红细胞可激活血清中的 B 因子,引起旁路途径活化,导致家兔红细胞溶解。当红细胞量一定时,在规定反应时间内,溶血程度与血清中参与旁路激活的补体量及活性呈正相关。AP50 与 CH50 测定相似,以引起 50% 溶血所需要的最少补体量作为一个 AP50 单位,计算出待检血清中补体旁路激活途径的溶血活性,以 AP50 kU/L 表示。

【试剂与器材】

（1）0.1 mol/L 乙二醇双醚四乙酸（EGTA）　NaOH 3.5 g,溶于蒸馏水 85 mL 中,加入 EGTA 19 g,溶解后,补足蒸馏水至 500 mL。

（2）巴比妥缓冲液原液　NaCl 21.5 g,巴比妥 1.44 g,巴比妥钠 0.94 g,蒸馏水加至 500 mL。

（3）稀释液　0.1 mol/L EGTA 80 mL,巴比妥缓冲原液 180 mL,$MgCl_2 \cdot 6H_2O$ 0.41 g,蒸馏水补足至 1 000 mL,以 1 mol/L NaOH 调 pH 值至 7.5。

（4）0.5%家兔红细胞（RE）　RE 用 Alsever 液保存于 4 ℃冰箱内,可用 2 周。使用前以生理盐水洗涤 2 次,稀释液洗涤 1 次（2 000 r/min 离心 10 min）,取压积细胞用缓冲液配成 0.5% RE 悬液。

（5）分光光度计、水浴箱、离心机、移液管、试管等。

【操作方法】

（1）稀释血清　将待测血清 0.3 mL 加稀释液 0.9 mL,做 1∶4 稀释,混匀后置 37 ℃水浴 10 min。

（2）配制 50%溶血标准管　取 0.5% RE 0.2 mL,加蒸馏水 0.8 mL。

（3）加样与反应　按表 7-2 所示进行加样。加完后混匀,将试管置 37 ℃水浴 30 min。

（4）离心与比色　取出试管经 2 000 r/min 离心 5 min,以上清液与 50%溶血标准管目视比色或用分光光度计（542 nm 波长,0.5 cm 比色杯）测定吸光度,与 50%溶血管最近似的一管即为终点管。

表 7-2　AP50 测定操作步骤

反应液	试管号				
	1	2	3	4	5
1∶4 待测血清（mL）	0.10	0.15	0.20	0.25	0.30
稀释液（mL）	0.50	0.45	0.40	0.35	0.30
0.5% RE（mL）	0.40	0.40	0.40	0.40	0.40

【结果判断】

以出现 50%溶血的被检血清最少含量管作为判定终点,按下列公式计算 AP50 活性。

AP50 活性（U/mL）=（1/血清用量）×4,其参考值为（5 021.7±5.4）U/mL。

【注意事项】

（1）待测血清必须新鲜,无溶血。

（2）家兔红细胞可能存在个体差异,更换采血家兔时应预试。

（3）夏季室温高时,试剂与待测血清应置水浴中。

【临床意义】

该试验主要反映旁路激活途径的溶血功能,其结果与 C3、B 因子、P 因子、D 因子及 C5～C9 每个组分的含量及活性均有关系。AP50 溶血性显著增高见于某些自身免疫病、肾病综合征、慢性肾炎、肿瘤和感染等;降低见于肝硬化、慢性活动性肝炎、急性肾炎等病症。

二、补体含量测定

补体含量测定时主要测定 C3 和 C4。早期多用单向琼脂扩散技术,目前,大多数采用散射或投射比浊技术,其原理和技术要点同 Ig 比浊测定技术。

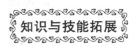

单琼脂扩散技术测定 C3 含量

首先在含有 C3 血清的琼脂板上打孔,加入待检样品,样品中 C3 向四周扩散,与琼脂中的相应抗体结合,形成白色沉淀环,环的直径与 C3 浓度呈正相关。用 C3 标准品制作标准曲线(C3 标准品含量为横坐标,沉淀环直径为纵坐标),根据待检样品孔的沉淀环直径即可在标准曲线上查出待检 C3 含量。

C3、C4 属于急性期反应蛋白,在全身性感染、风湿热、皮肌炎、心肌梗死、严重创伤以及正常妊娠时含量均可升高。补体 C3、C4 含量降低见于:补体消耗增多,如 SLE、类风湿性关节炎等活动性免疫复合物病;补体的大量丢失,如大面积烧伤、失血及肾脏病患者;补体合成不足,常见于肝脏疾病患者或营养不良的患者。

第四节 循环免疫复合物的测定

免疫复合物(immune complex,IC)是指由抗原与相应的抗体结合而成的复合物。在正常情况下,机体防御系统能清除体内 IC。但在某些情况下,体内形成的 IC 不能被及时清除,可沉积于机体的某些部位,如皮肤、血管壁及脏器,称为局部免疫复合物;游离于体液中的 IC 称为可溶性免疫复合物;随血液循环的 IC 称为循环免疫复合物(circulating immunocomplex,CIC)。检查组织内或循环系统中的 IC 有助于某些疾病的诊断、发病机制的研究、预后估计、病情活动观察和疗效判断等。

形成 IC 的抗原种类繁多,抗体至少有 IgG、IgM 和 IgA 三类,再加上补体参与,这些不同成分的组合赋予 IC 的多样性。通常按抗原是否已知将 IC 分为抗原特异性和抗原非特异性两类,目前临床上主要检测抗原非特异性免疫复合物。

一、循环免疫复合物的检测技术

CIC 的检测方法有几十种,但一般按抗体分子在结合抗原后发生的物理学和生物学特性的改变而设计。

(一)聚乙二醇(PEG)沉淀比浊技术

【原理】

浓度为2%~4%,相对分子质量6 000~8 000的PEG,是一种不带电荷的直链多糖,有强脱水作用,能选择性的沉淀大分子IC,而不能沉淀正常球蛋白,沉淀的IC可用放射免疫法或用分光光度计测定其含量。

【试剂与器材】

(1)0.1 mol/L 8.4 硼酸盐缓冲液(BB) 硼砂($Na_2B_4O_7 \cdot 10H_2O$)4.29 g,硼酸H_3BO_3 3.4 g,蒸馏水加至1 000 mL,溶后用G3或G4号玻璃滤器过滤。

(2)PEG-NaF稀释液 PEG 6 000 40.9 g,NaF 10.0 g,BB加至1 000 mL,溶后用G3或G4号玻璃滤器过滤。

(3)热聚合人IgG 将人IgG(10 mg/mL)置63 ℃加热20 min后立即冰浴至冷。用时以不含CIC的正常人血清配成不同浓度。

(4)分光光度计、温箱、移液管、G3或G4号玻璃滤器等。

【操作方法】

(1)取被检血清0.15 mL,加0.1 mol/L硼酸盐缓冲液0.3 mL(1∶3稀释)。

(2)按表7-3所示,加入各液(待检血清最终稀释倍数为1∶33,PEG最终浓度为36.4 g/L)。

表7-3 PEG法测CIC的操作步骤

加入物	测试管(mL)	对照管(mL)
BB	—	2.0
PEG-NaF稀释液	2.0	—
1∶3稀释检样	0.2	0.2
37 ℃水浴1 h		

(3)热聚合人IgG(120.0、60.0、30.0、15.0、7.5 μg/mL)按测试管操作。

(4)用分光光度计在波长495 nm处读取吸光度。

【结果判断】

(1)定性试验 待测血清浊度值=(测定管吸光度-对照管吸光度)×100。以大于正常人浊度值均值加2个标准差为CIC阳性。

(2)定量试验 以热聚合人IgG浓度为横坐标,相应的吸光度值为纵坐标,制备标准曲线。待测血清中的CIC浓度可从标准曲线得出。

【注意事项】

(1)低密度脂蛋白可引起浊度增加,故应空腹取血。

（2）高 γ 球蛋白血症以及血清标本反复冻融,均易造成假阳性。

（3）此法快速、简便,但特异性差,仅适于筛查。

【临床应用】

PEG 沉淀法是目前最普及而且简单的方法,敏感度达 20 mg/L HAHG,但易受多种大分子蛋白质的干扰,因而特异性差。该法也可用做 IC 测定,供分析特异性 IC 中的抗原或抗体。

（二）ELISA 检测技术

该法所测为能结合补体第一成分片段（C1q）的 IgG 类抗体与其特异抗原形成的 CIC。将聚苯乙烯反应板微孔包被上 C1q,使形成固相,加入待测血清后,CIC 中的 IgG 以其 Fc 段与 C1q 结合,洗涤后加入酶标记的抗-人 IgG 抗体,在固相上反应生成 C1q-CIC-酶标记的抗人 IgG 复合物,洗去未结合物后,加入酶底物/色原溶液呈色,呈色强度反映待测血清中的 CIC 水平。此法灵敏度优于 PEG 沉淀比浊法,可达 0.1 μg/mL 热聚合 IgG。

二、循环免疫复合物检测技术的评价及应用

（一）检测技术的评价

理想的检测 CIC 的方法除有高度敏感性、良好重复性,操作简单可行外,还应有特异性,并能检测出各种类型和大小的 IC。但在实际工作中尚未建立公认有效的单一方法,如根据物理性质设计的 PEG 法,不能反映小分子 IC 的情况,而 ELISA 法仅能检出与相应补体、抗原或抗体结合的 IC 等,多数技术在检测中都易受到非特异性原因所造成的 Ig 聚合物等因素的干扰,实验中难以控制,重复性差,正常参考值范围大。

（二）临床应用

循环免疫复合物检测技术可用于肾脏疾病、消化系统疾病、皮肤疾病、免疫性疾病、肿瘤等的辅助诊断。

✿ **思考题**

1. 分析各种补体检测方法的优缺点及其临床应用。

2. 归纳可溶性抗原抗体反应的定量检测方法。

（张洁莉）

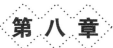

免疫细胞检测技术

学习目标

◆掌握　淋巴细胞的分离技术与功能测定的方法。

◆熟悉　淋巴细胞亚群及吞噬细胞的分离技术与功能测定。

◆了解　NK 细胞的检测方法。

　　免疫细胞是指参与免疫应答或与免疫应答有关的细胞。根据各类免疫细胞独特的表面标志及其特殊功能,用体外或体内方法对其进行数量和功能测定,是观察机体免疫状态的一种重要手段。本章主要介绍淋巴细胞和吞噬细胞的分离及其相关功能的测定技术。

第一节　淋巴细胞及其功能测定

一、淋巴细胞的纯化

(一)外周血单个核细胞的分离

　　外周血单个核细胞(peripheral blood mononuclear cell,PBMC)主要指淋巴细胞和单核细胞,是免疫学检验中最常用的细胞群。PBMC 的密度与血液中的其他细胞不同,血小板的密度为 1.030～1.035,淋巴细胞和单核细胞的密度为 1.075～1.090,粒细胞为 1.092,红细胞为 1.093。因此,利用一种密度介于 1.075～1.092 之间、近于等渗的分层液进行密度梯度离心,可使不同类别的血细胞按其相应密度成层分布,从而被分离。常用的分层液有聚蔗糖-泛影葡胺(ficoll-hypaque,F-H)分层液和 Percoll 分层液两种。其中聚蔗糖-泛影葡胺分层液进行单个核细胞分离的方法即 Ficoll 分离法是最常用的一种单次密度梯度离心分离技术。

【原理】

　　F-H 分层液的密度为 1.077±0.001,其主要成分是一种合成的蔗糖聚合物称聚蔗糖(商品名为 Ficoll),相对分子质量为 40 kD,具有高密度、低渗透压、无毒性的特点。红细胞、粒细胞比重大,离心后沉于管底;淋巴细胞和单核细胞的比重稍低于分层液比重,离心后漂浮于分层液的液面上,这样就可以获得 PBMC。

【试剂与器材】

(1)比重为 1.077±0.001 的聚蔗糖-泛影葡胺(商品名为淋巴细胞分离液)。

(2)Hank's 液(无 Ca^{2+}、Mg^{2+})、10% 小牛血清 ROMI1640。

(3)用生理盐水或等渗的 PBS 配制的 0.2% 台盼蓝染色液。

(4)用 Hank's 液或生理盐水稀释成 500 U/mL 的肝素。

(5)短中管、毛细滴管、1 mL 和 10 mL 刻度滴管、无菌干燥注射器针头、无菌棉球、镊子、止血带、血细胞计数板、显微镜、水平式离心机等。

(6)碘酒、75% 乙醇等。

【操作方法】

(1)在短中管中加入适量淋巴细胞分离液。

(2)取肝素抗凝静脉血与等量的 Hank's 液或 RPMI 1640 充分混匀,用滴管沿管壁缓慢叠加于分层液面上,注意保持的界面清楚,水平离心 2 000 r/min,20 min。

(3)离心后,管内自上而下分为三层:上层为血浆、Hank's 液和血小板;下层主要为红细胞和粒细胞;中层为淋巴细胞分离液;在上、中层界面处有一以单个核细胞为主的白色云雾层狭窄带(图 8-1)。

(4)用毛细滴管插到云雾层,吸取单个核细胞,置入另一短中管中,加入 5 倍以上体积的 Hank's 液或 RPMI1640,1 500 r/min,离心 10 min,洗涤细胞 2 次。

(5)末次离心后,弃上清,加入含有 10% 小牛血清的 RPMI1640,混匀。取一滴细胞悬液与一滴 0.2% 台盼蓝染色液混合,于血球计数板上,计数四个大方格内的细胞总数。

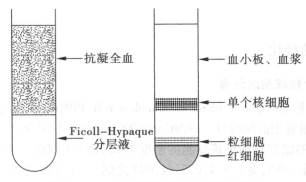

图 8-1　F-H 分层液分离单个核细胞示意

【结果判断】

(1)单个核细胞浓度(细胞数/1 mL 细胞悬液)=(4 个大方格内细胞总数/4)×10^4×2(稀释倍数)。

(2)细胞活力检测　死亡细胞可被台盼蓝染色液染成蓝色,活细胞不着色。计数 200 个淋巴细胞,计算出活细胞的百分率。

$$活细胞百分率=(活细胞数/总细胞数)×100\%$$

本技术分离单个核细胞的纯度可达 95%,淋巴细胞约占 90%~95%,其中 T 细胞可达

80%以上,其高低与室温有关,室温超过 25 ℃时会影响细胞获得率。

【注意事项】

(1)抽取人外周静脉血时要注意无菌操作。

(2)操作全程尽可能在短时间内完成,以免增加死细胞数。

(3)用淋巴细胞分离液分离 PBMC 时,离心机转速的增加和减少要均匀、平稳,以保持清晰的界面。

(二)去除红细胞

一般采用无菌蒸馏水低渗裂解法或 0.83% 氯化铵处理法去除红细胞。

(三)去除血小板

将 PBMC 悬液通过离心洗涤 2~3 次,常可去除 PBMC 中绝大部分混杂的血小板。

(四)去除单核细胞

1. 黏附去除法 单核细胞具有黏附玻璃、塑料和葡聚糖凝胶的特性,通过 PBMC 与玻璃或塑料平皿的黏附作用,采集的非黏附细胞即为淋巴细胞。亦可应用玻璃纤维或葡聚糖凝胶 Sephadex G-10 柱,清除黏附细胞,洗脱液中主要是淋巴细胞。此法简便易行,对细胞损伤极小,缺点是 B 细胞也有较弱的黏附能力,因此会有部分 B 细胞丢失。该法去除单核细胞后,大约 95% 的单个核细胞为淋巴细胞。

2. 羰基铁粉吞噬法 单核细胞具有吞噬羰基铁粉的能力,吞噬羰基铁粉后的单核细胞密度增大,在经聚蔗糖-泛影葡胺分层液密度梯度离心后,沉积于管底而被除去。也可在 PBMC 悬液内加入羰基铁粉颗粒,待单核细胞充分吞噬羰基铁粉后,用磁铁将细胞吸至管底,上层液中即含有较纯的淋巴细胞。

二、淋巴细胞数量测定

(一)E 花环试验

【原理】

人外周血 T 淋巴细胞上有绵羊红细胞受体,在一定的试验条件下,其可与绵羊红细胞结合形成玫瑰花样细胞团(见第三章)。

【试剂与器材】

(1)肝素(25 U/mL)、F-H 分层液、Hank's 液、1% SRBC、灭活小牛血清。

(2)水平式离心机、温箱、显微镜、1 mL 试管、滴管、注射器、碘酒等。

【操作步骤】

(1)制备 1% SRBC 悬液 取脱纤维绵羊血 1~3 mL,加等量的 Hank's 液,混匀后 1 500 r/min,离心 5~8 min,洗涤 3 次,最后用 Hank's 液配成 1% 悬液。

(2)分离淋巴细胞 在血球计数板上计数淋巴细胞,并将其配成 1×10^7/mL 浓度的淋巴细胞悬液。

(3)加样与反应 取 1×10^7/mL 浓度的淋巴细胞悬液 0.2 mL,1% SRBC 悬液 0.2 mL 和

小牛血清 0.1 mL,在小试管中混合,置 37 ℃孵育 5 min。

(4)涂片与染色　取出后 500 r/min,离心 5 min,放 4 ℃冰箱 20 min。取出后轻轻摇动重新悬浮细胞,加半滴亚甲蓝液,用滴管吸细胞悬液一滴放载玻片上,加盖玻片后于高倍镜下计数。

【结果判断】

高倍镜下计数 200 个以上的淋巴细胞中 TRFC(凡能结合三个以上 SRBC 者为 TRFC)的百分数。

$$TRFC(\%)=TRFC/(未形成花环淋巴细胞数+TRFC)\times100\%$$

【注意事项】

(1)待测标本要新鲜,试验用的 SRBC 要新鲜,脱纤维血 4 ℃保存不得超过 10 天。

(2)SRBC 与淋巴细胞的比例以(16~50):1 为宜。

(3)E 花环计数前,应轻轻悬浮,不能用滴管用力吹打,否则会使形成的花环红细胞脱落。

【临床应用】

(1)测定外周血中的 T 细胞数,观察受检者的细胞免疫功能及免疫增强剂的疗效。

(2)观察免疫抑制剂的效果,协助进行恶性肿瘤疗效的观察及预后判断等。

(二)免疫荧光技术

【原理】

与一般间接免疫荧光法相同,先用鼠抗人 CD 分子的单克隆抗体(McAb)与 PBMC 反应,洗去未结合 McAb 后,加兔抗-鼠 IgG 荧光抗体,经反应并洗涤后,于荧光显微镜下观察荧光阳性细胞。

【试剂与器材】

(1)鼠抗-人 CD 的单克隆抗体(商品试剂)、兔抗-鼠 IgG 荧光抗体(商品试剂)、10% 小牛血清 RPMI1640、淋巴细胞分离液等。

(2)水平式离心机、荧光显微镜、细胞计数板、滴管、试管等。

【操作方法】

(1)取肝素抗凝血 1.5 mL,加等量的生理盐水混匀,轻轻叠加于 3 mL 细胞分离液上,2 000 r/min,离心 20 min。吸取 BPMC 层,用 RPMI1640 洗涤 2 次,每次 1 000 r/min,离心 10 min,然后用含 10% 小牛血清 RPMI1640 培养液将沉淀细胞配成 5×10^6/mL。

(2)取上述细胞悬液 0.1 mL,加相应鼠抗-人 CD McAb 0.1 mL(按厂家说明书指示效价稀释至工作浓度)混匀,置 4 ℃ 45 min。离心弃上清后用 RPMI 1640 液洗涤 2 次,弃上清液。

(3)加入最适浓度兔抗鼠 IgG 荧光抗体 0.1 mL 混匀,置 4 ℃30 min,用 RPMI 1640 液洗涤 3 次,每次 800 r/min,离心 3 min,弃大部分上清液,混匀沉积细胞后滴加于细胞计数板上。

【结果判断】

用荧光显微镜观察,计数 200 个细胞,以荧光强度≥2+为荧光阳性细胞,计算阳性细胞的百分比。

【注意事项】

（1）待测标本必须新鲜。

（2）按要求次数进行洗涤,保证分离细胞的纯度。

【临床应用】

用于淋巴细胞特异性抗原的检测,对自身免疫性疾病、恶性肿瘤、艾滋病、应用免疫抑制剂的患者等相关疾病的诊断和疗效观察有重要意义。

（三）免疫磁珠分离技术

免疫磁珠分离技术包括直接和间接技术两类。直接技术是将特异性抗体与磁性颗粒（平均直径小于 $1.5~\mu m$）交联,形成免疫磁珠(immunomagnetic beads,IMB)。IMB 可与表达相应膜抗原的细胞结合,用强磁场分离磁珠结合细胞与磁珠非结合细胞,从而对特定细胞进行阳性或阴性分选。

间接技术是用羊(或兔)抗鼠 IgG 抗体(第二抗体)包被磁性微珠,可与任何已结合鼠源性单克隆抗体(第一抗体)的细胞发生反应,从而对细胞进行分离(图 8-2)。

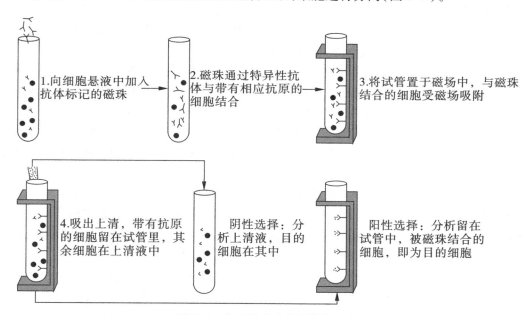

图 8-2 免疫磁珠法分离技术示意

（四）流式细胞仪

根据 T、B 淋巴细胞的表面标志,用适当的荧光素标记特异性单克隆抗体与淋巴细胞反应,通过流式细胞仪测定,即可了解相应细胞的阳性百分比和荧光强度,在应用绝对计数管时还可得到待测样本的细胞浓度(见第六章)。

流式细胞仪分离细胞准确、快速,纯度达 90% ~100%,回收率高,所分离的细胞可保持无菌,细胞结构和生物活性不受影响。但费用昂贵,拟分离的细胞在混合群体中含量过低时,耗时较长才能获得所需数量细胞。

(五)尼龙棉柱分离技术

利用 B 细胞易黏附于尼龙棉纤维(聚酰胺纤维)表面,而 T 细胞则不易黏附的特性,可将两者分开。操作原则是取松散而经过处理的尼龙棉纤维,均匀充填在内径 5~6 nm 的聚乙烯塑料管(饮料管即可)内,经 Hank's 液浸透保温,将 PBMC 悬液加入柱内,放 37 ℃温箱静置 1~2 h。用预温的含 10%~20% 小牛血清培养液灌洗,洗脱液内含有非黏附的 T 细胞,重复灌洗几次以除去管内残留的 T 细胞。再用冷或温培养液边冲边洗边挤压塑料管,此时洗脱液内富含 B 细胞。如此得到的 T 细胞纯度在 90% 以上,B 细胞纯度可达 80%。

三、淋巴细胞功能测定

淋巴细胞功能测定可分为体内实验和体外实验。体内实验主要是进行迟发型超敏反应,借此间接了解淋巴细胞对抗原、半抗原或丝裂原的应答反应;体外实验主要包括淋巴细胞增殖试验、细胞毒性试验及淋巴细胞分泌产物的测定。

(一)T 细胞功能测定

T 细胞具有多种生物学功能,如直接杀伤靶细胞,辅助或抑制 B 细胞产生抗体,对特异性抗原和丝裂原的应答反应以及产生细胞因子等,根据这些特点建立了一系列的检测方法,其中有些已用作临床检测细胞免疫功能的指标。

1. T 细胞增殖试验　本试验又称 T 细胞转化试验。T 细胞在体外经抗原或丝裂原刺激后可发生增殖,转变成淋巴母细胞。主要表现为细胞内蛋白质和核酸合成增加等代谢变化以及细胞变大、细胞浆增多、出现空泡、核仁明显、染色质疏松等形态改变。

体外引起淋巴细胞转化的刺激物种类很多,包括植物血凝系、刀豆素 A、美洲商陆和脂多糖等即丝裂原,以及破伤风类毒素、链球菌激酶、纯化蛋白衍生物(PPD)和白色念珠菌等抗原性刺激物。T 细胞增殖的试验方法如下:

(1)形态学检查法　将外周血液或分离的单个核细胞与适量的 PHA 混合,置 37 ℃培养 72 h,取培养细胞作涂片染色镜检。根据细胞的大小、核与胞浆的比例、胞浆的染色性以及有无核仁等特征(表 8-1),分别计数淋巴母细胞、过渡型母细胞和未转化的淋巴细胞,前两者为转化细胞。每份标本计数 200 个细胞,按下列公式计算转化率。

转化率=转化的淋巴细胞数/(转化的淋巴细胞数+未转化的淋巴细胞数)×100%

在正常情况下,健康人外周血经 PHA 刺激的淋巴细胞转化率为 60%~80%,小于 50% 可视为转化率降低。形态学方法简便易行,便于基层实验室推广采用,但判读结果受主观因素影响较大,有些细胞形态难以确认,因此重复性和可靠性较差。

(2)³H-TdR 掺入法　T 细胞接受特异性抗原或丝裂原刺激转化为淋巴母细胞的过程中,合成 DNA 量倍增,其转化程度与 DNA 的合成呈正相关。此时若在培养液中加³H 标记的 DNA 前体(³H 胸腺嘧啶苷,³H-TdR),即被转化的淋巴细胞摄取掺入新合成的 DNA 中。根据掺入的多少可推测细胞增殖程度。

将全血或分离的单个核细胞悬液加入含培养液的试管中,每份样品分实验管和对照管。实验管加最适量和亚适量 PHA 后,移至 5% CO_2 温箱 37 ℃培养 72 h,每管加适量³H-TdR,继续培养 4 h 后,将细胞收集在玻璃纤维膜上,洗涤处理,用液体闪烁器测量淋巴细胞内的放射性核素量,记录每分钟脉冲数(cpm),算出 3 个实验管的均数±S。通常以刺激指数(SI)表示转化能力。

$$SI = PHA \text{ 刺激管 cpm 均值} / \text{对照管 cpm 均值}$$

本法的敏感性高,客观性强,重复性好,可自动操作,但需要一定的设备条件,结果受放射性核素半衰期和污染的影响。

另外,MTT(溴化二甲基噻唑二苯四唑)比色法因操作简单,且无放射性同位素污染而较为常用。

表 8-1　未转化和转化淋巴细胞的形态特征

形态特征	转化的淋巴细胞		未转化的淋巴细胞
	淋巴母细胞	过渡型	
细胞大小(直径)	12~20 μm	12~16 μm	6~8 μm
核大小、染色质	增大、疏松	增大、疏松	不增大、密集
核仁	清晰、1~6 个	有或无	无
有丝分裂	有或无	无	无
胞质、着色	增多、嗜碱	增多、嗜碱	极少、天青色
浆内空泡	有或无	有或无	无
伪足	有或无	有或无	无

2. T 细胞介导的细胞毒试验　T 细胞介导的细胞毒性是细胞毒性 T 细胞(CTL)的特性,凡致敏的 T 细胞再次遇相应靶细胞抗原,可表现出对靶细胞的破坏和溶解作用,它是评价机体细胞免疫水平的一种常用指标,特别是测定肿瘤患者 CTL 杀伤肿瘤细胞的能力,常作为判断预后和观察疗效的指标之一。该试验的原则是选用适当的靶细胞,常用可传代的已建株的人肿瘤细胞如人肝癌、食管癌、胃癌等细胞株,经培养后制成单个细胞悬液,按一定比例与受检的淋巴细胞混合,共温一定时间,再观察肿瘤细胞被杀伤的情况,常用方法如下:

(1)形态学检查法　淋巴细胞与肿瘤细胞混合共育后,以瑞氏染液着色,用显微镜计数残留的肿瘤细胞数,通过计数淋巴细胞抑制肿瘤细胞生长的比率,判断效应细胞的杀伤活性。

抑制率% =(对照组平均残留肿瘤细胞数-实验组平均残留细胞数/对照组平均残留肿瘤细胞数)×100%

(2)^{125}I-UdR 掺入法　以细胞毒指数表示 T 细胞的细胞毒活性。

3. MHC-肽四聚体技术　该技术的基本原理是 T 细胞的抗原特异性是由 TCR 决定的,它通过识别 APC 表面的 MHC-肽复合物,并在一系列共刺激分子的作用下,介导 T 细胞的活化,使之发挥生物学作用。四聚体技术使抗原特异性 CTL 活性检测达到特异、高效和直接定量的程度,可应用于免疫学研究和检测、特异性免疫治疗以及疫苗疗效监测等多方面。

《知识与技能拓展》

MHC-肽四聚体技术

可溶性 MHC 单体分子与 TCR 的亲和力低,解离快,而多价分子可与一个特异性 T 细胞上的多个 TCR 结合,使其解离速度大大减慢。为此 John Altman 等提出借助生物素-亲和素级联放大原理构建 MHC -I 类分子四聚体。该方法通过基因工程技术把长度为 15 个氨基酸残基的生物素酶底物肽加在 MHC-I 类分子如 HLA-A$_2$ 重链的羧基端形成融合蛋白,在体外按一定比例与 β$_2$-微球蛋白及特异的抗原短肽共孵育,使其折叠成正确的构象,成为 pMHC 复合物。将生物素标记在底物肽的赖氨酸残基上,使得一个标记荧光素的亲和素与四个生物素标记的 pMHC 复合物结合形成四聚体,MHC-抗原肽四聚体与抗原特异性 CTL 上的 TCR 结合后,即可以通过流式细胞仪定量检出体内抗原特异性 CTL,并能将其分选出以供体外培养扩增和功能分析之用。

4. 细胞内细胞因子检测　将待检淋巴细胞与靶细胞按比例混合,培养一定时间后,取培养物涂片,借助普通光学显微镜(HE 染色)、荧光显微镜(碘化丙锭染色)或透射电镜对细胞进行形态学观察。其优点是基于单细胞水平,可以同时检测多个参数、多种因子;缺点是操作复杂,灵敏度相对较低,容易出现假阳性。

5. 体内试验　正常机体对某种抗原建立了细胞免疫后,用相同抗原做皮肤试验时,常出现阳性的迟发型超敏反应。这不仅可以用来检查受试者是否对某种抗原具有特异性细胞免疫应答能力,还可以检查受试者整体的细胞免疫状态。

(1)特异性抗原皮肤试验　常用的特异性抗原皮肤试验为结核菌素皮肤试验(见第十一章第四节)。其他皮试抗原还有白色念珠菌素、皮肤毛癣菌素、腮腺炎病毒等。

(2)PHA 皮肤试验　将定量的 PHA 注射到受试者前臂皮内,可非特异性刺激 T 细胞发生母细胞转化,呈现以单个核细胞浸润为主的炎性反应。一般在注射后 6～12 h 局部出现红斑和硬结,24～48 h 达高峰。通常以硬结直径大于 15 mm 者为阳性反应。PHA 皮肤试验敏感性较高,比较安全可靠。

(二)B 细胞功能测定

B 细胞功能测定主要是检查 B 细胞在特异性抗原刺激下分泌抗体的能力,即通过检测抗体可以直接反映 B 细胞的功能。由于抗体的检测技术比较成熟,因此临床上很少做 B 细胞功能测定,必要时多采用酶联免疫斑点技术(enzyme-linked immune spot,ELISPOT)测定 B 细胞产生抗体的能力。

1. B 细胞增殖试验　原理与 T 细胞增殖试验相同,但刺激物不同,小鼠 B 细胞可用细菌 LPS 作为刺激物,人 B 细胞则用含 SPA 的金黄色葡萄球菌菌体及抗-IgM 抗体等刺激。

2. 溶血空斑试验　经典的溶血斑试验是用 SRBC 免疫小鼠,4 天后取出小鼠脾细胞,加入 SRBC 及补体,混合在温热的琼脂溶液中,浇注在平皿内或载玻片上,使成一薄层,置 37 ℃温育。结果是抗体生成细胞周围形成一个肉眼可见的圆形透明溶血空斑。每一个空斑表示一个抗体形成细胞,空斑大小表示产生抗体的多少。另外还有间接检测法,即在小鼠脾细胞和 SRBC 混合时,再加抗-鼠 Ig 抗体(如兔抗鼠 Ig),使抗体生成细胞所产生的 Ig 与抗-Ig 抗体结合成复合物,此时活化补体导致溶血,称间接溶血空斑试验。

溶血空斑形成试验可用于测定药物和手术等因素对体液免疫功能的影响,或评价免疫治疗或免疫重建后机体产生抗体的功能。

3. 酶联免疫斑点技术　该技术的原理是用抗原包被固相载体,加入待检的抗体产生细胞,诱导抗体的分泌。分泌的抗体与包被抗原结合,在抗体分泌细胞周围形成抗原抗体复合物,使细胞吸附于载体上,加入酶标记的第二抗体与细胞上的抗体结合,通过底物显色反应的深浅,可测定生成的抗体量,并可在镜下计数着色的斑点形成细胞。

该技术既可检测抗体分泌的细胞数,又可检测抗体的分泌量。优点是稳定、特异、抗原用量少;可同时检测不同抗原诱导的不同抗体分泌,并可定量;还可检测组织切片中分泌抗体的单个细胞。

(三)NK 细胞活性测定

NK 细胞具有细胞毒作用,能直接杀伤肿瘤细胞等靶细胞。体外测定 NK 细胞活性的常用方法有:

1. 形态学检查法　以人 PBMC 或小鼠脾细胞作为效应细胞与靶细胞按一定比例混合共育,继而用台盼蓝等活细胞拒染的染料处理,光镜下分别计数染色的死亡细胞和不染色的活细胞,由此推算 NK 细胞的杀伤活性。本法简便,易于掌握,但结果受主观因素影响。

2. 酶释技术　乳酸脱氢酶(LDH)是活细胞胞浆内含的酶之一,当细胞受伤时,细胞膜通透性改变,LDH 从胞浆中释放,释放量的多少与细胞受损伤的程度呈正相关。释放出来的 LDH 在催化乳酸生成丙酮酸的过程中,使氧化型辅酶 I 变成还原型辅酶 I。后者再通过递氢体吩嗪二甲酯硫酸盐(PMS)还原碘硝基氯化唑蓝(INT)或硝基蓝四氮唑(NBT),形成有色的甲臜类化合物,在 570 nm 波长处有一高吸收峰,读取 A 值,计算即可得 NK 细胞杀伤靶细胞的活性。本法经济、快速简便,可定量。缺点是 LDH 分子较大,仅当靶细胞膜严重破坏时才释放,故不能较早地反映结果。

3. 放射性核素释放技术　应用放射性核素^{51}Cr 或^{125}IUdR 标记靶细胞,当靶细胞受到 NK 细胞攻击后,靶细胞被破坏,释放出放射性核素,通过测定上清和细胞部分的放射性强度(以 cpm 值表示)计算 NK 细胞活性。本方法敏感性高,结果精确,但靶细胞的放射性核素自然释放率较高,^{51}Cr 半衰期短,试验设备要求较高,并存在放射性核素污染。

4. 化学发光技术　当效应细胞与靶细胞接触时,效应细胞呼吸爆发,生成极不稳定的 O_2^- 和 OH^- 等自由基,放出光子,在发光剂存在的条件下,可被光电倍增管接受和计数,发光量与 NK 细胞杀伤能力相关。本法测定操作简单快捷,样品用量少,是氧化爆发检测中最为敏感,并可直接定量的方法。

5. 流式细胞技术　染料碘化丙啶只能渗透到死亡细胞内并与其 DNA 和 RNA 结合,在 488 nm 波长激发下产生有色荧光。另外,NK 细胞体积大小以及对光的散射特性皆与靶细胞不同,因此可以用流式细胞仪检测靶细胞受 NK 细胞作用后的死亡率来反映 NK 细胞的活性。

第二节　吞噬细胞及其功能测定

吞噬细胞分为大两类:一类为大吞噬细胞,即血液中的单核细胞及组织中的巨噬细胞;另一类为小吞噬细胞,即中性粒细胞。两类细胞在形态上各具特征,两者的分类和计数对诊断大多数感染性疾病具有重要参考价值。

一、吞噬细胞的分离

1. 单核细胞的分离　用 Percoll 分层液法或黏附法可获取人外周血单核细胞,但所获得的细胞数量较少。

2. 巨噬细胞的分离　用斑蝥敷贴法可从人体组织渗出液中获取巨噬细胞。用斑蝥乙醇浸液刺激前臂内侧皮肤,诱发无菌性皮炎,从皮肤水泡渗出液中可获取来自皮下组织中的巨噬细胞。该法获取的巨噬细胞数量较多且纯度较高,但对皮肤有一定损伤,有时可引起局部感染,应慎用。

用腹腔渗出法可从动物(小鼠、大鼠、豚鼠和家兔等)腹腔渗出液中分离巨噬细胞。用无菌液状石蜡或淀粉等刺激剂注入小鼠腹腔,引起无菌性炎性渗出,从腹腔渗出液中可获取大量巨噬细胞,所得细胞悬液的 70% ~80% 为巨噬细胞。

3. 中性粒细胞的分离　方法同单核细胞的分离。

二、吞噬细胞功能测定

吞噬细胞的吞噬过程大致分为趋化、吞噬和胞内杀灭作用三个阶段,可分别对这三个阶段进行功能检测。

(一)中性粒细胞功能测定

1. 趋化功能测定　中性粒细胞在趋化因子如微生物的细胞成分及其代谢产物、补体活性片段 C5a、C3a、某些细胞因子等的作用下产生趋化运动,其趋化运动强度可反映中性粒细胞的趋化功能。常用琼脂糖凝胶板法检测。

【原理】

在趋化因子的吸引下,中性粒细胞作定向移动。根据其在琼脂糖凝胶板上移动的距离,即可判断其趋化功能。

【试剂与器材】

(1)趋化因子、白细胞悬液、15.0 g/L 琼脂糖、RPMI 1640 培养基、甲醇等。

(2)温箱、湿盒、载玻片、打孔器、测微器等。

【操作方法】

(1)融化琼脂糖胶液,水浴中冷至 56 ℃,加入等体积的 RPMI 1640 培养基(预温至

56 ℃)和灭活小牛血清(最终浓度为10%)及适量青霉素、链霉素,混匀。

(2)于每块洁净载玻片上浇注上述凝胶液3 mL,置4 ℃ 30 min使之充分凝固。每份检样打孔3个,按左、中、右排列,孔径3 mm,孔距2 mm。

(3)左孔加趋化因子,中孔加白细胞悬液,右孔加对照培养基1 640,加样量均为10 μL。

(4)将载玻片置湿盒内,在含5% CO₂的环境中,37 ℃温育3 h或4~8 h。

(5)将载玻片浸于甲醇中30 min,剥除凝胶膜,用吉姆萨染液染10 min,镜检。

【结果判断】

测量白细胞向左侧孔移动的距离即趋化移动距离(A)和向右侧孔移动的距离即随机移动距离(B),计算趋化指数(A/B),判断细胞的定向移动能力(图8-3)。通常新生儿的趋化指数为2.0~2.5;成人的为3.0~3.5。

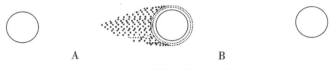

A   B

图8-3 白细胞趋化运动示意

【注意事项】

(1)应通过预实验选择趋化因子和白细胞悬液的最适浓度。

(2)浇注琼脂糖凝胶板时应在水平台面上进行,以保证凝胶板厚度均匀。

【临床应用】

该法主要测定中性粒细胞定向移动的能力,从而判断其吞噬功能。

2. 吞噬与杀菌功能测定

(1)显微镜检查法 将白细胞与葡萄球菌或白色念珠菌悬液混合温育,涂片,固定,碱性亚甲蓝染色。在油镜下观察吞噬细胞对细菌的吞噬情况,计算吞噬细菌和未吞噬细菌的白细胞数。对有吞噬作用的白细胞,应同时记录所吞噬的细菌数。按下式计算吞噬率:

吞噬率(%)=(吞噬细菌的白细胞数/计数的白细胞数)×100%

另外,碱性亚甲蓝染料仅能使死亡细菌着色,而活菌对其排斥,因此可根据被吞噬的细菌是否着色测定杀菌率。

杀菌率(%)=(胞内含着染菌体的细胞数/吞噬细菌的白细胞数)×100%

(2)溶菌法 将白细胞悬液与经新鲜人血清调理过的细菌(大肠杆菌或金黄色葡萄球菌)按一定比例混合,温育。每隔一定时间取定量培养物,稀释后接种固体平板培养基。37 ℃培养18 h后,计数生长菌落数,以了解中性粒细胞的杀菌能力。

杀菌率(%)=(1-作用30、60、90 min菌落数/0 min菌落数)×100%

(3)NBT还原试验 中性粒细胞在吞噬杀菌过程中,能量消耗剧增,耗氧量也随之增加,磷酸戊糖旁路的代谢活性增强,6-磷酸葡萄糖脱氢酶使葡萄糖的中间代谢产物6-磷酸葡萄糖氧化脱氢酶转变为戊糖。如加入硝基蓝四氮唑(NBT),则可被吞噬或渗透到中性粒细胞胞质中,接受所脱的氢,使原来呈淡黄色的NBT还原成点状或块状的蓝黑色甲膜颗粒,沉积于中性粒细胞胞质中,呈 NBT 阳性细胞。NBT 阳性细胞百分率可反映中性粒细胞的杀菌功能。常用的刺激物有细菌内毒素和胶乳颗粒等。

(二)单核-巨噬细胞吞噬功能测定

【原理】

单核-巨噬细胞对颗粒性抗原物质具有很强的吞噬功能,将待测的单核-巨噬细胞与某种可被吞噬而又易于计算的颗粒,如鸡红细胞(CRBC)、白色念珠菌、酵母菌细胞等作用后,根据吞噬细胞吞噬颗粒物质的多少,可计算出吞噬率和吞噬指数,粗略了解单核-巨噬细胞的吞噬功能。

【试剂与器材】

(1)CRBC 悬液　自鸡腋下静脉或心脏采血,Alsever(或血库 ACD 保存液)抗凝并保存,置 4 ℃可有效保存 1 个月,临用前将 CRBC 用生理盐水洗涤 3 次,配成 5×10^6 RBC/mL 悬液。

(2)斑蝥乙醇浸液　称取中药斑蝥 1 g,研磨后加入无水乙醇 10 mL,置室温浸 2～4 d,用滤纸或多层纱布过滤,可得 100 g/L 斑蝥乙醇浸液。

(3)显微镜、温箱、载玻片、纱布、滤纸等。

【操作方法】

(1)收集单核-巨噬细胞　将约 1 cm^2 的滤纸片在斑蝥乙醇液中浸湿,贴在受试者前臂内侧皮肤上;覆盖一块塑料薄膜,用无菌纱布固定,4 h 后去除滤纸和薄膜,在皮肤红肿处盖上一个拱形小盒盖,用胶布固定,纱布覆盖 48 h 后取下盒盖,可见形成的皮泡。以无菌操作抽出泡内液(内含单核-巨噬细胞)0.5～1.0 mL,注入离心管。

(2)吞噬试验　取洗过的 CRBC 悬液 0.01 mL 加于泡液中混匀,37 ℃温育 30 min,每 10 min 摇动一次。1 500 r/min 离心 5 min,弃上清液。取沉淀物混匀,涂于载玻片上制成薄膜晾干。甲醇固定,吉姆萨染色,油镜下观察。

【结果判断】

计数 200 个单核-巨噬细胞,计算吞噬率和吞噬指数,并通过观察鸡红细胞的消化程度,判断其消化功能。

$$吞噬率(\%)=(吞噬 CRBC 的细胞数/200)\times100\%$$
$$吞噬指数=细胞中吞噬 CRBC 总数/200$$

消化程度分 3 级:①未消化,CRBC 核清晰,浅紫红色,胞质浅红或黄绿色。②轻度消化:CRBC 核模糊、肿胀,紫蓝色,胞质浅黄绿色。③完全消化:CRBC 核溶解,染色极淡,胞质中间空泡。

【注意事项】

斑蝥敷贴法对皮肤有一定的损伤,有时会引起局部感染,应慎用。

【临床意义】

通过计算单核-吞噬细胞的吞噬率和吞噬指数来判断该细胞吞噬抗原异物的能力,通过观察鸡红细胞的消化程度来判断巨噬细胞的消化功能,从而判断机体免疫能力的强弱及所处的免疫状态。

知识与技能拓展

巨噬细胞促凝血活性测定

激活的巨噬细胞可产生一种与膜结合的凝血活性因子,加速正常血浆的凝固。取已经37 ℃预温的正常的兔血浆和 $CaCl_2$ 混合液,加入经黏附有单层巨噬细胞的试管中,移至37 ℃,记录血浆凝固时间。实验证明当巨噬细胞与 LPS、肿瘤相关抗原或 HBsAg 等温育后,可见血浆凝固时间明显缩短。本法稳定方便,是检测不同疾病患者巨噬细胞功能的指标之一。

思考题

分离 PBMC 时,离心前应注意将抗凝血与淋巴细胞分层液保持清楚的界面,否则将影响分离效果,分析其原因。

（张洁莉）

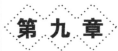

第九章

免疫学检验的质量控制

学习目标

◆掌握　免疫学检验质量控制的相关概念。

◆熟悉　免疫学检验的标准化的内容。

◆了解　免疫学检验实验室管理常识。

免疫学检验的质量控制与生物化学检验、微生物学检验、临床检验的质量控制一样,对于确保免疫检验结果的质量有着十分重要的意义。临床实验室是为病人疾病的诊断、治疗或临床实验研究服务的,而医学检验质量保证的目的就是保证病人临床诊疗或临床实验研究的有效性。其内容涵盖了临床实验室所进行的所有活动,通过分析并修正全过程中影响结果的各方面因素,保证工作满足所确定的质量要求。

第一节　免疫学检验质量控制的相关概念

一、基本概念

1. 准确度　待测物的测定值与其真值的一致程度。准确度不能直接以数值表示,通常以不准确度来间接衡量。对一分析物重复多次测定,所得均值与其真值或参考靶值之间的差异(亦即偏倚)为测定的不准确度。

2. 精密度　在一定条件下所获得的独立的测定结果之间的一致性程度。与准确度一样,精密度同样也是以不精密度来间接表示。测定不精密度的主要来源是随机误差,以标准差(SD)和(或)变异系数(CV)表示。SD 或 CV 越大,表示重复测定的离散度越大,精密度越差,反之则越好。

3. 误差　测量值与真值之差异称为误差。由于仪器、实验条件、环境等因素的限制,测量值与客观存在的真实值之间总会存在着一定的差异,这种差异就是误差。误差与错误不同,错误是应该而且可以避免的,而误差是不可能避免的。

4. 偏差　多次测量的平均值之间的差异。

5. 重复性条件　是指在短的间隔时间内,由相同的操作者在同一实验室对相同的测定项目使用同一方法和同一设备获得独立的测定结果的条件。

6. 批　在相同条件下所获得的一组测定。

7. 均值　一组测定值中所有值的平均值,亦称均数。均值为计算值,在实际测定数据中可能会出现该数值,也可能没有。

8. 标准差(standard deviation,SD 或 S)　为表示一组测定数据的分布情况,即离散度,可使用标准差。

9. 变异系数(coefficient of variation,CV)　将标准差以其均数的百分比来表示,即为变异系数。

10. 正态分布　一质控物用同一方法在不同的时间重复多次测定,当测定数据足够多时,如以横轴表示测定值,纵轴表示在大量测定中相应测定值的个数,则可得到一个两头低,中间高,左右对称的"钟形"曲线,即正态分布,又称高斯分布。

二、质量保证的有关概念

1. 质量保证(quality assurance,QA)　为某一产品或服务满足特定的质量要求提供充分可信性所要求的有计划的和系统的措施。

2. 室内质量控制(interal quality control,IQC)　由实验室工作人员采取一定的方法和步骤,连续评价本实验室工作的可靠性程度,旨在监测和控制本室常规工作的精密度,提高本室常规工作中批内、批间样本检验的一致性,并确定当批的测定结果是否可靠,可否发出检验报告。

3. 室间质量评价(external quality assessment,EQA)　为客观地比较某一实验室的测定结果与靶值的差异,由外单位机构,采取一定的方法,连续、客观地评价实验室结果,发现误差并校正结果,使各实验室之间的结果具有可比性。这是对实验室操作和实验方法的回顾性评价,而不是用来决定实时的测定结果的可接受性。通过参与 EQA,实验室可对自己的实验操作进行纠正。

4. 质控品　是含量已知的处于与实际标本相同的基质中的特性明确的物质,这种物质通常与其他杂质混在一起,根据其用途主要分为室内质控品和室间质评样本。室内质控品用于临床实验室日常工作的室内质控,其定值可溯源至二级标准品。室间质评样本则为主持室间质评的机构制备或监制,通常无需准确的定值,但对于定性测定,则需用各种已有的方法,以明确其阴、阳性。

第二节　免疫学检验质量控制的特殊性与常用评价指标

一、标准品

(一)标准品及其分类

1. 标准品　指含量确定的处于一定基质中的特性明确的物质,这种物质是纯品。

2. 标准品的分类　标准品可分三个等级:一级标准品为冻干品,内含载体蛋白,数量有限,可使用十至二十年,通常一级标准品为国际标准品。二级标准为国家标准品,可溯源至一级标准,用来维持校准。三级标准品则通过与二级标准品的比对而来,为通常使用的商品标准品。

(二)标准品的特性

1. 标准品的基质通常为含蛋白的缓冲溶液,对测定结果无明显影响。

2. 对标准品的浓度一般无特殊要求,在方法的测定范围内即可。

3. 在一定时间内,在规定的保存条件下有良好的稳定性。

4. 无已知的传染危险性。

5. 靶值或预期结果已定。

二、定量、半定量和定性实验

与生物化学等其他临床检验侧重于定量实验相比,免疫学检验则更侧重于定性实验。

(一)定量实验

定量实验的方法主要有放射免疫技术、酶免疫技术和化学发光免疫技术等,后两者通常需要使用全自动免疫分析仪,由于其对测定结果要求有准确的量值,因此在测定时须用标准品对仪器进行校准,室内质控则应选择特定试剂盒或方法测定范围内的高、中和低三种浓度的质控品,以监测对不同浓度标本的测定变化。

(二)半定量实验

半定量实验方法主要有酶免疫技术、荧光免疫技术等,测定结果的判断通常为测定抗体的滴度、效价等。此类测定的质量控制要点是采用数个相应滴度或效价的抗体作为室内质控品,同时也需有阴性质控。

(三)定性实验

定性实验方法较多,主要有沉淀技术、凝集技术、荧光免疫技术、化学发光免疫技术和酶免疫技术等,测定结果的判断为反应性或非反应性、阴性或阳性。此类测定的质控要点是测定下限,因此应选择靶抗原或抗体浓度接近试剂盒或方法的测定,下限的质控品进行室内质量控制,并与临床标本的测定同时进行。这一点对于使用肉眼判定结果的方法尤为重要。如自身抗体检测的荧光免疫技术,每次测定都应至少带一个已知的弱阳性对照,从而判断临床标本的检测结果是否有效。此外,根据所用方法的特点,有些还须用高浓度质控品进行质控。如酶免疫技术中双抗体夹心模式中的一步法。至于阴性质控,对于定性免疫检验来说,也是必需的。

三、检测试剂的批间差异

通过检测不同批号的试剂,计算出准确度和变异系数,一般情况下变异系数应控制在15%以内,以保证试剂的稳定性。

四、检测试剂的稳定性

稳定性是体外诊断试剂必须具有的基本属性,是确保试剂在使用过程中安全有效的重要指标。检测试剂的稳定性是对根据试剂的理化性质设计的实验所得到的一些数据进行分析,得到的试剂稳定的最佳条件。

五、常用评价指标

诊断灵敏度、特异度和正确诊断指数可用于评价定性免疫测定方法的临床应用价值。

1. 诊断灵敏度 是指将实际患病者正确地判断为阳性(真阳性)的百分率。计算公式为:TP/(TP+FN)×100%,式中 TP 为真阳性,FN 为假阴性。理想测定方法的诊断灵敏度为 100%。

2. 诊断特异度 是指将实际无病者正确地判断为阴性(真阴性)的百分率。计算公式为:TN/(TN+FP)×100%,式中 TN 为真阴性,FP 为假阳性。理想测定方法的诊断特异度为 100%。

3. 正确诊断指数(Youden's index,r) 是将灵敏度和特异度结合的评价某种免疫学检验技术的综合指标,可用于两个诊断方法的比较,其值 r=(特异度+灵敏度)−1 或 r=1−(假阳性率+假阴性率)。理想的正确诊断指数为 1。

第三节 免疫学检验质量控制数据的管理

一、室内质控数据的管理

对实验室的室内控制数据应设专人负责管理、分析。如果有局域网,也应有专人管理,保证实验室的质控数据客观有效。

1. 对室内质控数据应进行周期性评价,即每月对质控数据进行汇总和统计处理,计算各测定项目质控数据的均值,标准差和变异系数,并将质控图及数据归档保存。对失控的数据作专门记录,并应有处理措施的记录。

2. 贮存数据的计算机应设置密码,密码由中心计算机管理员制定,任何人不得擅自在公用的计算机上设置、更改密码。

二、室间质评的数据的管理

实验室可以通过网络参加 EQA,这样不仅可以使上报数据在数秒内直接进入 EQA 系统的后台数据库及计算机中心,无需经过任何人工处理,进行高效的数据传输,还能最大限度地保障所提交数据的准确性。

 思考题

查阅资料,明确免疫学检验质量控制的流程。

(张洁莉)

第三篇
免疫相关疾病及其免疫学检验

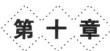

传染病的血清学检测

学习目标
◆ **掌握**　溶血性链球菌感染和病毒性肝炎的血清学检测。
◆ **熟悉**　伤寒和副伤寒杆菌、HIV、ToRCH、流感病毒、梅毒螺旋体感染的血清学检测。
◆ **了解**　其他常见病原体感染的血清学检测。

感染性疾病的免疫学检验主要是针对病原体以及致病过程中的相关因素,运用多种免疫学技术,通过检测病原体抗原或相应抗体达到诊断疾病的目的。患者样本中若检出病原体抗原,则表明有该病原体的存在;若检测到特异性抗体也具有重要的诊断价值,IgM 类抗体出现早、消失快,常作为感染的早期诊断指标;IgG 类抗体出现晚、维持时间长,是慢性感染、回顾性诊断和流行病学调查的重要依据。

第一节　细菌性疾病的血清学检测

细菌感染时,机体免疫系统通过免疫应答产生抗体或致敏淋巴细胞,获得对感染菌的免疫力。在某些细菌感染中,临床症状出现后,病原体只能在极短的时间内检测到,或难以直接检测到病原体,或病原体不能被分离培养,此时需要通过免疫学技术测定病原体或其特异性抗体进行诊断。

一、溶血性链球菌感染的血清学检测——抗链球菌溶血素"O"抗体检测

A 群链球菌所产生的链球菌溶血素 O(streptolysin O,SLO)是一种具有溶血活性的蛋白质,能溶解人类和一些动物的红细胞,具有一定的免疫原性,人感染该菌 1～2 周后体内产生特异性抗体 ASO(anti-streptolysin O)。临床上常采用胶乳凝集技术、免疫散射比浊技术检测 ASO。

【原理】

在待检血清中加入适量的 SLO,如果此血清中 ASO 含量较多,经 SLO 中和后还可有多余的 ASO,多余的 ASO 与 SLO 致敏的胶乳试剂反应,即可呈现肉眼可见的凝集现象。

【试剂与器材】

(1) ASO 胶乳试剂盒(SLO 抗原、ASO 胶乳试剂、阴性对照血清、阳性对照血清)。

(2) 待检血清。

【操作方法】

(1) 将待检血清用生理盐水做 1:50 稀释,56 ℃ 30 min 灭活。

(2) 在清洁黑色玻璃板上加已稀释的灭活血清 1 滴,再加 SLO 抗原 1 滴,轻轻摇动 3 min,使其充分混匀。

(3) 再加 ASO 胶乳试剂 1 滴于上述混合液中,室温轻轻摇动 3 min。

【结果判断】

以出现清晰凝集者为阳性,1:50 稀释的血清仍呈阳性者,进一步稀释成 1:80,1:100 再重复上述操作。

【注意事项】

(1) 标本溶血、高脂血症血液、高胆红素血症血液、血中含 RF 以及被检血清被细菌污染时,都会影响本试验的结果。

(2) 胶乳试剂不能冻结,置 4 ℃ 环境中可保存 1 年。

(3) 胶乳试剂在使用前,应在室温环境中放置 30 min 以上。

【临床应用】

ASO 增高常见于 A 群链球感染引起的疾病,如急性咽炎等上呼吸道感染、风湿性心肌炎、心包炎、风湿性关节炎和急性肾小球肾炎;但败血症、菌血症、心内膜炎等患者、免疫功能不全及大量使用肾上腺皮质激素时,ASO 水平可不升高。

二、伤寒和副伤寒的血清学检测

伤寒、副伤寒是由伤寒沙门菌和副伤寒甲、乙、丙沙门菌引起的肠道传染病。临床上多用伤寒、副伤寒的诊断菌液测定患者血清中有无相应的抗体及其效价,从而辅助诊断伤寒和副伤寒。常用的方法有肥达反应和大孔反应板凝集。

肥达反应:用已知的伤寒沙门菌的 O 抗原、H 抗原和副伤寒沙门菌的 H 抗原与患者血清做试管凝集(见第六章)。正常凝集效价参考值:伤寒沙门菌 O 抗体效价≥1:80,H 抗体效价≥1:160,副伤寒 A、B、C 的 H 抗体(PA/PB/PC)效价≥1:80。若急性期、恢复期双份血清效价有 4 倍以上增长更有意义。但近期接种过伤寒、副伤寒菌苗者,其凝集价亦可升高。

下面介绍大孔反应板凝集。

【原理】

实验原理同肥达反应,较传统的肥达反应结果更清晰。

【试剂与器材】

(1) 待检血清。

(2) 已知伤寒沙门菌 O、H 和甲、乙、丙型副伤寒沙门菌诊断菌液(10×10^8 菌/mL)。为便于观察,每 10 mL 此种稀释菌液中,加入 20.0 g/L 亚甲蓝溶液 5 μL。

(3)生理盐水、微量移液器、U 形孔反应板、恒温培养箱等。

【操作方法】

(1)取试管 1 支,加生理盐水 1.8 mL,待测血清 0.2 mL,使血清 1∶10 稀释。

(2)在 U 形孔反应板上分别标记 O、H、甲、乙、丙。

(3)取 1∶10 稀释的待测血清,分别加入各排的第 1 孔,每孔 0.2 mL。再取生理盐水 1 mL 加入试管中,使血清 1∶20 稀释,混匀后加入各排的第 2 孔,每孔 0.2 mL。再取生理盐水 1 mL 加入试管中,依次稀释至各排的第 7 孔(血清 1∶640 稀释)。各排第 8 孔加生理盐水 0.2 mL,做菌液对照。另设阳性血清对照。

(4)各排分别加相应的染色菌液 0.1 mL,再补加生理盐水 0.1 mL。此时各孔液体总量为 0.4 mL。1~7 孔血清最终稀释度为 1∶20~1∶1280。

(5)于振荡器上混匀 1 min,反应板加盖玻板,37 ℃水浴过夜,次日观察结果。

【结果判断】

阳性结果表现为液体澄清,蓝色细颗粒均匀平摊于整个孔底。阴性结果为蓝色菌体集中于一点,沉积于孔底,与菌液对照相同。以出现 50%(++)凝集的血清最大稀释倍数为待检血清效价。

【注意事项】

凝集反应只有在抗原抗体比例适当时,才能出现肉眼可见的反应。一般情况下,随着血清浓度的逐渐稀释,凝集反应越来越弱。但在抗体浓度过高时,反而无凝集现象出现,此为前带现象,出现该情况时,需加大抗体稀释倍数重新试验。

【临床应用】

正常凝集效价参考值与肥达反应相同。

三、其他细菌性疾病的血清学检测

其他常见细菌性疾病的血清学检测见表 10-1。

表 10-1　常见细菌感染的抗体检测技术及临床意义

细菌	所致疾病	抗体检测技术	临床意义
结核分枝杆菌	可引起多组织器官感染,以肺结核最为多见	ELISA、胶体金技术	活动型结核,抗体滴度升高;疾病恢复期或稳定期抗体滴度下降
布鲁菌	人畜共患的布鲁菌病	玻片、试管、胶乳凝集技术;两种以上方法联合使用结果更可靠	1 周出现 IgM;3 周出现 IgG,维持时间长,诊断慢性布鲁菌病

细菌	所致疾病	抗体检测技术	临床意义
军团菌	军团菌病	微量凝集技术、IIF、ELISA	抗军团菌抗体阳性是诊断依据；双份血清抗体效价≥4 倍也具有诊断价值
幽门螺杆菌	慢性胃炎、胃溃疡、胃癌等	ELISA、IIF、免疫印迹技术	IgG 升高为慢性感染，治疗 6 个月后降低为有效；IgA 阳性与胃炎活动性有关

第二节　病毒性疾病的血清学检测

　　机体在感染病毒或接种病毒疫苗后，能产生对应病毒多种抗原成分的各类特异性抗体，其中中和抗体对机体有保护作用，非中和抗体虽无抗病毒作用，但对病毒感染的诊断及鉴别诊断意义重大。

一、病毒性肝炎的血清学检测

　　肝炎病毒种类多，各种肝炎病毒的基因构型和抗原构造各不相同，刺激机体所产生的抗体也各异，因此各自具有特异的血清标志物。临床上主要运用 ELISA、RIA、CLIA 等技术检测肝炎病毒的血清标志物，为临床诊断、治疗及流行病学调查提供依据。

　　1. 甲型病毒性肝炎的血清学检测　　甲型病毒性肝炎由甲型肝炎病毒（HAV）引起。HAV 只有一个血清型，特异性血清学指标是抗-HAV-IgM 和抗-HAV-IgG。人感染 HAV 后，血液中首先出现抗-HAV-IgM，2~3 周达高峰，1~2 个月其含量后迅速下降，3 个月后基本消失。因此抗-HAV-IgM 可以作为早期诊断甲型病毒性肝炎的指标。抗-HAV-IgG 一般在急性感染后第 3~12 周出现，滴度缓慢上升，至 6 个月后达高峰，然后逐渐下降，维持时间较长，可终生存在。因此抗-HAV-IgG 可作为人群 HAV 既往感染的一个指标。临床通常采用 ELISA、CLIA 对抗-HAV-IgM 和抗-HAV-IgG 进行检测。

　　2. 乙型病毒性肝炎的血清学检测　　乙型肝炎病毒（HBV）抗原复杂，主要包括乙型肝炎表面抗原（HBsAg）、乙型肝炎核心抗原（HBcAg）和乙型肝炎 e 抗原（HBeAg），每种抗原均可刺激免疫系统产生其特异性抗体。目前检测到的 HBV 特异血清标志物主要有 HBsAg、抗-HBs、HBeAg、抗-HBe、抗-HBc-IgM 和抗-HBc-IgG，常用的检测方法为 ELISA 法、金标记免疫层析技术和 CLIA 等。

　　（1）HBsAg　　为乙型肝炎患者血清中首先出现的病毒标志物，在急性乙型肝炎潜伏期可出现阳性，先于临床症状及肝功能异常出现时间 1~7 周，故用于早期诊断和普查。HBsAg 与其他标志物联合检测可诊断 HBsAg 携带者、急性乙型肝炎潜伏期、急性和慢性肝炎患者以及与 HBV 有关的肝硬化和肝癌。HBsAg 阴性不能完全排除乙型肝炎。

　　（2）抗-HBs　　是一种保护性抗体，是机体感染 HBV 或接种乙肝疫苗的标志。绝大多数自愈性 HBV 感染者仅在血中 HBsAg 消失后能检测到抗-HBs,其间隔时间可长达数月;再次感染 HBV 后,2 周内出现抗-HBs,且效价较高,在体内可持续多年。HBsAg 消失的同时伴抗-HBs 的出现,是临床上慢性乙型肝炎治疗的最终目标。HBV 疫苗接种者血中能否检测出抗-HBs,是衡量预防接种效果的主要指标。

(3)HBeAg 是 HBV 在体内复制和机体具有传染性的重要标志,也是 HBV 急性感染早期的标志。HBeAg 的出现稍晚于 HBsAg 而消失早于 HBsAg,它与 HBV DNA 呈正相关。当乙型肝炎急性期时,血清中 HBeAg 消失表示预后良好,若 HBeAg 持续阳性提示 HBV 在体内持续复制,肝病易反复活动,预后差。

(4)抗-HBe 抗-HBe 在 HBeAg 即将消失或消失后出现。一般认为 HBeAg 阳性转为抗-HBe 阳性,提示病毒颗粒正在被清除,病毒复制减少,传染性减弱,是预后好的象征。但另一方面,部分抗-HBe 阳性的患者,特别是慢性患者其 HBV DNA 仍在复制,使病情加重。临床上很少有 HBeAg 及抗-HBe 共存。

(5)HBcAg 能反映血清中 Dane 颗粒的存在及肝内 HBV 的复制,是乙肝病毒存在的直接标志,与 HBV 复制呈正相关,可反映 HBV 的活动性及复制程度。但血清中不存在游离的 HBcAg,要先将血清中的 Dane 颗粒分离出来,然后进行检测,故临床检测较为困难,一般不作为常规检测项目。

(6)抗-HBc-IgM 是 HBV 感染机体后早期出现的抗体,是 HBV 复制和具有传染性的标志,也是诊断急性乙肝的重要血清学标志,特别是在 HBsAg 阴性的急性乙肝中更具有特殊的意义。急性乙肝时,抗-HBc-IgM 呈高滴度;慢性 HBV 携带者,低度或中度抗-HBc-IgM 的存在提示 HBcAg 被合成,有病毒活动。约 50% 的慢性乙肝患者为抗-HBc-IgM 阳性,而健康 HBV 携带者很少阳性。若急性乙肝患者病情好转痊愈,则抗-HBc-IgM 随同 HBsAg 和 ALT 逐渐下降而转阴,若抗-HBc-IgM 持续不降,提示有转化为慢性乙肝的可能。

(7)抗-HBc-总抗体 是 HBV 感染的标志。其滴度高,容易检出,其他指标转阴后,抗-HBc 仍可为阳性,可维持多年甚至终生携带,因此是流行病学调查的良好标志。在流行区,约 20% 的人群可出现单独抗-HBc 阳性。高滴度抗-HBc 提示病毒复制,低滴度时表示既往感染。

在 HBV 感染的不同时期及机体免疫功能的不同状态,患者血清中乙型肝炎病毒抗原、抗体会发生相应的动态变化,具有不同的临床意义,见表 10-2。

(8)Pre-s1 及抗-PreS1、Pre-s2 及抗 Pre-s2 Pre-S1 和(或)Pre-S2 阳性提示 HBV 复制活跃,具有较强的传染性。抗-PreS1 是 HBV 的中和抗体,能阻止 HBV 侵入肝细胞,其出现于急性期和恢复期,表明预后良好。

3.丙型病毒性肝炎的血清学检测 丙型病毒性肝炎由丙型肝炎病毒(HCV)引起。HCV 感染的特异性血清学标志是抗-HCV 抗体,即抗-HCV-IgG 和抗-HCV-IgM。目前建立的抗-HCV 检测方法多为抗-HCV-IgG 检测,最常用的技术为 ELISA,广泛用于献血人员 HCV 感染筛查和临床实验室检测。抗 HCV 检测阳性提示既往感染 HCV;多数病人抗-HCV 阳性伴有 HCV RNA 的存在。

表 10-2　HBV 感染血清标志物检测结果及临床意义

血清标志物						临床意义	传染性
HBsAg	抗-HBs	HBeAg	抗-HBe	抗-HBc IgM	抗-HBc IgG		
+	−	−	−	−	−	潜伏期、感染早期、HBsAg 携带者	高
+	−	+	−	−	−	急性或慢性乙肝、HBsAg 携带者	高
+	−	+	−	+	−	急性乙肝"大三阳"	高
+	−	+	−	−	+	慢性乙肝"大三阳"	高
+	−	−	+	−	+	乙肝后期,慢性 HBsAg 携带者"小三阳"	弱
−	+	−	+	−	+	痊愈,既往感染恢复期,有免疫力	无
−	+	−	+	−	−	既往感染恢复期,有免疫力	无
−	−	−	−	+	−	急性重症乙肝早期,恢复早期	无
−	−	−	−	−	+	急性感染窗口早期,低水平慢性感染,既往感染未检出抗-HBs	未知
−	+	−	−	−	−	很早以前曾感染或接种过疫苗	无

4. 戊型病毒性肝炎的血清学检测　戊型病毒性肝炎由戊型肝炎病毒(HEV)引起。抗-HEV 抗体是检测戊型肝炎的主要指标,常规方法是用 ELISA 测定抗-HEV-IgG。该抗体在戊型肝炎急性期即可检出,滴度较高可持续约 6 个月甚至更长时间。一般认为,戊型肝炎急性期第一份血清抗-HEV 滴度>40,以后逐渐下降,或抗-HEV 先阴后阳,或抗-HEV 滴度逐步增高,均可诊断为急性 HEV 感染。

二、获得性免疫缺陷病的抗体检测

AIDS 的实验室检查包括血清中抗-HIV 抗体、HIV 抗原、HIV 核酸以及淋巴细胞尤其是 CD4[+]T 淋巴细胞的数量的检测,其中最为常用的是抗-HIV 抗体检测,分为初筛试验和确诊试验两个步骤。

(一)初筛试验

目前常最为用的标准初筛试验为 ELISA。

【原理】

采用间接 ELISA 或双抗原夹心 ELISA。用基因工程或人工合成的 HIV-1 和 HIV-2 多肽抗原合理地组合(如 HIV-1 gp41,HIV-1 gp24,HIV-2 gp36)包被反应板微孔,若待测血清中存在抗-HIV 抗体,则与固相抗原结合,洗去未反应物,再加酶标记的抗人 IgG(双抗原夹心法采用的是酶标记 HIV 多肽抗原组合)使酶底物显色。显色程度与待测血清中的抗-HIV 抗体水平呈正比。

【试剂与器材】

(1)筛查试剂必须是经国家食品药品监督管理局注册批准,批检合格,临床评估质量优良,在有效期内的试剂。

(2)酶标仪、微量移液器、吸水纸等。

【操作方法】

具体方法参照各种试剂盒的说明书,一般步骤如下:

(1)试剂自冰箱取出后恢复至室温,取出已包被 HIV 抗原的微孔反应板,分别将已稀释的阴性对照、阳性对照和待测血清加入微孔,每孔 100 μL,37 ℃温育 1 h。

(2)甩尽孔内液体,将洗涤液注满各孔,洗涤 5 次。

(3)每孔加最适浓度的酶标记抗人 IgG 抗体(或酶标记 HIV 多肽抗原组合)100 μL,37 ℃温育 1 h,同上洗涤 5 次。

(4)每孔加酶底物溶液 100 μL,室温避光反应 30 min。

(5)每孔加入终止液(2 mol/L H_2SO_4)50 μL,30 min 内于酶标仪 450 nm 波长测吸光度 A 值。

【结果判断】

以 P/N≥2.1 为阳性。有的试剂盒是以待测标本 A 值≥CO 值为阳性(CO 值=阴性对照平均 A 值+0.1)。

【注意事项】

(1)严格按照试剂盒说明书操作,不得擅自更改。

(2)待测血清应在采集后即时检测,否则应置-20 ℃冻存(不宜超过 l 周)。在 4 ℃保存时,超过 48 h 会使一些弱阳性标本转为阴性。

(3)实验操作中洗涤应彻底,以避免假阳性结果发生。

(4)防止交叉污染。在检测前,所有标本均应视为"阳性"标本即生物危险品。

(5)检测对象如为高丙种球蛋白血症、自身免疫病和某些肿瘤患者,血样污染,待测血清反复冻融或有免疫复合物存在均可造成假阳性结果。

【临床应用】

抗-HIV 抗体检测的特异性强、敏感性高,方法简便、成熟,而且在 HIV 感染后除早期短暂的"窗口期"外,长期稳定地存在并可被检测到,适用于初筛检测,凡初筛结果阳性者,需要进一步确证。

（二）确证试验

确证试验方法有免疫印迹技术、放射免疫沉淀技术及间接免疫荧光技术等。其中免疫印迹技术敏感性高、特异性好，是目前最常用的抗-HIV 抗体确证试验，其流程见图 10-1。

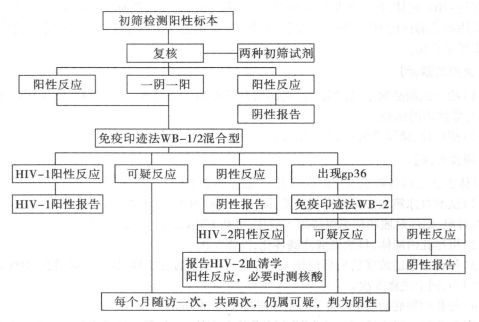

图 10-1　抗-HIV 抗体确证试验流程

【原理】

先将 HIV 蛋白质抗原裂解，通过 SDS-聚丙烯酰胺凝胶电泳（SDS-PAGE）分离各抗原组分，形成按相对分子质量大小依序排列的区带，再转印至 NC 膜上，加待测血清与 NC 膜反应，如血清中有抗-HIV 抗体，则可与膜条上对应的抗原结合，加入酶标记抗人 IgG 反应后，再加入酶底物显色，膜条上出现呈色的特异性条带，而无关的抗原条带不呈色。

【试剂与器材】

（1）此试验在艾滋病确认实验室进行，使用经国家食品药品监督管理局注册批准、检查合格、在有效期内的试剂。

（2）待测血清、质控血清。

（3）温箱、小型摇床、反应槽、吸管、微量移液器、滤纸等。

【操作方法】

具体方法参照各种试剂盒的说明书，一般步骤如下：

（1）自冰箱取出试剂盒，恢复至室温，配制所需试剂。

（2）将已转印 HIV 抗原的 NC 膜自试剂盒中取出，置反应槽中，加 3 mL 洗涤液，室温振荡 5 min。

（3）加入 30 μL 待测血清，同时设阴性、阳性对照，室温中振荡 30 min。

（4）吸弃槽内液体，加 5 mL 洗涤液，室温振荡 5 min。此步骤重复 1 次。

（5）吸弃槽内液体，加 3 mL 酶标记抗人 IgG 抗体，室温振荡 30 min。

（6）重复步骤 4。

（7）吸弃槽内液体，加 3 mL 酶底物溶液（含稳定剂 DONS），室温振荡 10 min。

（8）吸弃槽内液体，加 5 mL 蒸馏水，室温振荡 5 min。再用 DONS 水溶液浸膜。此步骤重复 2 次。

（9）移膜片至滤纸上，观察结果。

【结果判断】

检测结果的判断是根据呈色条带的种类和多少，与试剂盒提供的阳性标准比较，并按试剂盒说明书的规定综合判断。一般判定标准如下：

（1）抗-HIV 抗体阳性（+），有下列任何一项阳性即可确认。①至少有 2 条 env 带（gp41 和 gp160/gp120）出现。②至少有 1 条 env 带和 p24 带同时出现。

（2）抗-HIV-2 抗体阳性（+），同时符合以下两条标准即可确认。①符合 WHO 阳性判定标准，即出现至少两条 env 带（gp36 和 gp140/gplO5）。②符合试剂盒提供的阳性判定标准。

（3）抗-HIV 抗体阴性（-）　无抗-HIV 抗体特异带出现。

（4）抗-HIV 抗体不确定（±）　出现抗-HIV 抗体特异带，但不足以判定阳性。

【注意事项】

（1）只有经上级主管部门批准的确认实验室才能进行确证试验。

（2）待测血清应在采集后即时检测，否则应置-20 ℃冻存（不宜超过 1 周）。在 4 ℃时保存，超过 48 h 会使一些弱阳性标本转为阴性。

（3）不同试剂盒对抗-HIV 抗体测定的敏感性不同，故有的试剂盒在待测血清与 NC 膜反应时，应过夜温育。

【临床应用】

抗-HIV 抗体阳性提示如下：

（1）感染了 HIV，可作为传染源将 HIV 传播他人。

（2）18 个月的婴儿除外，5 年之内将有 10% ~30% 的人发展为艾滋病。

（3）对抗-HIV 阳性的母亲所生的婴儿，如 18 个月内检测血清抗-HIV 阳性，不能诊断为 HIV 感染，尚需进行抗体 HIV 核酸检测或 18 个月后的血清抗体检测来判断。

知识与技能拓展

ToRCH 的由来

ToRCH 是引起围产期感染的一组病原体的英文名称的字头组合，"To" 即 Toxoplasma（弓形虫），"R" 即 Rubevirus（风疹病毒），"C" 即 Cytomegalovirus（巨细胞病毒），"H" 即 Herpesvirus hominis（单纯疱疹病毒）。这组病原体常导致胎儿宫内感染，造成致流产、死胎、胎儿畸形,或出现婴儿智力低下、视听障碍等远期严重后果。为引起围产医学家和优生优育学家的关注,人们将这几种病原体组合在一起,以 ToRCH(Torch,火炬)命名,并列为产前检查的重点监测项目。

三、ToRCH 感染的抗体检测

1. 抗弓形虫抗体检测　常用的检测技术为 ELISA。抗弓形虫 IgM 抗体阳性提示近期感染,由于母体 IgM 类抗体不能通过胎盘,故在新生儿体内查到抗弓形虫特异性 IgM 抗体则提示其有先天性感染。IgG 抗体阳性提示有弓形虫既往感染。

2. 抗风疹病毒抗体检测　常用的检测技术有 ELISA 和间接免疫荧光技术,其中 ELISA 最为常用。抗风疹病毒 IgM 抗体常用于风疹急性期或新近感染的诊断,IgG 抗体用于调查既往感染。

3. 抗巨细胞病毒抗体检测　常用的检测技术为 ELISA,可检测抗-CMV-IgM、IgA、IgG 类抗体,目前临床主要检测抗-CMV-IgM 类抗体。血清中抗-CMV-IgM 抗体阳性有助于诊断急性或活动性 CMV 感染以及对移植器官供体和献血员的筛选。脐带血查出抗-CMV-IgM 抗体说明胎儿有宫内感染,若同时检测抗-CMV-IgA 抗体可提高诊断的准确性。抗-CMV-IgG 抗体阳性对诊断既往感染和流行病学调查有意义,若间隔 3 周后该抗体阳性滴度升高 4 倍以上,则对判断 CMV 近期复发感染有意义。

4. 抗单纯疱疹病毒抗体检测　常用的检测技术为为 ELISA,主要检测抗-HSV-IgM。抗-HSV-IgM 阳性提示有近期感染。但由于易出现假阴性结果,因此抗-HSV-IgM 阴性不能完全排除 HSV 感染。

由于技术上的原因以及生物学上的交叉反应,对 ToRCH 感染抗体检测的阳性结果应结合临床进行综合分析,不能仅以某项实验结果作为孕妇终止妊娠的依据。

四、呼吸道病毒性疾病的抗体检测

1. 抗流行性感冒病毒抗体检测　临床常用时间分辨免疫荧光技术检测流感病毒抗体。该技术敏感性高、特异性强、临床符合率高,阳性率可达 60% ~ 80%。另外,血凝抑制技术可以检测总流感病毒抗体的效价,如急性期和恢复期效价升高 ≥4 倍,有助于回顾性诊断、流行病学调查和疫苗接种效果监测。

2. 抗-SARS 冠状病毒抗体检测　常用检测技术有:ELISA 检测患者血清中抗-SARS-IgM 或 IgG 或混合抗体;间接免疫荧光技术检测抗-SARS-IgM;中和试验技术,取双份血清进行平行试验,如抗体转阳性或滴度≥4 倍升高,可作为 SARS 血清学诊断的金标准。

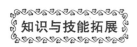

知识与技能拓展

严重急性呼吸综合征(SARS)

严重急性呼吸综合征(severe acute respiratory syndromes,SARS),又称传染性非典型肺

炎,是一种由 SARS 冠状病毒引起的呼吸系统传染性疾病。该疾病主要通过近距离空气飞沫传播,在家庭和医院有显著的聚集现象。临床表现为发热、头痛、肌肉酸痛、乏力、干咳少痰等,严重者可出现呼吸窘迫。全球首发病例于 2002 年 11 月出现在广东佛山,并迅速形成流行态势,报告病例的平均死亡率为 9.3%。2003 年 4 月 16 日,WHO 宣布,一种新型冠状病毒是引起 SARS 的病原体,并将其命名为 SARS 冠状病毒。

第三节 梅毒的血清学检测

梅毒螺旋体(TP)的抗原主要分为特异性抗原和非特异性抗原(磷脂类抗原),前者刺激机体产生特异性凝集抗体、制动抗体或溶解抗体。非特异性抗原刺激机体产生的抗体(反应素),能与牛心肌的心脂质抗原发生交叉反应。因此梅毒螺旋体的血清学检测分为非特异性反应素和特异性抗体的检测,通常前者作为筛选,后者作为诊断依据。

一、非特异性反应素检测

检测所用的抗原由从牛心肌中提取的心磷脂、胆固醇和纯化的卵磷脂组成,即类脂质抗原,测定患者血清中的反应素。其主要方法为甲苯胺红不加热血清试验(toluidine red unheated serum test,TRUST)

【原理】

试剂中的心磷脂作为抗原与抗体发生反应,卵磷脂可加强心磷脂的抗原性,胆固醇可增强抗体的敏感性。这些成分溶于无水乙醇中,在加入水后,胆固醇析出形成载体,心磷脂和卵磷脂在水中形成胶体状包裹在其周围,形成胶体微粒。将此抗原微粒混悬于甲苯胺红溶液中,加入待测血清,血清中的抗体与之反应后,可出现肉眼可见的凝集块。

【试剂与器材】

TRUST 试剂、待测血清、阳性对照、阴性对照、反应卡等。

【操作方法】

(1)将 TRUST 试剂和待测血清置室温平衡 10 min。

(2)将待测血清(无需灭活处理)、阴性对照和阳性对照分别加至反应卡的样本圈内,每圈 1 滴(50 μL)。

(3)轻轻摇匀抗原试剂,垂直滴加 1 滴抗原于样本圈内。

(4)旋转摇动卡片 8 min,肉眼观察结果。

【结果判断】

(1)阴性反应:呈粉红色均匀分散沉淀物。

(2)阳性反应:出现粉红色凝集块,根据凝集块大小记录+~++++。

(3)阳性反应若需定量检测,可将待测血清用生理盐水倍比稀释后,按定性方法进行。

【注意事项】

(1)试验需在室温中操作,以保证结果的稳定性和重复性。

(2)待测血清需新鲜、无污染,否则可能出现假阳性或假阴性结果。

(3)在规定的时间内及时观察结果。

(4)检样及废弃物应视为生物危险品。

【临床应用】

本法仅为非特异性血清学过筛试验,阴性结果不能排除梅毒感染,阳性结果需进一步做抗梅毒螺旋体抗体试验确认。

二、抗梅毒螺旋体特异性抗体检测

常用的梅毒螺旋体特异性抗体检测方法有梅毒螺旋体血凝技术(TP hemagglutination assay,TPHA)、荧光密螺旋体抗体吸收试验(fluorescent treponemal antibody absorption test,FTA-ABS)、梅毒螺旋体明胶凝集试验(TPPA)和酶联免疫吸附试验(TP-ELISA)。

TPHA:本技术的原理为间接血凝,以经超声裂解的 TP 抗原致敏 SRBC,与患者血清进行凝集反应,若血清中存在抗 TP 抗体,则出现肉眼可见的凝集现象。

FTA-ABS:本试验是梅毒检测的金标法。由于致病性与非致病性螺旋体之间有共同抗原,试验前先用经超声处理的非致病性螺旋体抗原对待测血清进行吸收,以去除可能存在的具有交叉反应作用的抗体。再将经吸收过的待测血清与固相已知梅毒抗原结合。经充分洗涤除去未结合物后,再加入荧光素标记的抗人 Ig 抗体,形成固相抗原-患者血清中的 TP 特异性抗体-荧光素标记的抗人 Ig 复合物,经充分洗涤后在荧光显微镜下观察,若见特异性发荧光的螺旋体即为阳性。

TP-ELISA 方法:在微孔板上预包被梅毒螺旋体基因重组抗原,加入酶标记的基因重组抗原与待测血清中的梅毒螺旋体抗体特异结合,显色,通过酶标仪检测吸光度 A 值,判断样本中梅毒螺旋体抗体的有无。

下面介绍密螺旋体颗粒凝集试验(TPPA)。

【原理】

将梅毒螺旋体 Nichols 株的精制菌体成分包被于明胶颗粒上,此种致敏颗粒与检样中的抗-TP 抗体结合时发生凝集反应。

【试剂与器材】

(1)试剂盒　购买有国家食品药品监督管理局批准文号的专用商品试剂盒。

(2)U 形反应板、微量加样器(25 μL)、微量滴管(25 μL)、微量振荡器、待测血清。

【操作方法】

按试剂盒说明书操作。定性试验只做 4 孔,半定量试验做 12 孔。

(1)平衡　取出试剂盒置室温 30 min。

(2)加样　在反应板中加稀释液,第 1 孔为 4 滴(100 μL),第 2 至第 4 孔每孔 1 滴(25 μL);用微量移液管取待测血清 25 μL 加入第 1 孔,混匀后取 25 μL 加入第 2 孔,依次稀释到第 4 孔(或 12 孔),此时第 1 孔稀释度为 1:5,第 2 至 4 孔分别为 1:10、1:20、1:40(第 12 孔为 1:10240)。

(3)加明胶颗粒 第 3 孔加未致敏颗粒 25 μL,第 4 孔加致敏颗粒 25 μL(或连续加到 12 孔)。待测血清最后稀释倍数第 3 孔为 1:40,第 12 孔为 1:20 480。

(4)反应 将反应板置微量振荡器上振荡 30 s,用封板膜封板,置湿盒内 18~25 ℃ 孵育 2 h 后观察结果。

【结果判定】

1. 判定标准

++:形成均一凝集,凝集颗粒在孔底呈膜状伸展。

+:孔底形成较大的环状凝集,外周边缘不均匀。

±:孔底形成小环状凝集,外周边缘光滑、圆整。

-:颗粒聚集在孔底中央成钮扣状,边缘光滑。

2. 结果判定

阳性:第 3 孔(-),第 4 孔(+),判为阳性。如做 12 孔测定,则以出现(+)的最终稀释倍数为抗体滴度。

阴性:只要第 4 孔为(-),即可判为阴性。

可疑:第 3 孔(-),第 4 孔(±)时判为可疑。

【注意事项】

(1)此类患者血清等检样可能存在 HBV、HCV、HIV 等病原体,因此各种物品均应按传染性物品处理。

(2)洗涤时各孔要加满洗涤液,勿使孔间交叉污染。

(3)试剂盒保存于 2~8 ℃。试剂盒内试剂仅限当天使用。

(4)不同批号的试剂不得混用。

(5)结果为可疑或阳性时,应进行随访并结合临床综合考虑。一次检测结果不能排除假阳性和假阴性的可能。同一份标本在不同实验室或采用不同的试剂盒可能会得出不一致的结果。因此结果有争议时,应进一步采用中和试验确认。

(6)定性测定时,如抗-TP 抗体浓度过高,可能会因前带现象出现假阴性结果。

【临床应用】

TPPA 试验敏感性高、特异性强,是梅毒诊断较好的确证试验。TPPA 试验阳性患者,由于记忆细胞抗体复制能力强,特异性试验敏感性高,即使经抗梅毒治疗也终生阳性,因此不能作为治疗效果观察的指标。但根据临床观察,早期梅毒患者血清如 TPPA 试验为弱阳性反应,随时间延长可能转阴。

第四节 其他病原体感染的血清学检测

一、真菌感染的血清学检测

1. 循环抗原检测

（1）念珠菌循环抗原检测　是目前念珠菌病血清学诊断的主要手段。念珠菌侵入血液循环后，其表面多种抗原成分及代谢产物大量释放出来。采用胶乳凝集技术可以检出念珠菌的表面抗原甘露聚糖；采用 ELISA 和免疫印迹技术可以检测含念珠菌胞浆抗原烯醇化酶。

（2）新型隐球菌循环抗原检测　循环荚膜抗原测定已成为诊断新型隐球菌病，尤其是新型隐球菌脑炎的重要手段。胶乳凝集技术检测迅速，灵敏度为 35 ng/μL，特异性达 90% ~ 100%。ELISA 比胶乳凝集技术更灵敏，但在检测脑脊液标本时，可能会因为抗原含量过高而出现假阳性，应做倍比稀释后再检测。

（3）曲霉循环抗原检测　半乳糖抗原和其他糖蛋白抗原的检测可用于曲霉感染的诊断。ELISA 检测曲霉半乳糖甘露糖的灵敏度可达 1 ng/μL。此外放射免疫技术、胶乳凝集技术检测半乳糖抗原及一些低相对分子质量抗原也可用于曲霉感染辅助诊断。

2. 循环抗体检测　常用 ELISA、斑点酶免疫渗滤技术、放射免疫技术、胶乳凝集技术、凝胶扩散技术等检测循环抗体。循环抗体检测对组织胞浆菌病、球孢子菌病诊断意义较大，对高度怀疑孢子丝菌病但培养阴性时有一定价值；双份血清抗体效价≥4 倍或间隔 2 ~ 3 周的连续动态观察有助于确诊。

二、立克次体、衣原体、支原体感染的血清学检测

1. 立克次体感染的血清学检测　检测血清中的抗立克次体抗体的主要技术是外-斐反应。由于斑疹伤寒立克次体、恙虫病立克次体与变形杆菌 OX19、OX2 和 OXK 的菌体抗原为共同抗原，因此可以用变形杆菌代替立克次体检测患者血清中的抗立克次体抗体，以辅助立克次体病的诊断。

2. 衣原体感染的血清学检测　多用 ELISA、间接免疫荧光技术、间接血凝技术等，检测衣原体特异性抗原或抗体以辅助诊断衣原体感染。

3. 支原体感染的血清学检测　常用补体结合试验、代谢性抑制试验、生长抑制试验、间接血凝技术、免疫荧光技术、ELISA 等技术检测支原体特异性抗体，其中 ELISA 可测定 IgG 和 IgA，其敏感性、特异性较高，广泛应用于临床。

三、寄生虫感染的血清学检测

寄生虫感染的血清学检测主要是通过检测特异性抗原或抗体以诊断或辅助诊断原虫和组织内寄生的蠕虫感染，很好弥补了此类虫体感染时病原学诊断效果不佳的缺陷。特异性抗原阳性表示有现存感染，而特异性抗体阳性表明患者过去或现存的感染，可用于寄生虫感染诊断的血清学检测方法包括简单的沉淀技术、凝集技术以及具有分子水平的酶联免疫印

迹技术等,其中应用最广泛的是 ELISA 的,几乎适用于所有寄生虫感染的诊断。

思考题

乙肝标志物检测时,对应的抗原、抗体会否同时出现?请分析原因。

（曹明刚）

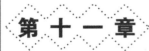

第十一章
超敏反应性疾病及其免疫学检验

学习目标

◆ **掌握** 超敏反应的概念及分型；四型超敏反应的发病机制。

◆ **熟悉** 四型超敏反应的常见疾病。

◆ **了解** 常用的皮肤试验；嗜酸性粒细胞和嗜碱性粒细胞的测定及其临床意义。

超敏反应是指机体再次接触相同抗原刺激后,发生的以组织细胞损伤和(或)生理功能紊乱为结局的特异性免疫应答,又称为变态反应。

根据超敏反应发生机制和临床特点,将其分为Ⅰ型、Ⅱ型、Ⅲ型和Ⅳ型。

第一节 Ⅰ型超敏反应性疾病及其免疫学检验

Ⅰ型超敏反应,又称过敏反应或速发型超敏反应,主要由特异性 IgE 抗体介导产生,可发生于局部,亦可发生于全身,是临床上最常见的一类超敏反应。

一、Ⅰ型超敏反应的发生机制

(一)参与反应的物质

1. 变应原 变应原是指能够选择性诱导机体产生特异性 IgE 抗体的免疫应答,引起速发型超敏反应的抗原物质。临床常见的变应原有：①某些药物或化学物质,如青霉素、普鲁卡因、有机碘化合物等；②吸入性变应原,如花粉颗粒、尘螨及排泄物、真菌菌丝及孢子、昆虫毒液、动物皮毛等；③食入性变应原,如奶、蛋、鱼虾、蟹贝等食物蛋白或部分肽类物质；④异种动物免疫血清,如人工制备的抗毒素等。

2. 抗体 正常人血清中的 IgE 抗体含量很低,而在发生Ⅰ型超敏反应的患者体内,IgE 抗体的含量则显著增高。IgE 为亲细胞抗体,可通过其 Fc 段与肥大细胞和嗜碱性粒细胞表面的 IgEFc 受体(FcεRI)结合。

3. 细胞 参与Ⅰ型超敏反应的效应细胞主要为肥大细胞和嗜碱性粒细胞,两种细胞表面均表达有高亲和力的 FcεRI,胞质中含有嗜碱性颗粒,能释放或介导合成生物活性介质。

另外,嗜酸性粒细胞在Ⅰ型超敏反应中发挥负反馈调节作用。肥大细胞和嗜碱性粒细胞脱颗粒,所释放的嗜酸性粒细胞趋化因子,引起嗜酸性粒细胞局部聚集。嗜酸性粒细胞可直接吞噬破坏肥大细胞和嗜碱性粒细胞脱出的颗粒,也可通过释放酶类灭活生物活性介质,从而下调Ⅰ型超敏反应。某些因子如 IL-5、CC 亚家族趋化性细胞因子(如 MCP-3)等可与嗜酸性粒细胞表面的相应受体结合,使嗜酸性粒细胞活化表达 FcεRI,引发脱颗粒,参与Ⅰ型超敏反应晚期相的形成和维持。

4. 生物活性介质　生物活性介质包括两类。①细胞内预存的介质:主要是组胺和激肽原酶,前者可使小血管扩张、血管壁通透性增加;平滑肌收缩;腺体分泌增加。后者可作用于血浆中的激肽原使之生成具有生物活性的激肽,刺激平滑肌收缩,使支气管痉挛;使毛细血管扩张,通透性增强;吸引嗜酸性粒细胞、中性粒细胞等向局部趋化。②新合成介质:是引起晚期相反应的主要介质,主要有白三烯(LTs)、前列腺素 D2(PGD2)和血小板活化因子(PAF)。LTs 能使支气管平滑肌强烈而持久地收缩,也可使毛细血管扩张、通透性增强和促进黏膜腺体分泌增加。PGD2 的主要作用是刺激支气管平滑肌收缩,使血管扩张和通透性增加。PAF 可凝聚和活化血小板使之释放组胺、5-羟色胺等血管活性胺类物质。

(二)发生过程

Ⅰ型超敏反应的发生过程分为 3 个阶段,即致敏阶段、发敏阶段和效应阶段(图 11-1)。

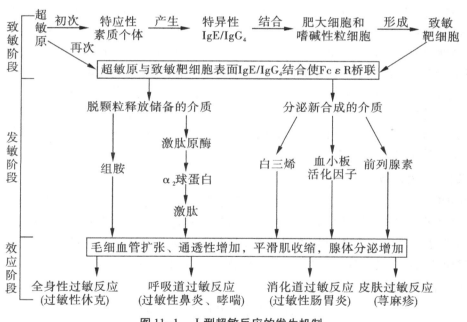

图 11-1　Ⅰ型超敏反应的发生机制

1. 致敏阶段　变应原初次进入机体,诱导特异性 B 细胞产生 IgE 类抗体。IgE 以其 Fc 段与肥大细胞或嗜碱性粒细胞表面相应的 FcεRI 结合,而使机体处于对该变应原的致敏状态。通常致敏状态可维持数月甚至更长时间,如长期不接触相应变应原,致敏状态可逐渐消失。

2. 发敏阶段　处于致敏状态的机体再次接触相同变应原时,变应原与致敏的肥大细胞或致敏的嗜碱性粒细胞表面的 IgE 抗体特异性结合,使细胞活化脱颗粒,释放与合成活性介质。

3. 效应阶段 活化细胞释放的生物活性介质作用于效应组织和器官引起损伤。根据效应发生的快慢和持续时间的长短,可分为即刻相反应和晚期相反应两种类型。

(1)即刻相反应 通常在接触变应原后数秒钟内发生,可持续数小时。该种反应主要由组胺等引起。

(2)晚期相反应 通常在接触变应原后 6～12 h 发生,可持续数天或更长时间。该种反应主要是由新合成的脂类介质如 LTS、PAF 等引起的。此外嗜酸性粒细胞及其产生的酶类物质和脂类介质,对晚期反应的形成和维持也起一定的作用。

(三)特点

Ⅰ型超敏反应的主要特点是:①发生快,消退亦快;②由 IgE 抗体介导;③常引起生理功能紊乱,几乎不发生严重组织细胞损伤;④具有明显个体差异和遗传背景。

二、Ⅰ型超敏反应性疾病

(一)过敏性休克

1. 药物过敏性休克 以青霉素引发的休克最为常见。青霉素的降解产物青霉噻唑醛酸或青霉烯酸,与体内组织蛋白结合形成完全抗原,刺激机体产生特异性 IgE 抗体,使肥大细胞和嗜碱性粒细胞致敏。当机体再次接触青霉素时,即可发生过敏反应,重者可发生过敏性休克甚至死亡。青霉素制剂在弱碱性溶液中易降解,因此使用青霉素时应临用前配制,放置 2 h 后不宜使用。此外头孢菌素、链霉素、普鲁卡因等也可引起药物过敏性休克。

2. 血清过敏性休克 临床应用动物免疫血清如破伤风抗毒素、白喉抗毒素进行治疗或紧急预防时,有些患者可因曾经注射过相同的动物血清制剂已被致敏,而发生过敏性休克,重者可在短时间内死亡。

(二)呼吸道过敏反应

常因吸入花粉、尘螨、真菌和毛屑等变应原引起。过敏性鼻炎和过敏性哮喘是临床常见的呼吸道过敏反应。过敏性鼻炎具有明显的季节性和地区性,表现为鼻痒、流涕、打喷嚏等。过敏性哮喘有早期和晚期相反应两种类型,前者发生快,消失也快;后者发生慢,持续时间长,同时局部出现以嗜酸性粒细胞和中性粒细胞浸润为主的炎症反应。

(三)消化道过敏反应

少数人进食鱼、虾、蟹、蛋、奶等食物或服用某些药物后可发生过敏性胃肠炎,出现恶心、呕吐、腹痛和腹泻等症状,严重者也可发生过敏性休克。研究表明,患者胃肠道黏膜表面 SIgA 含量明显减少和蛋白水解酶缺乏可能与消化道过敏反应发生有关。

(四)皮肤过敏反应

可由摄入或接触某些食物、药物、花粉或肠道寄生虫感染而引起。皮肤过敏反应主要包括荨麻疹、湿疹和血管神经性水肿。

三、Ⅰ型超敏反应的防治原则

（一）查找变应原，避免再接触

查明变应原，避免与之接触是预防Ⅰ型超敏反应发生最有效的方法。通过详细询问患者及家属过敏史以及做皮肤试验可以寻找到变应原。

（二）脱敏疗法和减敏疗法

1.免疫血清脱敏疗法　抗毒素皮试阳性但又必须使用时，可采用小剂量、短间隔（20～30 min）、多次注射的方法进行脱敏治疗。其机制是小剂量变应原活化少量的细胞，不引起明显临床症状，而多次注射变应原（抗毒素血清）可使体内致敏靶细胞分批脱敏，以致最终全部解除致敏状态，此时再大剂量注射抗毒素就不会发生过敏反应。但这种脱敏是暂时的，经一定时间后，机体又可重建致敏状态。

2.特异性变应原减敏疗法　对已查明而又难以避免接触的变应原如花粉、尘螨等，可采用小剂量、长间隔（1～2周）、多次皮下注射的方法进行减敏治疗。其机制是通过改变抗原进入途径，诱导机体产生大量特异性 IgG 类抗体，与 IgE 竞争结合抗原，降低 IgE 应答。这种 IgG 抗体也称封闭抗体。

（三）药物治疗

根据药物作用的各个环节，用于Ⅰ型超敏反应的主要药物有：①抑制生物活性介质合成和释放的药物，如阿司匹林可抑制前列腺素等介质生成；色甘酸钠、氨茶碱等可抑制生物活性介质的释放。②生物活性介质拮抗药：苯海拉明、氯苯那敏等抗组胺药物，可通过与组胺竞争结合效应器官细胞膜上的组胺受体而发挥抗组胺作用。③改善效应器官反应性的药物：肾上腺素不仅可解除支气管平滑肌痉挛，还可使外周毛细血管收缩升高血压，因此在抢救过敏性休克时具有重要作用。葡萄糖酸钙、维生素 C 等除可解痉外，还能降低毛细血管通透性和减轻皮肤与黏膜的炎症反应。

四、Ⅰ型超敏反应的免疫学检验

（一）皮肤试验

皮肤试验简称皮试。其原理为：当相应的抗原进入致敏者皮肤时，与吸附在肥大细胞和（或）嗜碱性粒细胞上的 IgE 特异性结合，使其活化、释放出活性介质，导致注射局部Ⅰ型超敏反应性损伤。

1.试验类型与方法　常用的试验类型包括皮内试验和点刺试验，一般多选择受试者前臂曲侧、上臂伸侧或背部为注射部位，便于结果观察。

（1）皮内试验　皮肤消毒后，用皮试针头将抗原提取液注入皮内，注入量一般为 0.01～0.03 mL，使局部皮肤形成直径 2～3 mm 的皮丘。如同时试验多种抗原时，相互间隔至少 4 cm，以免强烈反应时混淆结果。皮内试验具有结果准确、应用范围广、敏感性高等优点，是检测Ⅰ型超敏反应最常用的方法。

（2）点刺试验　又称挑刺试验或刺痕试验。试验时将抗原滴于试验部位的皮肤上，用针尖透过液滴在皮肤上轻轻挑刺一下，以刺破皮肤而不出血为度，1 分钟后拭去抗原液。也可采用特制的带孔塑料板(可用酶标板)将各种皮试液分别置于孔内,将点刺针放入孔内用皮试液浸泡备用,点刺时将针取出刺入皮肤即可。点刺试验较皮内试验安全、假阳性较少,但敏感性稍低,故皮试液浓度要比皮内试验高10~100倍。

2. 结果判定与分级标准 皮肤试验结果应在皮试后15~30 min内观察,皮内试验的阳性反应以风团为主,点刺试验的阳性反应以红晕为主,其判断标准及分级见表11-1。

表 11-1 皮肤试验的结果判定标准

分级	皮内试验	点刺试验
–	无反应或小于阴性对照	无反应或小于阴性对照
+	风团 3~5 mm,红晕<20 mm	无风团,阴性对照<红晕≤20 mm
++	风团 6~9 mm 伴红晕	无风团,红晕>20 mm
+++	风团 10~15 mm 伴红晕	风团伴红晕
++++	风团>15 mm 伴红晕且有伪足	风团伴红晕且有伪足

3. 结果分析与注意事项 有时,皮试结果可能与机体实际情况不符,即出现假阳性或假阴性的结果。

(1)假阴性结果常见原因 ①变应原浓度过低或失效;②患者皮肤反应性较低,如老年患者、过敏性休克或哮喘发作之后的患者;③皮试前使用过抗组胺药或免疫抑制剂;④注射深度过深或注射剂量过少。

(2)假阳性结果常见原因 ①皮试液含有非特异性刺激物;②患者有皮肤划痕症(from百利);③操作手法较重;④注射剂量过多或浓度偏高;⑤注入少量空气。

为避免假性结果,应选择合适浓度的皮试液,操作者的动作应准确、轻柔,并设置阳性和阴性对照。此外,皮试也可引起全身反应,故注射时必须准备常规的抢救药品和设施,注射后应密切观察,一旦发生严重反应,应及时处理。

4. 应用与评价 虽然皮肤试验的影响因素较多,但其能反映机体内的实际免疫状态,并且操作简单易行,结果可信,故常用于防治 I 型超敏反应性疾病,作为药物或疫苗过敏的检查。

(二)激发试验

1. 支气管激发试验 支气管激发试验(bronchial provocative test,BPT)是测定支气管吸入某种刺激性物质后产生收缩反应程度的方法,也称为气道反应性测定。临床试验中,使受试者雾化吸入一定量的激发物,通过比较吸入前后的肺通气功能指标,从而判断受试者气道反应性的程度。

特异性BPT 是以一定浓度的变应原(尘螨、花粉、动物皮毛等)作为激发物,而非特异性BPT 则直接以一些效应物质(组胺、白三烯 E4、醋甲胆碱、高渗与低渗盐水)激发受试者。

BPT 虽有一定的危险性,但特异性较高,与受试者的病史、症状和体征相关性较强,临床主要用于确定支气管哮喘的变应原。此外,BPT 在检测新制剂的抗原性、评价平喘药物疗效以及观察脱敏治疗的效果等方面也有重要的应用价值。BPT 的缺点是每次仅能用一种抗原进行试验,设备和操作技术要求较高,而且存在一定的风险,故临床应用受到限制。

2. 其他激发试验

(1)食物激发试验　主要用于确定引起患者过敏反应的食物性变应原。先让患者食用已知不能引起过敏反应的食物,观察病情变化。当症状改善后再逐一添加食物品种,直到出现过敏症状。

(2)口腔激发试验　将变应原直接与受试者口腔黏膜接触,阳性反应为口腔黏膜出现肿胀或充血。主要用于食物、药物等变应原的检查。

(3)结膜激发试验　将变应原滴于一侧眼睛,如果受试眼睛出现结膜充血、水肿、分泌增多、瘙痒,甚至眼睑红肿等现象时即可判断为阳性反应。主要用于检查引起眼部变态反应的变应原。

(4)鼻黏膜激发试验　将变应原吸入或滴入受试者鼻腔,15～20分钟后,如受试者出现鼻黏膜苍白水肿、并伴有鼻痒、流涕、打喷嚏等症状即可判断为阳性。主要用于检查引起鼻炎的变应原。

(三)血清 IgE 的测定(见第七章)

(四)相关细胞的测定

嗜酸性粒细胞和嗜碱性粒细胞均为参与Ⅰ型超敏反应的主要炎症细胞,该类细胞增多常作为Ⅰ型超敏反应性疾病的辅助诊断指标,也可作为疗效判定的指标之一。

1. 嗜酸性粒细胞测定

(1)外周血嗜酸性粒细胞计数　临床多用直接计数法。常用苯酚甲醛伊红染液染色,嗜酸性粒细胞的胞质颗粒中富含碱性氨基酸和碱性蛋白,等电点为 pH 值 11,易与阴离子染料结合而着色。由于该染液为低渗溶液,可溶解红细胞和其他白细胞,增加背景清晰度,使得嗜酸性粒细胞易于被识别。

(2)嗜酸性粒细胞阳离子蛋白(eosinophil cationic protein,ECP)的测定　常用的检测技术为放射免疫吸附技术和 ELISA。ECP 是由嗜酸性粒细胞释放的毒性蛋白之一,导致呼吸道上皮的损伤和脱落,它可反映嗜酸性粒细胞的激活程度及分泌毒性蛋白的能力。

(3)分泌物嗜酸性粒细胞涂片检查　由于炎症介质和细胞因子的作用,血管内皮细胞和嗜酸性粒细胞表面黏附分子表达增加并结合,继而造成嗜酸性粒细胞穿过内皮迁移或浸润于病灶部位。采集鼻涕与痰液的黏稠部分,也可采集眼、中耳分泌物及大便的黏液涂片、干燥后用 Hansel 染色液(含伊红黄及亚甲蓝)染色镜检。

2. 嗜碱性粒细胞测定

(1)嗜碱性粒细胞计数　常用直接计数法。碱性染液含有 0.1% EDTA、阿利新蓝、氯代十六烷基吡啶和硫酸铝等成分,能使红细胞和其他白细胞溶解,易于观察嗜碱性粒细胞。本试验常作为Ⅰ型超敏反应性疾病诊断的筛选试验,也可作为疗效考核的辅助指标。

(2)嗜碱性粒细胞脱颗粒试验　嗜碱性粒细胞因含有大量的嗜碱性颗粒,易被染色。当加入过敏原后,胞质脱颗粒,细胞不再着色。根据染色细胞数的减少,判断过敏情况。常用试管法检测,其结果与放射变应原吸附试验(radioallergosorbent test,RAST)和皮肤试验的符合率很高,可用于寻找过敏原及判断脱敏治疗的效果。

第二节 Ⅱ型超敏反应性疾病及其免疫学检验

Ⅱ型超敏反应,又称为细胞毒型或细胞溶解型超敏反应,是由 IgG 或 IgM 类抗体与靶细胞表面相应抗原结合后,在补体、吞噬细胞和 NK 细胞参与下,引起的以细胞溶解或组织损伤为主的病理性免疫反应。

一、Ⅱ型超敏反应发生机制

1. 靶细胞及表面抗原 靶细胞表面的抗原主要包括:①正常存在于血细胞表面的同种异型抗原,如 ABO 血型抗原、Rh 抗原和 HLA 抗原。②外源性抗原与正常组织细胞之间具有的共同抗原,如链球菌胞壁的成分与心脏瓣膜、关节组织之间的共同抗原。③感染和理化因素所致改变的自身抗原。④结合在自身组织细胞表面的药物抗原表位或抗原-抗体复合物。

2. 靶细胞的损伤机制 参与Ⅱ型超敏反应的抗体主要是 IgG 和 IgM 类抗体。针对靶细胞表面抗原的抗体通过与补体和巨噬细胞、中性粒细胞和 NK 细胞等效应细胞的相互作用,杀伤靶细胞。其主要杀伤机制为:①IgG 或 IgM 抗体与靶细胞表面抗原结合后,通过激活补体活化的经典途径,使靶细胞溶解破坏。②IgG 抗体与靶细胞特异性结合后,通过其 Fc 段与效应细胞表面的 Fc 受体结合,通过调理吞噬和(或)ADCC 作用,溶解破坏靶细胞(图 11-2)。

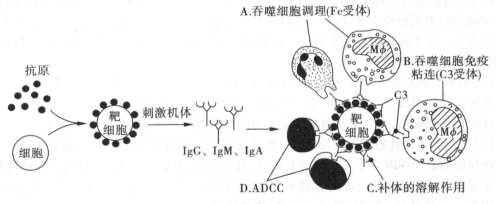

图 11-2 Ⅱ型超敏反应的发生机制

此外,抗细胞表面受体的自身抗体与相应受体结合,可导致细胞功能紊乱,表现为受体介导的对靶细胞的刺激或抑制作用。

二、Ⅱ型超敏反应性疾病

(一)输血反应

多发生于 ABO 血型不符的输血。如将 A 型供血者的血误输给 B 型受血者,由于 A 型血红细胞表面有 A 抗原,受血者血清中有天然抗 A 抗体(IgM),两者结合后可使红细胞溶解破坏造成溶血。

(二)新生儿溶血症

母子间 Rh 血型不符是引起新生儿溶血症的主要原因。血型为 Rh⁻ 的母亲妊娠 Rh⁺ 的胎儿,由于流产或分娩等原因,胎儿血进入母体,刺激母亲产生抗-Rh⁺ 抗体,此类血型抗体为 IgG 类抗体,可通过胎盘。当该母亲再次妊娠 Rh⁺ 的胎儿时,母体内的抗-Rh⁺ 抗体进入胎儿体内,与其红细胞结合使之溶解破坏,引起流产或发生新生儿溶血。初次分娩后,72 小时内给母体注射抗-Rh⁺ 抗体,及时清除进入母体内的 Rh⁺ 红细胞,可有效预防再次妊娠时发生新生儿溶血症。

(三)自身免疫性溶血性贫血

服用甲基多巴类药物,或流感病毒、EB 病毒等感染机体后,能使红细胞膜表面成分发生改变,从而刺激机体产生抗自身红细胞抗体。这种抗体与自身改变的红细胞特异性结合,可引起自身免疫性溶血性贫血。

(四)药物过敏性血细胞减少症

青霉素、磺胺、安替比林等药物的抗原表位能与血细胞膜蛋白或血浆蛋白结合获得免疫原性,从而刺激机体产生抗药物抗原表位的特异性抗体。这种抗体与药物结合的红细胞、粒细胞或血小板作用,或与药物结合形成抗原抗体复合物后,再与具有 FcγR 的血细胞结合,可引起药物性溶血性贫血、粒细胞减少症和血小板减少性紫癜。

知识与技能拓展

特殊的 Ⅱ 型超敏反应性疾病——甲状腺功能亢进

甲状腺功能亢进(Graves 病)系自身免疫病,但其发病机制尚未完全阐明。在病人血清中发现了一种针对 TSH 受体(TSHR)的自身抗体,该种抗体与甲状腺细胞表面 TSH 受体结合,可刺激甲状腺细胞合成分泌甲状腺素,引起甲状腺功能亢进,而不使甲状腺细胞破坏。因此甲状腺功能亢进可视为特殊的 Ⅱ 型超敏反应。导致抗-TSHR 抗体产生和形成的因素及其过程还不十分清楚,现在已知与遗传有关。

三、Ⅱ 型超敏反应的免疫学检验

(一)抗-Rh 抗体检测

为防止 Rh 血型不合所致新生儿溶血症的发生,可对孕妇血清或羊水进行抗-Rh 抗体检测。最常用的检测技术为酶介质法。

酶介质法的原理是:抗-Rh 抗体多为 IgG 型不完全抗体,当它与相应抗原的红细胞相遇时,便与红细胞上的特异性抗原结合,呈现肉眼可见的凝集。通过加入木瓜蛋白酶或菠萝蛋白酶等酶介质破坏红细胞膜表面的唾液酸糖肽,降低红细胞膜表面的负电荷,减少红细胞间的排斥力,使红细胞间距离缩小,有利于 IgG 型不完全抗体在两个红细胞抗原位点间连接。此试验既可用于抗–Rh–IgG 型不完全抗体的检测,也可用于 Rh 血型系统抗原的检测。

(二)抗球蛋白检测(见第六章)

第三节 Ⅲ型超敏反应性疾病及其免疫学检验

Ⅲ型超敏反应,又称为免疫复合物型超敏反应,是由中等大小的可溶性免疫复合物沉积于局部或全身多处毛细血管基底膜后,通过激活补体和在一些效应细胞如血小板、嗜碱性粒细胞、中性粒细胞等的参与下,引起的以充血水肿、局部坏死和中性粒细胞浸润为主要特征的炎症反应和组织损伤(图 11–3)。

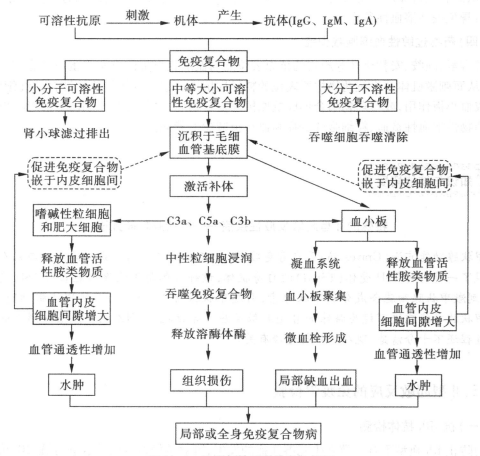

图 11–3 Ⅲ型超敏反应的发生机制

一、Ⅲ型超敏反应的发生机制

(一)一定数量的中等大小免疫复合物的形成与沉积

正常状态下,抗原与相应的 IgG 或 IgM 类抗体结合,形成免疫复合物有利于机体清除抗原性异物。但在某些情况下,受到一些因素的影响,形成的中等大小可溶性免疫复合物不能有效地被清除,可沉积于毛细血管基底膜引起炎症反应和组织损伤。

(二)免疫复合物的作用

1. 补体的作用　　免疫复合物通过经典途径激活补体,产生裂解片段 C3a 和 C5a。C3a 和 C5a 与肥大细胞或嗜碱性粒细胞上的相应受体结合,使其释放组胺等炎性介质,致局部毛细血管通透性增加,渗出增多,出现水肿。C3a 和 C5a 同时又可趋化中性粒细胞至免疫复合物沉积部位。

2. 中性粒细胞的作用　　聚集的中性粒细胞在吞噬免疫复合物的同时,还释放许多溶酶体酶,包括蛋白水解酶、胶原酶和弹性纤维酶等,可破坏血管及周围组织。

3. 血小板的作用　　肥大细胞或嗜碱性粒细胞活化释放的 PAF,可使局部血小板集聚、激活,促进血栓形成,引起局部出血、坏死。血小板活化还可释放血管活性胺类物质,进一步加重水肿。

二、Ⅲ型超敏反应性疾病

(一)局部免疫复合物病

1. Arthus 反应　　是一种实验性局部Ⅲ型超敏反应。1903 年 Arthus 发现用马血清经皮下反复免疫家兔数周后,当再次注射马血清时,可在注射局部出现红肿、出血和坏死等剧烈炎症反应。此种现象被称为 Arthus 反应。

2. 类 Arthus 反应　　多次给病人注射胰岛素、动物来源的抗毒素等,在注射局部可出现红肿、出血甚至坏死。这是由于抗原在注射局部与已产生的相应抗体结合形成免疫复合物并沉积而导致急性期炎症反应。

(二)全身免疫复合物病

1. 血清病　　通常发生于初次大量注射抗毒素 1～2 周后。其主要临床症状为发热、皮疹、淋巴结肿大、关节肿痛和一过性蛋白尿等。这是由于当患者体内抗毒素抗体已经产生,而抗毒素尚未完全排除时,二者结合形成中等大小可溶性免疫复合物所致。血清病具有自限性,停止注射抗毒素后症状可自行消退。有时应用大剂量青霉素、磺胺等药物也可引起类似血清病样的反应。

2. 链球菌感染后肾小球肾炎　　一般发生于 A 族溶血性链球菌感染后 2～3 周。此时体内产生抗链球菌抗体,与链球菌可溶性抗原结合形成循环免疫复合物,沉积在肾小球基底膜上,可引起免疫复合物型肾炎。免疫复合物导致的肾炎也可由其他病原生物如葡萄球菌、肺炎双球菌、乙型肝炎病毒和疟原虫的感染而引起。

3. 系统性红斑狼疮　　该种疾病可能是由于患者体内出现多种自身抗体,特别是抗核抗体,与细胞核的不同抗原成分结合形成免疫复合物,沉积在肾小球、关节滑膜等全身多处血管基底膜,导致组织损伤,表现为肾小球肾炎、关节炎等全身多器官病变。

4.类风湿性关节炎　病因尚未完全查明,可能与病毒或支原体的持续感染有关。目前认为,上述病原体或其代谢产物能使体内 IgG 分子发生变性,从而刺激机体产生抗变性 IgG 的自身抗体。这种自身抗体以 IgM 为主,也可以是 IgG 或 IgA 类抗体,临床称之为类风湿因子(rheumatoid factor,RF)。当自身变性 IgG 与类风湿因子结合形成的免疫复合物沉积于小关节滑膜时即可引起类风湿性关节炎。

三、Ⅲ型超敏反应的免疫学检验

Ⅲ型超敏反应的发生主要是由于中等大小可溶性免疫复合物沉积于局部或全身多处毛细血管基底膜所导致。因此,检测体内免疫复合物对Ⅲ型超敏反应性疾病的诊断、疗效观察、预后判断等具有一定意义。免疫复合物的检测技术见第七章。

第四节　Ⅳ型超敏反应性疾病及其免疫学检验

Ⅳ型超敏反应,是抗原诱导的一种细胞性免疫应答。效应 T 细胞与特异性抗原结合作用后,引起的以单个核细胞浸润和组织损伤为主要特征的炎症反应。此型超敏反应发生较慢,通常在接触相同抗原后 24～72 h 后出现炎症反应,因此又称为迟发型超敏反应,其发生与抗体和补体无关,而与效应 T 细胞和吞噬细胞及其产生的细胞因子或细胞毒性介质有关。

一、Ⅳ型超敏反应的发生机制

(一)效应 T 细胞的形成

引起Ⅳ型超敏反应的抗原主要有胞内寄生菌、病毒、真菌、寄生虫和化学物质。这些抗原物质经 APC 摄取、加工处理成抗原肽-MHC 分子复合物,表达于 APC 表面,提供给具有特异性抗原受体的 T 细胞识别,并使之活化和分化成为效应 T 细胞。效应 T 细胞主要为 CD4$^+$Th1 细胞(DTH)和 CD8$^+$CTL 细胞。

(二)效应 T 细胞介导的炎症反应和细胞毒作用

1.CD4$^+$Th1 细胞介导的炎症反应和组织损伤　CD4$^+$Th1 细胞识别抗原后活化,释放的多种细胞因子,如 IFN-γ、TNF、IL-3、GM-GSF、MCP-1,可使毛细血管通透性增强,渗出增多,并发挥趋化作用,在抗原存在部位引起以单核细胞和淋巴细胞浸润为主要特征的炎症反应。当抗原清除后,CD4$^+$Th1 细胞可自行消退。若抗原持续存在,可致单核吞噬细胞呈慢性活化状态,局部组织出现纤维化和肉芽肿。

2.CD8$^+$CTL 细胞介导的细胞毒作用　CD8$^+$CTL 细胞与特异性抗原结合被活化后,通过释放穿孔素和颗粒酶等介质,使靶细胞溶解或凋亡;或通过其表面表达的 FasL 与靶细胞表面表达的 Fas 结合,导致靶细胞发生凋亡(图 11-4)。

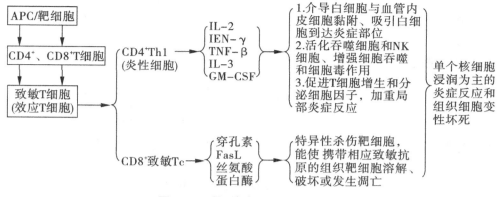

图 11-4　Ⅳ型超敏反应的发生机制

二、Ⅳ型超敏反应性疾病

(一)传染性迟发型超敏反应

传染性迟发型超敏反应是指传染过程中发生的Ⅳ型超敏反应。机体在对胞内寄生菌、病毒和某些真菌感染产生细胞免疫应答的同时,可导致组织发生Ⅳ型超敏反应性炎症损伤。结核病患者肺部空洞的形成、干酪样坏死以及麻风病患者皮肤肉芽肿的形成均与Ⅳ型超敏反应有关。结核菌素试验为典型的实验性传染性迟发性超敏反应。

(二)接触性皮炎

接触性皮炎为典型的接触性迟发型超敏反应。通常是由于接触小分子半抗原物质,如油漆、染料、农药、化妆品和某些药物(磺胺和青霉素)等引起。小分子的半抗原与体内蛋白质结合成完全抗原。机体再次接触相应抗原可发生Ⅳ型超敏反应,导致局部皮肤出现红肿、皮疹、水疱,严重者可出现剥脱性皮炎。

(三)移植排斥反应

在进行组织或器官移植时,若供者和受者之间的组织相容性抗原不完全相同,会发生移植排斥反应,最终导致移植物坏死脱落,常于移植后第2~3周发生。

三、Ⅳ型超敏反应的免疫学检验

Ⅳ型超敏反应性疾病的免疫学检验的主要方法为皮肤试验,以此来判断变应原是否引起机体发生Ⅳ型超敏反和机体的细胞免疫功能状态。

(一)结核菌素皮内试验

抗原用旧结核菌素(old tuberculin, OT)或结核杆菌的纯蛋白衍生物(purified protein deribative, PPD)。在一定浓度下,于前臂内侧皮内注射,48~72 h后观察结果。皮内试验的阳性结果以红肿、硬结为主,判定标准见表11-2。

结核菌素试验的临床意义包括:①了解机体是否对结核分枝杆菌有免疫力及接种卡介苗后的免疫效果。人群中大约96%的人均感染过结核分枝杆菌,细胞免疫正常者,皮试结果应为阳性。②排除结核菌感染。如细胞免疫正常，皮试结果阴性，可排除结核菌感染。但值得注意的是在病人极度衰竭时，即使感染了结核菌，反应仍可为阴性。③了解机体细胞的免疫功能状况。

(二)斑贴试验

主要用于寻找接触性皮炎的变应原。取一定大小纱布浸蘸变应原溶液，贴敷于受试者前臂内侧或背部正常皮肤上，用玻璃纸或蜡纸遮盖住药纱后，再用纱布等固定，待 24~72 小时后观察结果。如有明显不适，随时打开查看，并进行适当处理。斑贴试验的阳性结果以红肿和水疱为主，判定标准见表 11-2。斑贴试验虽然敏感性不高，但假阳性较少。

表 11-2　Ⅳ型超敏反应皮肤试验判定标准

反应程度	皮内试验	斑贴试验
−	无反应或小于阴性对照	无反应或小于阴性对照
+	仅有红肿	轻度红肿、瘙痒
++	红肿伴硬结	明显红肿、时有红斑
+++	红肿、硬结、小疱	红肿伴皮疹、水疱
++++	大疱或(和)溃疡	红肿、水疱伴溃疡

超敏反应性疾病的发生机制十分复杂。一种变应原由于进入机体的方式不同，可诱导机体出现不同类型的超敏反应，如青霉素；同一种疾病可由不同类型的超敏反应引起，但以某一型为主，如链球菌感染后肾小球肾炎。因此，临床实践中遇到具体病例，应结合实际情况进行分析判断。

✳ 思考题

1. 分析青霉素可能引起机体发生超敏反应的类型及其发病机制。

2. 皮肤试验是抗原与相应的免疫效应物质在体内发生的特异性结合试验。查阅资料，结合本章的学习内容，总结皮肤试验的类型并分析其临床应用。

（陆　红　曹明刚）

第十二章

自身免疫病及其免疫学检验

学习目标

◆掌握　ANA、RF 的检测方法及其临床意义。

◆熟悉　自身免疫病的概念、特征和发病机制。

◆了解　自身免疫病的分类及其他免疫学检测方法。

第一节　自身免疫病

正常情况下,机体能够识别"自己和非己",对自身成分不产生免疫应答,或仅产生微弱的免疫应答,这种现象称为自身免疫耐受,这是维持机体免疫平衡和机体内环境稳定的重要因素。在某些情况下,自身免疫耐受遭到破坏,机体免疫系统对自身成分发生免疫应答,诱生自身抗体和(或)自身反应性 T 淋巴细胞,这种现象称为自身免疫。由自身免疫而导致的自身组织器官损伤或功能障碍称为自身免疫病(autoimmune disease,AID)。

一、自身免疫病的共同特征

自身免疫病的种类很多,但其具有共同的特征:①多数为自发性或特发性的,感染、药物等外因可有一定影响。②患者以女性居多,并随年龄增加发病率有所增加。③有遗传倾向,已发现某些特定基因与自身免疫病的发病有密切关系,但大多数是非单一遗传位点的作用。④血清中有自身抗体或体内有自身反应性 T 淋巴细胞。自身抗体在不同的自身免疫病中有交叉和重叠现象,部分疾病有相关的特征性自身抗体。⑤疾病的重叠现象,即一个病人可同时患一种以上的自身免疫病。⑥一般病程较长,多为反复发作或慢性迁延,病情的转归与自身免疫应答强度密切相关。⑦病理损伤的局部可发现有淋巴细胞、浆细胞、嗜中性粒细胞浸润。⑧免疫抑制剂治疗多可取得较好的疗效。

二、自身免疫病的分类

目前自身免疫病尚无统一的分类标准,常用以下方法进行分类。

(一)根据自身抗原的分布范围分类(表 12-1)

1. 器官特异性自身免疫病　是指病变局限于某一特定器官或组织,其自身抗原是某一组织器官的特定成分,可以检出对该组织器官成分特异的自身抗体或自身反应性 T 淋巴细胞。一般预后较好。

2.非器官特异性自身免疫病 是指侵犯多种组织器官和系统的一组疾病,又称全身性或系统性自身免疫病。其自身抗原是非组织器官特异的,是多组织器官的共有成分,如细胞核、线粒体的成分等,可检测出多组织器官成分的自身抗体等。由于病变广泛,一般预后不良。

表 12-1   自身免疫病根据抗原分布范围分类

类别	病名	自身抗原
器官特异性	桥本甲状腺炎	甲状腺球蛋白和甲状腺微粒体
	甲状腺功能亢进	TSH 受体
	艾迪生病(Addison 病)	肾上腺细胞
	溃疡性结肠炎	结肠黏膜细胞
	重症肌无力	乙酰胆碱受体
	晶状体过敏性眼炎	眼晶状体蛋白
	胰岛素依赖性糖尿病	胰岛 β 细胞
	胰岛素抵抗性糖尿病	胰岛素受体
	原发性胆汁性肝硬化	小胆管上皮细胞
	自身免疫性溶血性贫血	红细胞
	特发性血小板减少性紫癜	血小板
	特发性白细胞减少症	白细胞
非器官特异性	系统性红斑狼疮	细胞核
	类风湿性关节炎	变性 IgG
	混合性结缔组织病	细胞核
	多发性肌炎	细胞核

(二)根据病变部位的解剖系统分类(表 12-2)

表 12-2   自身免疫病根据病变部位的解剖系统分类

分类	疾病
结缔组织	系统性红斑狼疮、类风湿性关节炎、干燥综合征、混合性结缔组织病
内分泌系统	桥本甲状腺炎、Addison 病、胰岛素依赖性糖尿病
消化系统	萎缩性胃炎、溃疡性结肠炎、原发性胆汁性肝硬化

续表 12-2

分类	疾病
血液系统	恶性贫血、自身免疫性溶血性贫血、特发性血小板减少性紫癜、特发性白细胞减少症
心血管系统	风湿性心肌炎
泌尿系统	肾小球肾炎
呼吸系统	特发性肺纤维化
神经系统	重症肌无力、多发性神经炎
皮肤	荨麻疹

（三）根据发病原因分类

根据发病原因可分为原发性和继发性自身免疫病两类。大多数自身免疫病的发生与遗传因素密切相关，与外因无明显关系，称为原发性自身免疫病；某些自身免疫病由特定的外因如用药、外伤、感染等所致，称为继发性自身免疫病，如慢性活动性肝炎、眼外伤导致的交感性眼炎等，这类疾病往往属器官特异性自身免疫病。

三、自身免疫病的发生机制

自身免疫病的发生机制十分复杂，每种自身免疫病的发生均可能涉及多种因素的综合作用。不同的自身免疫病，其发病机制各异。

（一）自身抗原的形成

1. 隐蔽抗原的释放　手术、外伤、感染等因素破坏隔绝屏障，脑、眼晶状体、睾丸、精子等隐蔽抗原可释放入血液或淋巴液，激活相应的自身反应性 T 淋巴细胞，导致自身免疫病的发生，如精子抗原释放可引起男性不育。

2. 自身抗原的改变　物理因素（如冷、热、电离辐射）、化学因素（如药物等）或生物因素（如细菌、病毒、寄生虫等）都可影响自身成分的性质，使机体的免疫系统将其视为异己物质而予以排斥。如某些药物可改变血细胞的抗原性引起自身免疫性溶血性贫血。

3. 分子模拟　某些细菌、病毒与人体特定组织抗原具有相同或相似的抗原决定簇，针对这些细菌、病毒抗原决定簇产生的抗体和致敏淋巴细胞可与自身组织细胞发生交叉反应，引起自身免疫病。

（二）免疫系统发育或调节功能异常

1. 胸腺（或骨髓）功能异常　自身反应性淋巴细胞在胸腺（或骨髓）内的分化成熟过程中，通过识别基质细胞所提呈的自身抗原肽-MHC 分子而发生凋亡，即阴性选择。由于胸腺（或骨髓）功能障碍，某些自身反应性淋巴细胞可能逃避阴性选择，该克隆细胞进入外周血即可对相应自身抗原产生应答，引起自身免疫病。

2. Th 细胞异常　Th1 和 Th2 细胞的比例失调及功能失衡与自身免疫病的发生有关。Th1 细胞功能亢进可促进某些器官特异性自身免疫病的发展，如胰岛素依赖型糖尿病和多发性硬化症。Th2 细胞功能过高,易活化 B 细胞产生自身抗体,介导某些全身性自身免疫病,如系统性红斑狼疮。

3. 多克隆激活   某些多克隆激活剂如 EB 病毒和超抗原,可直接激活处于耐受状态的 Th 细胞或者直接向 B 细胞发出辅助信号刺激其产生自身抗体,引发自身免疫应答。如 EB 病毒感染后,患者体内可检测到抗血细胞抗体、抗平滑肌抗体、抗核蛋白抗体等多种自身抗体。

4. MHC-Ⅱ类抗原表达异常   正常情况下,大多数组织器官仅表达 MHC-Ⅰ类抗原。在某些因素如 IFN-γ 的作用下,组织细胞表面可异常表达 MHC-Ⅱ类抗原,如原发性胆汁性肝硬化患者的胆管上皮细胞,从而可将自身抗原提呈给 Th 细胞,启动自身免疫应答,导致自身免疫病。

(三)遗传因素

人类的自身免疫病常有家族遗传倾向,许多自身免疫病的发生与个体的 HLA 复合体的基因型有关,不同型的 HLA 分子提呈抗原的能力不同。有些个体的 HLA 分子适合提呈自身成分的抗原肽,因此易患自身免疫病,最典型的疾病是强直性脊柱炎(见第三章)。

(四)生理性因素

自身免疫病的发病率随年龄增长而升高,这可能是由于老年人胸腺功能低下或衰老导致免疫系统功能紊乱,从而利于自身免疫病的发生。另外,性别也与自身免疫病有关,如某些自身免疫病好发于女性,RA 患者中,女性与男性之比为 4∶1,SLE 患者中,女性与男性之比为 10∶1。此外,自身免疫病的发病率还与体内激素水平的波动有关。

(五)自身免疫病的损伤机制

1. 自身抗体的作用   对自身免疫病而言,体液免疫更为重要。自身抗体的检出常是自身免疫病诊断的重要标志之一。不同的自身抗体可通过不同机制造成自身组织损伤和功能障碍。

(1)抗血细胞表面抗原的抗体   此种抗体可通过两种机制导致红细胞损伤:①自身抗体识别和结合红细胞膜上的抗原后,激活补体系统导致红细胞溶解。②结合自身抗体的红细胞,经调理吞噬或 ADCC 作用被溶解破坏。此类自身免疫病包括输血反应、新生儿溶血症、自身免疫性溶血性贫血、药物过敏性血细胞减少症等,均属于Ⅱ型超敏反应引起的自身免疫病。

(2)抗细胞表面受体抗体   有些抗细胞表面受体抗体具有刺激作用,如 Graves 病患者的抗 TSHR 的自身抗体。另有一些抗细胞表面受体的抗体具有抑制作用,如重症肌无力(myasthenia gravis,MG)患者体内存在神经肌肉接头乙酰胆碱受体的自身抗体。这种自身抗体结合到横纹肌细胞的乙酰胆碱受体上,使之内化并降解,导致肌细胞对运动神经元释放的乙酰胆碱的反应性不断降低,引起骨骼肌运动无力。这些疾病均属于Ⅱ型超敏反应引起的自身免疫病。

(3)自身抗体与相应抗原形成的免疫复合物   自身抗体与循环抗原结合形成免疫复合物,沉积于局部或全身多处毛细血管基底膜后,通过激活补体和在一些效应细胞作用下,引起的以充血水肿、局部坏死和中性粒细胞浸润为主要特征的炎症反应和组织损伤。此类疾病属于Ⅲ型超敏反应引起的自身免疫病,如 SLE。

2. 自身反应性 T 细胞的作用　自身反应性 T 细胞对自身抗原的免疫应答可引起自身组织细胞损伤,此类疾病属于Ⅳ型超敏反应引起的自身免疫病。如胰岛素依赖型糖尿病患者体内产生了针对胰岛 β 细胞的 CD8$^+$CTL,并对胰岛 β 细胞发生免疫应答,损伤胰岛 β 细胞,使其丧失分泌胰岛素的功能。

3. 巨噬细胞和 NK 细胞的作用　巨噬细胞通过释放溶酶体酶和细胞毒性细胞因子造成自身组织损伤,在自身抗体存在时也可通过调理吞噬作用参与自身免疫病的进程。NK 细胞通过 ADCC 等作用导致自身组织细胞损伤。

第二节　自身免疫病的免疫学检验

自身免疫病患者的血清中存在自身抗体,是临床诊断自身免疫病的主要依据。某些自身抗体对疾病判断具有高度特异性,已成为诊断相应疾病的特异血清指标;多数情况下,一种自身免疫病可检出多种自身抗体,一种自身抗体也可涉及多种自身免疫病,因此临床往往参考多项免疫指标作出诊断。

一、抗核抗体的测定

抗核抗体(antinuclear antibody,ANA)是一组将自身真核细胞的各种细胞核成分为靶抗原的自身抗体的总称。细胞核内抗原成分包括核蛋白、核糖核蛋白(RNP)、DNA 等。在某些因素如细菌、病毒、药物等的作用下,细胞核某些成分的性质发生改变,激发机体免疫系统产生多种 ANA。ANA 无器官和种属特异性,可与所有动物的细胞核发生反应。ANA 主要存在于血清中,也可存在于胸腔积液、关节滑膜液和尿液等体液中,迄今已相继发现二十余种抗核内不同成分的 ANA。

大多数自身免疫病 ANA 的检测呈阳性,如 SLE、RA、混合性结缔组织病(MCTD)、干燥综合征(SS)、进行性系统性硬皮病(PSS)、慢性活动性肝炎等。但健康老年人也可有低效价,因此 ANA 阳性并不表示一定患有自身免疫病。

(一)抗核抗体的类型和临床意义

根据细胞核内靶抗原的分布及理化特性将 ANA 分为四大类,即抗 DNA 抗体、抗组蛋白抗体、抗非组蛋白抗体和抗核仁抗体,每一大类又因不同的抗原特性再分为不同亚类(图 12-1)。

ANA 谱
- 抗 DNA 抗体:抗 dsDNA/抗 nDNA 抗体、抗 ssDNA/抗 dDNA 抗体等
- 抗组蛋白抗体(AHA):抗 H1、抗 H2A、抗 H2B、抗 H₃、抗 H4 抗体
- 抗非组蛋白抗体:抗 nRNP/抗 U1 RNP、抗 Sm、抗 SSA、抗 SSB、抗 Scl-70、抗 Jo-1、抗 Rib 抗体、AnuA、抗 DNP、抗 D′E 多肽抗体、抗 DM53 抗体、抗 RANA 抗体、抗着丝点、抗 Ku 抗体等
- 抗核仁抗体:抗 PM-Scl 抗体、抗 U3-RNP、抗 Th/To 抗体、抗 4-6S-RNA 抗体等

图 12-1　抗核抗体谱的分类及组成

1.抗-DNA抗体　可以分为抗天然DNA抗体和抗变性DNA抗体两类。抗天然DNA抗体即抗双链DNA(dsDNA)抗体,抗变性DNA抗体又称为抗单链DNA(ssDNA)抗体。抗dsDNA抗体对SLE有较高的特异性,阳性率可达85%,美国风湿病学会已将其列为SLE诊断标准之一。抗-dsDNA抗体效价的高低也与疾病的活动性正相关,活动期增高,缓解期降低,对疾病活动期的判定和疗效观察很有帮助。但抗-dsDNA抗体的敏感性较低,仅为30~50%,因此抗-dsDNA抗体阴性不能排除SLE。抗-ssDNA抗体可见于SLE、其他结缔组织病和少数非结缔组织病患者,特异性较差。

2.抗组蛋白抗体　组蛋白由H1、H2A、H2B、H3和H4亚单位组成,5种组蛋白都有各自对应的自身抗体,统称为抗组蛋白抗体(anti-historic antibody,AHA)。它与抗DNA的自身免疫反应间具有一定的连锁性,抗-DNA抗体阳性患者的体内常同时能检出AHA,但AHA阳性并不一定伴有抗-DNA抗体阳性。抗组蛋白抗体主要出现于患有盐酸普鲁卡因、卡马西平等药物诱导性狼疮的患者体内,当患者血清中仅检出抗组蛋白抗体而无其他抗核抗体时,强烈支持药物性狼疮的诊断。SLE患者还可检出抗-dsDNA抗体和抗-ENA抗体,可作为鉴别诊断的依据。

3.抗-ENA抗体　ENA是一组可溶性核内多肽抗原,故名可提取性核抗原(extractable nuclear antigen,ENA),属非组蛋白,为酸性核蛋白抗原,由许多小分子RNA与多肽组成,多从动物的胸腺中提取。近年来的研究表明,ENA相应的抗体有十几种,主要种类有:

(1)抗-RNP抗体　RNP即核糖核蛋白。抗-RNP抗体多见于混合性结缔组织病。高效价的抗-RNP抗体对混合性结缔组织病有诊断意义,而低效价的抗-RNP抗体可在SLE患者中出现。

(2)抗-Sm抗体　抗-Sm抗体是SLE的特异性标志之一,但阳性率偏低,约为30%~4%,可能是SIE的一种回忆性抗体,故在非活动期亦可检出。若将抗-dsDNA和抗-Sm抗体同时检测,可提高SLE的诊断率。

(3)抗-SS-A抗体　SS-A为SS的A抗原。抗-SS-A抗体主要见于SS,但也可见于其他自身免疫病如SLE。

(4)抗-SS-B抗体　SS-B为SS的B抗原,13%的SLE及30%的SS患者体内检出抗-SS-B抗体。

(5)抗-Scl-70　Scl-70抗原是DNA拓扑异构酶Ⅰ的降解产物,抗-Scl-70抗体几乎仅见于PSS,阳性率为40~60%,是PSS的标志性抗体,其他自身免疫病检查很少阳性。

(6)抗-Jo-1抗体　Jo-1是组氨酰tRNA合成酶,只位于细胞质。抗-Jo-1抗体是多发性肌炎(PM)和皮肌炎(DM)的标志性抗体,阳性率为25~40%。

4.抗-DNP抗体　亦称抗核蛋白抗体。核蛋白抗原由DNA和蛋白质组成,有不溶性和可溶性两个部分,可分别产生相应的抗体。抗不溶性DNP抗体通常不完全被DNA和组蛋白吸收,它是形成狼疮细胞的因子,SLE活动期阳性率达80~90%,非活动期阳性率约为20%,其他结缔组织病较少见。可溶性DNP抗原存在于各种关节炎患者的滑膜液中,其相应抗体也可出现于RA病人的滑膜液中。

5.抗核小体抗体　核小体是染色质的最基本结构单位,由DNA和组蛋白构成。细胞凋亡而致核小体大量蓄积,诱导抗核小体抗体(AnuA)产生。AnuA是SLE又一特异性的标志抗体,对 SLE 敏感性为 60% ~ 80% ,尤其对抗-dsDNA 抗体、抗-Sm 抗体阴性的 SLE 患者有较高诊断价值。

(二)抗核抗体的检测技术

目前检测 ANA 常用的检测技术有间接免疫荧光技术、ELISA、免疫印迹技术和放射免疫测定技术等。

1. 间接免疫荧光技术 间接免疫荧光技术作为总 ANA 的筛选试验,是检测 ANA 的最有效方法和金标准。以核质丰富的组织培养细胞 Hep-2 细胞或灵长类动物肝脏冷冻切片作为抗原。将抗原固定于载玻片上,与受检血清中 ANA 形成抗原抗体复合物。洗涤除去未结合物,再加荧光标记的抗人 IgG(或抗人 IgA,抗人 IgM)抗体,形成核抗原-抗核抗体-荧光素标记的抗人 Ig 复合物,洗涤后在荧光显微镜下观察荧光着染强度和荧光图形。根据荧光图形可将 ANA 阳性的荧光现象分为 5 种主要的荧光核型,核型的确定对临床诊断具有参考价值(表 12-3)。

表 12-3　ANA 荧光图形、核型与相关疾病

荧光图形	核型	抗体	相关疾病
核周环状荧光	周边型	抗-dsDNA	SLE、慢性活动性肝炎
核呈均质荧光	均质型	抗-DNA、AHA、AnuA	SLE、RA、PSS、慢性肝病
核内颗粒状荧光	斑点型	抗-ENA	MCTD、SLE、PSS、SS、PM
核仁有荧光	核仁型	抗核仁抗体	PSS、雷诺现象、SLE
核浆细小相同颗粒荧光	着丝点型	抗着丝点	PSS、CREST 综合征

2. ELISA 临床常应用间接 ELISA 检测抗-dsDNA 抗体、AHA、AnuA,其重复性好、敏感性高,并已有试剂盒供应。

二、类风湿因子的测定

(一)类风湿因子的检测技术

1. 间接胶乳凝集技术 将变性 IgG 吸附于聚苯乙烯胶乳颗粒上作为诊断试剂,与待测血清反应,观察凝集现象。这是检测 RF 最常用的技术,但此技术只能定性或以效价半定量,其敏感性和特异性均不高,且只能检出血清中的 IgM 型 RF。

2. 免疫比浊技术 以一定浓度的变性 IgG 作为诊断试剂,加入待检血清,RF 与试剂中的变性 IgG 结合形成免疫复合物,引起溶液浊度变化。用透射比浊或速率散射比浊技术即可测定出 RF 的浓度。此技术检出 RF 准确、快速、能定量分析,是目前各医院已逐渐普及的检测技术,但仍只能检测 IgM 型 RF。

(二)临床应用

RF 在 RA 患者中的检出率很高,可达 90% ,是 RA 患者血清中常见的自身抗体。高效价 RF 阳性支持早期 RA 的诊断,RF 的效价与 RA 患者的临床表现呈正相关,检测 RF 对 RA 的

诊断、分型和疗效观察有重要意义。但 RF 并非 RA 的特异性抗体,在 SLE、PSS 等自身免疫病和慢性活动性肝炎患者体内也有一定的阳性率,应注意鉴别。

三、其他自身抗体的测定

在自身免疫病患者体内,除 ANA 和 RF 外,还有许多其他自身抗体,其检测技术和临床意义见表 12-4。

表 12-4　自身抗体类型、检测技术与临床意义

自身抗体类型	检测技术	临床意义
抗甲状腺球蛋白抗体(A-TG)	荧光免疫技术、ELISA、RIA	桥本甲状腺炎
抗甲状腺过氧化物酶抗体(A-TPO)	ELISA	Graves 病、桥本甲状腺炎
抗乙酰胆碱受体抗体(AchR-Ab)	ELISA、RIA	重症肌无力
抗平滑肌抗体(SMA)	荧光免疫技术、ELISA、RIA	自身免疫性肝炎、慢性活动性肝炎、原发性胆汁性肝硬化
抗线粒体抗体(AMA)	荧光免疫技术、ELISA、RIA	RA、SS、SLE、原发性胆汁性肝硬化、慢性活动性肝炎、长期持续性肝阻塞
抗胃壁细胞抗体	荧光免疫技术	恶性贫血
抗胰岛素抗体(IAA)	ELISA	胰岛素依赖性糖尿病
抗精子抗体(AsAb)	荧光免疫技术、ELISA	不育症、不孕症
抗红细胞抗体	直接凝集技术、Coombs 试验	新生儿溶血症、自身免疫性溶血性贫血
抗血小板抗体	ELISA	原发性血小板减少性紫癜、输血史
抗心磷脂抗体(ACA)	RIA、ELISA	SLE、血栓、自发性流产、血小板减少
抗肾小球基底膜抗体(GBM-Ab)	荧光免疫技术	Goodpasture 综合征、狼疮肾炎

第三节　自身抗体测定技术的选择

自身抗体的测定对于自身免疫病的诊断、活动程度的判断、疗效观察及指导临床用药都具有重要意义。在选择测定技术时,需根据自身免疫病的发病机制及临床症状有目的地选择,特别是有些自身抗体已纳入某些自身免疫病的诊断标准,其检测尤为重要。

一、自身抗体测定的一般原则

自身免疫病患者体内自身抗体的表现是复杂多样的,有的仅具有筛选意义而不具有诊断价值;而有的则因为特异性高、相关性强,可作为确诊性试验。因此必须正确选择检测项目。当疑似自身免疫病时,对自身抗体的检测应遵循以下原则:①筛选试验和确诊性试验要合理组合。②结合临床症状选择检测相关的自身抗体。③切忌盲目的全面检测自身抗体。通常以抗核抗体作为筛选试验,因为该抗体在多种自身免疫病中均可呈阳性。当抗核抗体为阳性时,再进行针对特异性靶抗原成分的自身抗体的检测,如 SLE 自身抗体检测的筛选试验和确诊性试验(图 12-2)。

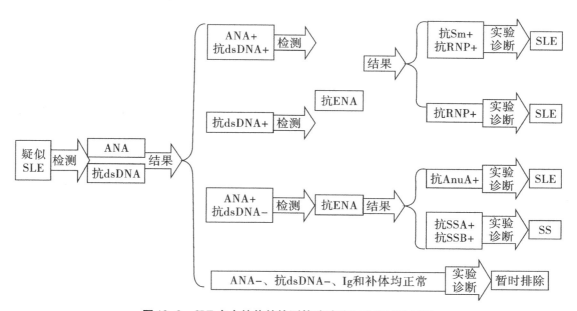

图 12-2　SLE 自身抗体的检测筛选试验和确诊试验示意

二、自身抗体测定技术的选择及结果确认

对于自身抗体检测,应首选间接免疫荧光分析技术作为筛选试验。因为大多数自身抗体针对的靶抗原为自身靶细胞的细胞核成分、细胞膜和细胞浆内物质。以细胞组织成分(Hep-2 细胞、小鼠肝印片或切片)作为抗原基质,检测自身抗体与之结合后的荧光核型是最客观的自身抗原检测手段。多数情况下,仅使用该技术就可为临床提供足够的诊断信息,不需再做进一步的试验(图 12-3)。

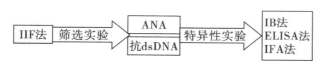

图 12-3　自身抗体检测实验室方法的选择流程

思考题

归纳总结与Ⅱ、Ⅲ型超敏反应相关的自身免疫病。

（曹明刚）

第十三章
肿瘤标志物及其免疫学检验

学习目标

◆ 掌握　常见肿瘤标志物的临床意义和评价。

◆ 熟悉　肿瘤标志物的定义和分类。

◆ 了解　肿瘤标志物检测的联合应用原则。

　　肿瘤是失去了正常生物调控而异常生长、分化的细胞与组织。肿瘤是目前严重威胁人类健康最大的敌人之一。全世界每年因恶性肿瘤死亡的人数约为 760 万人。近 30 年以来，恶性肿瘤发病率每年以 3%～5% 的速度增长，其中 3/4 的新发恶性肿瘤发生在中国、印度、巴西等发展中国家。和其他疾病比较，肿瘤有两个明显的特征：一是肿瘤的转移特性，二是在早、中期无症状。早期发现，早期诊断，早期治疗是我国的肿瘤诊治国策。实验室检查是肿瘤诊断中必不可少的手段之一。对于无症状的肿瘤病人，肿瘤标志物常常是唯一的能早期发现肿瘤的线索。

第一节　肿瘤抗原

　　肿瘤抗原是指在肿瘤发生、发展过程中新出现的或过度表达的抗原物质的总称。肿瘤抗原大多数存在于肿瘤细胞的表面，少数存在于细胞质和细胞核内。根据特异性不同，肿瘤抗原分为肿瘤特异性抗原和肿瘤相关抗原。

知识与技能拓展

肿瘤抗原产生的机制

　　目前，对于肿瘤抗原的产生机制还不十分明确，可能与下列几种因素相关：①基因突变；②细胞原癌基因被激活；③抗原合成过程的某些环节发生异常，如糖基化异常导致蛋白质特殊降解产物的产生；④胚胎时期抗原或分化抗原的异常、异位表达；⑤某些基因产物尤其是信号转导分子的过度表达；⑥外源性基因如病毒基因的表达。

1. 肿瘤特异性抗原 肿瘤特异性抗原(tumor specific antigen,TSA)是肿瘤细胞特有的或只存在于某种肿瘤细胞而不存在于正常细胞的新抗原。如黑色素瘤相关排斥抗原可见于不同个体的黑色素瘤细胞,但正常黑色素细胞不表达此类抗原。尽管已有几种肿瘤特异性抗原被认定,但目前人类发现的肿瘤特异抗原多不属于此类。

2. 肿瘤相关抗原 肿瘤相关抗原(tumor associated antigen,TAA)是指非肿瘤细胞所特有,也存在于相应的正常细胞中,只是其含量在细胞癌变时明显增高的抗原。如胚胎抗原、分化抗原和过度表达的癌基因产物抗原等。此类抗原只表现出量的变化,而无严格的肿瘤特异性。

第二节　肿瘤标志物及其免疫学检验

一、肿瘤标志物

肿瘤标志物(tumor marker,TM)是指在恶性肿瘤发生和增殖过程中,由肿瘤细胞本身所产生的或由宿主细胞针对肿瘤反应而异常产生和(或)升高的、能反映肿瘤存在与生长的一类物质,它存在于患者的细胞表面、细胞质、细胞核以及血液和体液中。自 1978 年 Herberman 提出肿瘤标志物的概念以来,随着基础理论和技术的发展,各种肿瘤标志物检测项目被广泛应用于临床。

(一)肿瘤标志物的分类

目前对肿瘤标志物尚无统一的分类方法,临床常用的肿瘤标志物大多是根据其生物化学和免疫学特性分类的,常见的有蛋白质类、糖链类、激素类、酶类等肿瘤标志物。

(二)肿瘤标志物检测的临床应用

肿瘤标志物的定性或定量检测对肿瘤筛查、辅助诊断与鉴别诊断、病情监测、疗效观察、复发监测及预后判断具有一定的价值。

1. 高危人群的筛查 肿瘤标志物检测是筛查无症状患者的重要线索。如甲胎蛋白(alpha-fetoprotein,AFP)检测在我国是筛选无症状的原发性肝癌的最主要方法;对 50 岁以上的有下尿路症状的男性可以进行前列腺特异抗原(prostate specific antigen,PSA)检测,对于有前列腺癌家族史的男性人群,可从 45 岁开始定期检测 PSA。

2. 肿瘤的辅助诊断 肿瘤标志物可以辅助诊断多种肿瘤。特别是 AFP 与原发性肝细胞癌、PSA 与前列腺癌、人绒毛膜促性腺激素(human chorionic gonadotropin,HCG)与绒毛膜细胞癌、本-周蛋白与多发性骨髓瘤之间密切相关。

3. 病情监测 肿瘤标志物的检测可以提示肿瘤的发生部位和严重程度,为选择治疗方案提供依据。

4. 疗效观察 这是肿瘤标志物最重要的应用价值,能判断手术治疗、放射治疗或药物治疗是否有效。若治疗后肿瘤标志物浓度下降到正常水平,提示肿瘤全部去除或病情缓解;若浓度下降但仍然持续在参考水平以上提示有肿瘤残留或肿瘤转移。

5. 监测肿瘤的复发和预后判断　肿瘤标志物的动态监测有助于了解肿瘤是否复发。故术后病人应每隔 2～3 个月测定一次,待肿瘤标志物浓度下降后,每半年测定 1 次,连续 2 年;第 3～5 年,应每年测定 1～2 次;第 6 年起,每年测定 1 次。若肿瘤标志物的浓度增高,提示肿瘤有可能复发。血液中肿瘤标志物浓度的变化常常比瘤复发的临床症状早数月,定期检测可赢得治疗时间。若治疗中患者肿瘤标志物浓度持续升高,提示病情恶化,预后不良。

任何单一肿瘤标志物的检测均不能满足上述要求,因此常需应用数种肿瘤标志物联合分析,以提高诊断的阳性率和准确性。例如,联合检测 CA19－9、CA50 和癌胚抗原(carcinoembryonic antigen,CEA)用于诊断胰腺癌;联合检测 HCG 和 AFP 用于诊断生殖系统恶性肿瘤。

二、常见的肿瘤标志物及其临床意义

(一)血清肿瘤标志物的检测

1. 甲胎蛋白　主要是由胎儿肝细胞,其次是卵黄囊和胃肠黏膜上皮细胞合成的一种血清糖蛋白。胚胎发育早期即开始合成,出生后逐渐消失,正常成人血清中的含量极低(20 μg/L 以下)。血清 AFP 升高是原发性肝细胞癌的重要指标之一。若患者 AFP 升高(AFP>500 μg/L)持续一个月以上,排除其他因素后,则高度提示为肝细胞癌。另外酒精性肝炎、肝硬化、急性病毒性肝炎、慢性活动性肝炎等肝良性病变的人群,AFP 也呈中、低水平和暂时性升高;某些生殖系统癌症和胚胎性肿瘤如睾丸癌、畸胎瘤也会导致 AFP 含量升高;其他恶性肿瘤如胃癌、胆管癌、胰腺癌和肺癌 AFP 也增高,但增高幅度相对较小。

2. 癌胚抗原　是由胎儿消化道细胞合成并分泌到体液中的糖蛋白。胚胎发育两个月后开始合成,出生后停止,正常人血清中 CEA 含量很低(成人<5 μg/L)。CEA 是目前国际上公认的一种广谱肿瘤标志物,特异性差,不能作为诊断某种恶性肿瘤的特异性指标,但在恶性肿瘤的鉴别诊断、病情监测、疗效评价等方面具有重要价值。CEA 的升高多见于结肠、直肠癌,其他恶性肿瘤如胰腺癌、肺癌、胃癌、乳腺癌、子宫癌等的 CEA 也有不同程度的阳性率。

3. CA125　是来源于胎儿体腔上皮组织的一种大分子多聚糖蛋白,其普遍分布于胸膜、心包、腹膜、子宫内膜、输卵管膜等组织细胞表面,当这些部位发生恶性病变或受到炎症刺激时,血清中 CA125 的水平将显著升高。另外,子宫内膜异位症、卵巢囊肿、子宫肌瘤、盆腔炎、胰腺炎等疾病也可见 CA125 升高。

4. CA15－3　是一种糖蛋白,为乳腺癌相关抗原。CA15－3 主要用于乳腺癌的辅助诊断及病情监测和预后评估。其他肿瘤如胰腺癌、肺癌、卵巢癌、直肠癌、肝癌,CA15－3 也可出现不同程度的升高。一些良性乳腺和卵巢疾病也可引起 CA15－3 的升高。

5. CA19－9　为分布于胎儿的胰腺、肝胆和肠等组织的糖蛋白。正常人体含量极微,是一种与胰腺癌、肝胆管癌、直肠癌、胃癌相关的肿瘤标记物,又称胃肠癌相关抗原。CA19－9 在各种腺癌中都可升高,尤其是胰腺癌、肝胆管癌时升高比较明显。此外部分胃癌、肝癌、直肠癌患者和慢性胆囊炎患者也可见 CA19－9 升高。若结合 CEA 检测,可提高对胃癌诊断符合率。

6.**人绒毛膜促性腺激素** 是在妊娠期由胎盘滋养层细胞分泌的糖蛋白,由 α 和 β 两个亚单位组成。α 亚单位也是其他激素如促卵泡生成素(FSH)、黄体生成素(LH)和促甲状腺素(TSH)的组成成分,β 亚单位仅存在于 HCG。β-HCG 参考值<5IU/L。正常孕妇在妊娠期间 β-HCG 升高,分娩后下降。

肿瘤组织分泌的 HCG 多为 β 亚单位。β-HCG 是滋养层细胞肿瘤最敏感的标志物,几乎所有滋养体瘤和绒毛膜上皮细胞癌的 β-HCG 皆异常升高;β-HCG 的中度升高见于精原细胞睾丸癌;部分乳腺癌、胃肠道癌、肺癌,良性疾病如肝硬化、十二指肠溃疡等疾病也可见 β-HCG 轻度异常。

近年来,新发现的血清肿瘤标志物已达上百种,其中临床常用的其他种类见表 13-1。

表 13-1 其他常用的肿瘤标志物及其相关肿瘤

肿瘤标志物	相关肿瘤
PSA	前列腺癌
NSE	小细胞肺癌、神经母细胞瘤
CA50	胰腺癌、结肠直肠癌、胃癌
CA72-4	胃癌、黏液型卵巢癌、肺癌、结肠直肠癌
CA242	胰腺癌、结肠直肠癌、胃癌
降钙素(CT)	甲状腺髓样癌、肺癌、乳腺癌、胰腺癌
铁蛋白(FE)	肝癌、胰腺癌、肺癌、乳腺癌、白血病
细胞角蛋白 19(cyfra 21-1)	非小细胞肺癌、膀胱癌
鳞状细胞癌抗原(SCC)	子宫颈鳞癌、头颈部鳞癌、肺鳞癌
组织多肽抗原(TPA)	膀胱癌、胆管瘤、乳腺癌
β_2微球蛋白(β_2M)	恶性淋巴瘤、慢性淋巴细胞性白血病、非霍奇金淋巴瘤、多发性骨髓瘤
唾液酸	肺癌、胃癌、黑色素瘤

(二)细胞表面肿瘤标志物的检测

近年来,随着许多特异性的肿瘤单克隆抗体的问世,对于细胞表面的肿瘤标志物的检测越来越受到重视。用免疫组织化学技术和流式细胞术检测细胞表面某些肿瘤标志物,可用于肿瘤的辅助诊断,如通过对淋巴瘤细胞和白血病细胞表面 CD 分子的检测已经用于淋巴瘤和白血病的诊断及分型;检测相同组织来源癌细胞的共同肿瘤抗原,可用于鉴别胃癌患者淋巴结中的微小转移灶以及探寻腹腔渗出液中的癌细胞。

三、肿瘤标志物的检测技术

测定肿瘤标志物的技术较多,血清肿瘤标志物常采用化学发光免疫测定、放射免疫测定法、ELISA 等免疫学测定技术以及比色法、电泳法等生物化学测定技术。位于细胞表面的肿瘤标记物则采用免疫组织化学、流式细胞术测定。对于癌基因、抑癌基因、端粒酶及细胞因子基因等的测定,则使用生物芯片、原位杂交、PCR 等分子生物学测定技术。

四、肿瘤标志物的联合测定

一种肿瘤可分泌多种肿瘤标志物,而不同的肿瘤或同种肿瘤的不同组织类型可有相同的肿瘤标志物,而且在不同的肿瘤患者体内,肿瘤标志物的质和量变化也较大。因此,单独检测一种肿瘤标志物,可能会因为测定方法的灵敏度不够而出现假阴性。为此,应选择一些特异性较高,可以互补的肿瘤标志物联合测定,以提高肿瘤的检出率。常用肿瘤标志物的联合检测见表 13-2。

表 13-2 常用肿瘤标志物联合检测的临床应用

肿瘤类型	首选标志物	其他标志物
肺癌	CYFRA21-1、NSE	CEA、CA125、CA19-9、CT
肝癌	AFP	AFU、GGT、CEA、ALP
乳腺癌	CA15-3	CEA、CA549、HCG、CT、FE
胃癌	CA72-4	CEA、CA19-9、CA242
前列腺癌	PSA、f-PSA	PAP、ALP、CEA
结直肠癌	CEA	CA19-9、CA50
胰腺癌	CA19-9	CA50、CEA、CA125
卵巢癌	CA125	CEA、HCG、CA19-9
睾丸肿瘤	AFP、HCG	CA125、CEA
子宫颈癌	SCC	CA125、CEA、TPA
膀胱癌	无	TPA、CEA
骨髓瘤	本-周蛋白、β_2-M	

思考题

1. 分析诊断肿瘤时应联合应用肿瘤标志物检测的原因。

2. 肿瘤标志物的特异性和灵敏度都非常高,是否可以取代影像学、病理学等其他检查?

（宋兴丽）

第十四章
移植排斥反应及其免疫学检测

学习目标

◆掌握　移植排斥反应的类型。

◆熟悉　HLA 分型检测的常用方法及 HLA 的配型原则。

◆了解　移植的类型、主要的移植抗原和排斥反应的免疫监测项目。

第一节　移植与移植排斥反应

移植是将健康细胞、组织或器官从其原部位移植到自体或异体的一定部位,用以替代或补偿所丧失的结构和(或)功能的治疗方法。被移植的部分称为移植物,提供移植物的个体称为供者,接受移植物的个体称为受者或宿主。现代外科技术几乎可以对全身任何组织或器官进行移植,但是移植能否成功,在相当大程度取决于是否发生排斥反应以及排斥反应的强弱。

一、移植类型

根据移植物的来源与受者间遗传背景的差异,移植一般可分为以下几种类型:

1. 自体移植　指移植物来自于自身,如烧伤后植皮。因为自身组织存在免疫耐受,所以可终生存活。

2. 同系移植　指遗传基因完全相同的异体间移植,例如同卵双生个体间移植和同种纯系动物间的移植,移植效果与自身移植相同。但是临床上极其罕见。

3. 同种移植　指同一物种不同基因型个体之间的移植,是临床最常见的移植类型,也是移植免疫学研究的重点。

4. 异种移植　指不同种属间的移植,例如将猪心移植给人。因为供者与受者的基因完全不同,移植后出现强烈排斥,到目前为止尚不能成功。

器官移植概况

临床器官移植技术自创建至今已有50多年的历史,从完整的器官移植到部分组织器官甚至是细胞的移植;从单一的器官移植到器官联合移植,其发展经历了理论、伦理、技术等多方面的考验,逐步走向成熟并越来越多地被人们所接受,成为临床治疗不可逆器官终末期衰竭性疾病的唯一手段。临床开展较多的移植有角膜、皮肤、胰腺、肾、心脏、肺、肝脏和骨髓等的移植。

二、移植排斥反应的类型

在同种移植中,排斥反应有两种基本类型:宿主抗移植物反应(Host versus graft rejection,HVGR)和移植物抗宿主反应(graft versus host rejection,GVHR),临床最多见的是前者。

(一)宿主抗移植物反应

根据排斥反应发生的机制、时间、强度和临床表现的不同,HVGR又可分为3种类型。

1. 超急排斥反应 是指在移植物与受者血管接通后数分钟至1~2天内发生的排斥反应。因为受者体内预存有抗供者的抗体,常见于下列情况:①ABO血型不符;②由于多次妊娠或反复输血等使受者体内存在抗供者HLA的抗体;③移植物保存或处理不当等其他原因。超急排斥以体液免疫为主,发生迅速,反应强烈,免疫抑制剂治疗无效,需立即摘除移植物,否则会导致受者死亡。

2. 急性排斥反应 是指在移植后数天至数月左右出现的排斥反应,为排斥反应最常见的一种类型。该反应发生迅速,临床表现多有发热、移植部位胀痛和移植器官功能减退等病症。急性排斥出现的早晚和反应的轻重与供-受者HLA相容程度有直接的关系,相容性高则反应发生晚、症状轻,有些可迟至移植后2年才出现。在这个过程中细胞免疫和体液免疫都起重要作用,及时给予免疫抑制治疗多可缓解。

3. 慢性排斥反应 发生于移植后数月甚至数年,病程进展缓慢,主要表现为进行性移植器官的功能减退直至丧失。在慢性排斥反应中,细胞免疫和体液免疫皆发挥作用,但机制尚不清楚,用免疫抑制治疗无明显的效果。

(二)移植物抗宿主反应

移植物抗宿主反应是由移植物中的抗原特异性淋巴细胞识别宿主组织抗原而发生的排斥反应,多见于同种骨髓移植,也可见于脾、胸腺和小肠移植。此时患者的免疫状态极度低下,而移植物中丰富的免疫活性细胞则将受者细胞视为非己抗原,对其发生免疫应答。GVHR分为急性与慢性两型。急性型多见,多发生于移植后3个月以内,患者出现肝脾肿大、高热、皮疹和腹泻等症状,虽是可逆性变化,但死亡率较高;慢性型由急性型转来,患者呈现严重的免疫失调,表现为消瘦、多器官损害,以皮肤和黏膜变化最突出,往往因严重感染或恶病质而死亡。

第二节　组织配型及配型方法

一、HLA 抗原配型

主要组织相容性抗原是导致移植排斥反应发生的主要因素,供者与受者之间的 HLA 相同的位点越多,相容性就越好,移植物长期存活的可能性就越大,反之,长期存活的可能性就越小。只要供者与受者之间的 HLA 抗原有所不同,就会出现程度不等的排斥反应,为临床移植工作带来困难。HLA 高度的多样性,使得正常人群中除同卵双胞胎以外很难找到 HLA 基因完全相同者。HLA 抗原配型就是将供、受者组织主要相容性抗原做到相近匹配以防止或降低排斥反应的发生。

以分型为主要手段的 HLA 多态性分析是重要的检测环节。20 世纪 60 年代建立并不断完善的血清学及细胞学分型技术主要侧重于分析产物的特异性,80 年代建立的 DNA 分型技术则侧重于基因的分型。目前,以 PCR 为基础的 HLA 基因分型技术因具有更高的精确度与敏感性已被普遍应用。

(一)HLA 分型技术

1. HLA 血清学分型技术　　血清学分型技术是应用一系列已知抗 HLA 的特异性标准分型血清与待测淋巴细胞混合,借助补体的生物学作用介导细胞裂解的细胞毒试验。

HLA–A、HLA–B、HLA–C、HLA–DR 和 HLA–DQ 位点的抗原可用血清学方法进行检测,所以称为 SD 抗原(serologically defined antigen),其检测方法普遍采用补体依赖的微量细胞毒试验(complement dependent cytotoxicyty,CDC)。取含有已知抗 HLA 标准分型血清的微孔板,然后把待检淋巴细胞加入反应板孔中,使其充分发生抗原抗体结合;加入补体温育;使免疫复合物充分被溶解,反应板中加入台盼蓝或伊红染料使死细胞着色,显微镜下通过染色判断细胞死活。死细胞超过 50% 为阳性反应,说明被检细胞的 HLA 型与该孔所加的抗体相一致,否则为不一致。

血清学分型法操作简单易行、节约试剂、结果可靠、重复性好,无需特殊设备,是快速检测组织相容性抗原的方法之一,在大器官移植方面仍然发挥着重要的作用。其缺点是需花费大量时间去筛选抗血清。

2. HLA 细胞学分型技术　　HLA–D 和 HLA–DP 位点的抗原须用细胞学分型技术进行鉴定,所以又称 LD 抗原(lymphocyte defined antigen),其测定方法普遍采用混合淋巴细胞培养(mixed lymphocyte culture,MLC),MLC 分为单向法和双向法。

(1)单向 MLC　　将已知 HLA 型别的分型细胞用丝裂霉素 C 或 X 射线照射预处理,使其失去增殖能力仅作为刺激细胞,而以具有增殖能力的受检者的外周血单个核细胞作为反应细胞。两者混合培养时,反应细胞可对刺激细胞应答而增殖,用 ^{3}H–TdR 掺入法测定细胞增殖强度,以刺激指数作为判断淋巴细胞反应强度的指标,从而判断受检细胞的 HLA 型别。由于该方法的分型细胞来源困难,制备繁琐且耗时长,已经逐步被分子生物学分型方法取代。

(2)双向 MLC　遗传型不同的两个体淋巴细胞在体外混合培养时,由于两者的 HLA 不同,能相互刺激对方淋巴细胞增殖,故称为双向 MLC。在此试验中,两个体的淋巴细胞互为刺激细胞和反应细胞,用³H-TdR 掺入法测定细胞增殖强度。该方法不能判断型别,只能说明供、受者 HLA 抗原配合程度。双向 MLC 强度与两个体间 HLA 抗原差异呈正比,器官或细胞移植时应选择 MLC 最弱者为供体。

3. HLA 基因分型技术　HLA 基因分型技术主要分为以下几大类:①限制性片段长度多态性分析(RFLP)。②序列特异性寡核苷酸-聚合酶链反应(PCR-SSO)。③序列特异性引物聚合酶链反应(PCR-SSP)。④单链构型特异性-聚合酶链反应(PCR-SSCP)。⑤基于序列的 HLA 分型(SBT)。不同的 HLA 基因分型技术各有特点和局限性,需要根据不同的目的进行选择。

(二)HLA 配型法

1. HLA 组织配型　HLA 是引起同种异型移植排斥反应的主要抗原。HLA 分子中以 HLA-DR 位点的抗原对移植最为重要,其次为 HLA-A、HLA-B、HLA-DQ、HLA-DP 和 HLA-C。但多数情况下只检测 HLA-A、HLA-B、HLA-DR。

移植物存活与 HLA 配型的关系是:①供、受者 HLA-DR 位点相配最为重要。因为HLA-DR 和 HLA-DQ 基因有很强的连锁不平衡,DR 位点相配的个体,通常 DQ 位点也相配。②供、受者 HLA-A 和 HLA-B 相配的位点数越多,移植物存活几率越高。在一对同源染色体上 HLA-A、HLA-B、HLA-DR 3 个基因座位共有 6 个基因配型位点,6 各位点全部相配视为完全配合,每错配一个位点,存活时间就会相应减少。在常规组织配型中,多用血清学方法作 HLA-A、HLA-B、HLA-DR 配型。

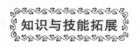

不同器官对 HLA 的配型要求

不同器官对 HLA 的配型要求有所不同。造血干细胞移植对 HLA 的配型要求很高,供、受者 HLA 必须完全配合,所以难以找到适合的供者;肾和心脏移植对 HLA-DR 的配合要求较高,其他位点不合可以通过使用免疫抑制剂来抑制排斥反应;肝、肺移植对 HLA 配型要求相对较低。

2. HLA 的交叉配型　移植前如果受者血清中预先存在有抗供者淋巴细胞的抗体,移植后多会发生超急性排斥反应,因此必须做 HLA 交叉配型,以检测受者体内有无抗供者 HLA 的抗体。交叉配型采用补体依赖的淋巴细胞毒试验,用供者的淋巴细胞作为靶细胞,与受者的血清和补体(新鲜豚鼠血清)进行混合培养,如果淋巴细胞被破坏,说明受者体内含有抗供者的特异性抗体,若淋巴细胞完好,说明受者体内不含抗供者的抗体(图 14-1)。

在做受体选择时,组织配型差,但交叉配型为阴性,仍可实施移植。然而,若交叉配型阳性,即使组织配型好,也不宜进行移植,否则将发生超急性排斥反应。

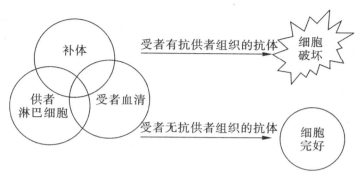

图 14-1　补体依赖的淋巴细胞毒试验

二、红细胞血型抗原配型

人红细胞血型抗原也是重要的组织相容性抗原,当供者与受者的血型不符时,移植物的血液循环功能重建后会即刻导致严重的排斥反应,使移植失败。故移植前应检测供者与受者的血型是否相符。

三、其他组织相容性抗原配型

导致排斥反应发生的还有其他抗原物质,如次要组织相容性抗原。供、受者双方 HLA 完全相同情况下发生的轻度、慢性排斥反应与个体间存在的次要组织相容性抗原密切相关。

第三节　移植排斥反应的免疫监测

排斥反应的临床判断依靠症状和体征、移植物功能状态及实验室检测等综合指标。超急性排斥反应很容易诊断,急性排斥反应和 GVHR 的临床表现较明显,慢性排斥反应多无典型的临床表现。移植器官的功能测定因移植物不同而异,多需做大量的生化测定和血液学指标分析。移植后对受者进行免疫学监测有助于排斥反应的早期诊断,以便及时采取措施,防止排斥反应的发生和发展,同时也对免疫抑制剂的使用有指导意义。

一、淋巴细胞亚群的比例和功能监测

利用单克隆抗体免疫荧光法或流式细胞仪测定 T 细胞及其亚群。在急性排斥反应的临床症状出现前 1~5 天,T 细胞总数和 CD4/CD8 比值升高,一般认为当比值大于 1.2 时,预示急性排斥即将发生。如果能进行动态监测,诊断更具有价值。另外,淋巴细胞转化试验对测定 T 细胞总数和功能状态也有一定意义。

二、杀伤细胞活性测定

虽然移植后因免疫抑制剂的应用,杀伤细胞的活性受到抑制,但在急性排斥反应发生前会明显增高。取供者淋巴细胞灭活后作为刺激细胞,分离患者淋巴细胞作反应细胞,将两种细胞混合直接做单向混合淋巴细胞培养,实际是特异性淋巴细胞转化试验,测得的结果反映了 Tc 细胞和 NK 细胞的共同作用;进行动态监测的意义更大。

三、免疫分子水平的测定

检测指标包括抗体、补体、细胞因子、细胞因子受体、C 反应蛋白、细胞表面黏附分子、可溶性 HLA 等。

1. 抗体的监测　主要检测患者血清中是否存在抗供者 HLA 抗体、血型抗体、血管-单核细胞抗体以及 B 细胞抗体,前两种尤为重要。高水平的抗供者抗体与排斥反应关系密切,给器官移植带来很大的威胁。

2. 细胞因子的监测　IL-2、TNF-α、IL-1、IL-6、IFN-γ 等细胞因子水平在排斥反应发生时均有升高,因此具有诊断价值。其中 IL-2 在免疫应答中占有很重要的位置,所以 IL-2 及其受体 IL-2R 的监测成为诊断排斥反应的重要指标之一。但个体间血清细胞因子含量差别显著,无公认的诊断标准,限制了它的临床的应用,动态测定更有实用价值。

3. 其他指标　血清中补体水平、溶菌酶以及 C 反应蛋白含量在排斥反应发生时也有变化,但其意义并不确定,因为移植手术前后大量使用的免疫抑制剂以及感染都会对上述指标造成干扰。

 思考题

查阅资料,说说我国骨髓库的现状,分析其原因。

（宋兴丽）

第十五章
免疫增殖病及其免疫学检验

学习目标

◆掌握 临床常用的针对单克隆免疫球蛋白病的免疫学检测方法。

◆熟悉 免疫增殖病与单克隆免疫球蛋白病的概念。

◆了解 常见的单克隆免疫球蛋白病及其免疫损伤机制。

第一节 免疫增殖病与免疫球蛋白病

一、免疫增殖病

免疫增殖病是指免疫器官、免疫组织或免疫细胞异常增生引起机体病理损伤的一组疾病。这类疾病多属于血液病的范围,表现有免疫功能异常及免疫球蛋白质和量的变化。与免疫学检验关系最为密切的是 B 细胞异常增殖性疾病。

二、免疫球蛋白病

免疫球蛋白病是指由 B 细胞异常增殖引起的免疫增殖病,也称之为丙种球蛋白病。该类疾病主要表现为高免疫球蛋白血症,这些超常增多的免疫球蛋白多数没有正常的生物活性,只会增加血液的黏度,而正常的免疫球蛋白水平又降低。按照异常增加的免疫球蛋白的性质,可将免疫球蛋白病分为多克隆免疫球蛋白病和单克隆免疫球蛋白病。多克隆免疫球蛋白病是由于两个克隆以上的浆细胞同时增生,导致血清中多种免疫球蛋白异常增多,多为良性反应性增殖或继发于某种疾病,如肝病、感染性疾病、结缔组织病等;而单克隆免疫球蛋白病多呈恶性发展,比较多见。免疫球蛋白病多指单克隆免疫球蛋白病。

三、单克隆免疫球蛋白病

单克隆免疫球蛋白病是以单一克隆浆细胞异常增生,产生大量 M 蛋白为主要特征的免疫增殖病。M 蛋白无免疫活性,可以是五类免疫球蛋白中的任何一种,也可以是 κ 或 λ 轻链中的任何一型。若轻链游离于血清中,则可以从尿中排出,称为本-周蛋白。

1.多发性骨髓瘤 为骨髓内浆细胞异常增生的恶性肿瘤,也称为浆细胞骨髓瘤,是最为常见的免疫球蛋白病之一。患者常伴有贫血、肾损伤和免疫功能障碍,男性多发。

早期由于瘤细胞较少,患者可无特殊症状,仅表现为血沉增快或 M 蛋白、浆细胞增多与蛋白尿。典型病人的临床表现和病理变化为:①血中有大量的 M 蛋白或尿中可检出本周蛋白。②骨髓中发现大量异常浆细胞即骨髓瘤细胞。③异常浆细胞浸润和破坏骨组织,造成骨质疏松和溶骨性病变,导致骨痛和骨折。④恶性增殖的骨髓瘤细胞代替了骨髓中的正常成分,引起贫血、粒细胞和血小板减少。⑤大量的 M 蛋白的产生,引起血液黏度增加,或沉积于肾小管中,造成肾小管上皮细胞淀粉样变性,发生肾病综合征,严重时导致肾功能衰竭。

2. 原发性巨球蛋白血症　是一种伴有血清 IgM 增加的 B 细胞增殖病。该病的临床和病理学表现与多发性骨髓瘤有所不同,虽有骨髓浸润、骨质破坏,但骨痛、骨折不常见。患者除有体重减轻、乏力、贫血和肝、脾、淋巴结肿大、反复感染等一般症状外,主要表现为 IgM 过多所致的血液高黏性综合征,可出现黏膜出血和视力减退,以及一些神经症状,例如头痛、眩晕、嗜睡、昏迷甚至全身抽搐等。

3. 轻链病　恶变的浆细胞合成功能不全,产生大量的异常轻链,而重链的合成相应减少,导致血中出现过多游离的轻链片段,称为轻链病。该病可以是 λ 型,也可以是 κ 型。轻链在肾脏和其他内脏组织沉积,可导致肾损伤和组织淀粉样变性。患者常以发热、贫血、严重的肾功能损伤为主要症状。患者血清和尿中可检测出大量的免疫球蛋白轻链。

4. 重链病　由于浆细胞发生突变并异常增殖,合成功能障碍,只产生免疫球蛋白的重链或有缺陷的重链,不能与轻链组成完整的免疫球蛋白分子,致使血清中和尿中出现大量游离的无免疫功能的重链,称为重链病。重链病可根据重链的类别分类,常见的有 γ、α、和 μ 三型。

第二节　单克隆免疫球蛋白病的免疫学检验

单克隆免疫球蛋白病的实验室诊断主要依靠血液学和免疫学手段,以免疫学检测尤为重要。免疫球蛋白的多数分析测定技术都可用于免疫球蛋白病的检测。当临床上考虑为多发性骨髓瘤、巨球蛋白血症或其他浆细胞恶变疾病时,首先应该做血清蛋白区带电泳,如果发现有异常球蛋白区带,继而进行免疫球蛋白测定与免疫电泳,作进一步定量分析和免疫球蛋白分类鉴定。当疑为轻链病时,应进行本周蛋白测定加以证实。

一、血清蛋白区带电泳

血清蛋白区带电泳是测定 M 蛋白的一种定性试验。常采用 NC 膜与琼脂糖电泳,血清标本中不同性质的蛋白质可明显分开形成不同的区带。与正常的电泳图谱进行比较分析,很容易发现患者电泳图谱上一狭窄而浓缩的集中带,即 M 区带,经扫描显示一高尖的蛋白峰(高:宽>2:1)(图 15-1),这是由于 M 蛋白的化学结构高度均一,因而其电泳迁移率十分一致。如果将这些区带电泳图谱扫描,还可计算出异常蛋白的含量和百分比。M 区带的电泳位置可大致反映出免疫球蛋白的类型,IgG 型多位于 α 区至 γ 区,IgA 型多位于 γ_1 与 β 区,IgM 型多位于 β_2 或 γ 区,IgD 型多位于 β 或 γ 区。但是区带电泳不能完全确定免疫球蛋白的类型,还需用特异性抗体进行最终确定。

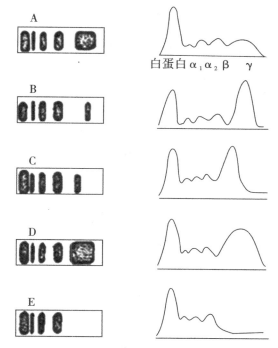

图 15-1 血清蛋白区带电泳和扫描图谱示意

A. 正常人 B. IgG 型浆细胞骨髓瘤 C. 原发性巨球蛋白血症
D. 多克隆免疫球蛋白血症 E. 低丙种球蛋白血症

二、血清免疫球蛋白定量测定

进行免疫球蛋白的定量检测,不仅有助于免疫球蛋白病的诊断,对免疫球蛋白病的良性、恶性鉴别也有一定的帮助。对同一患者做动态观察,M 蛋白含量常常还可以反映病情程度及预后,M 蛋白含量明显增高提示病情恶化,M 蛋白含量降低提示病情好转。

常用免疫球蛋白定量测定的方法有单向琼脂扩散法与免疫浊度法,后者更为准确迅速。恶性单克隆丙种球蛋白病常呈现出某一类免疫球蛋白的显著增高,而正常的免疫球蛋白含量则显著降低。在良性免疫球蛋白病的血清中,M 蛋白的升高幅度不如恶性免疫球蛋白病高,M 蛋白以外的免疫球蛋白含量一般仍在正常范围之内。多克隆丙种球蛋白病患者的血清中常有多种类型的免疫球蛋白水平同时升高,每类上升的幅度不太大,但总的丙种球蛋白水平增高比较明显。

三、其他检测方法

(一)血清免疫球蛋白的分类鉴定

1. 免疫电泳 免疫球蛋白病的患者,经血清蛋白区带电泳和免疫球蛋白测定,已基本证实是否有免疫球蛋白的异常增高和其含量的多少,但是增高的 M 蛋白究竟是哪一类免疫球蛋白,仍需进一步分类鉴定。

血清标本经区带电泳将各种蛋白成分分成区带,继而用各种特异性抗血清进行免疫扩散,根据 M 蛋白在免疫电泳中所形成的特殊沉淀弧,观察其电泳迁移位置与抗原特异性,可鉴定 M 蛋白的免疫球蛋白类型和其轻链型。一般多用抗 IgG、IgM、IgA、κ 和 λ 轻链等抗血清进行实验,用抗正常人血清作为对照。正常血清与上述抗体反应出现的沉淀线为均匀的弧形,而 M 蛋白与相应抗体发生反应所出现的沉淀弧比较特殊,较普通沉淀弧宽,凸出呈弓形或船形(图 15-2)。

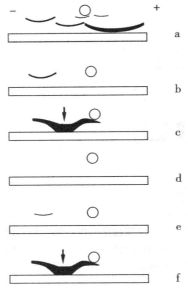

图 15-2　IgAλ 型骨髓瘤的免疫电泳图谱

1. 孔中为血清标本,槽中为抗血清,箭头所指为骨髓瘤蛋白
2. a. 抗正常人血清　b. 抗 IgG 血清　c. 抗 IgA 血清　d. 抗 IgM 血清　e. 抗 κ 血清　f. 抗 λ 血清

2. 免疫固定电泳　该方法类似免疫电泳,将待测血清或其他标本在琼脂平板上作区带电泳,分离后于其上覆盖含抗 κ 或 λ 轻链或各类重链的抗血清滤纸。当抗体与某区带中的单克隆免疫球蛋白结合后,便形成复合物而沉淀下来,再通过漂洗与染色,呈现浓而狭窄的着色区带,即可判断单克隆丙种球蛋白的轻链和重链型别(图 15-3)。

(二)本周蛋白的检测

本周蛋白在 pH 值 5.0 的条件下,加热至 50~60 ℃时出现沉淀,继续加热至 90 ℃后又重新溶解。这种加热沉淀法简便易行,但敏感度较低,也不能确定轻链的型别。要确定轻链的型别可用抗 κ 和 λ 型轻链抗血清进行免疫电泳分析或免疫固定电泳。

免疫球蛋白异常增生病的检测手段较多,一般应采用两种以上的检测方法相互印证。对可疑临床表现者,一般先进行区带电泳分析、免疫球蛋白定量检测或尿本周蛋白定性检测作为粗筛实验。阳性者再作免疫电泳或免疫固定电泳、免疫球蛋白亚型鉴定、血清及尿中轻链定量及比值计算等作为确证实验。良性免疫球蛋白增生者其轻链含量随增高的免疫球蛋

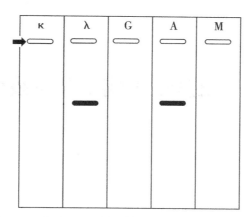

图 15-3 免疫固定电泳图谱示例(IgA-λ 型 M 蛋白)

κ、λ、G、A、M 分别代表覆盖含抗 κ、抗 λ、抗 IgG、抗 IgA 和抗 IgM 的抗血清;箭头所指为加样处

白一同增高,比值无明显异常;而恶性增生者轻链与重链比值不是 1∶1,其比值会发生明显改变。

🌸 **思考题**

联系临床检验基础、血液学检验等知识,明确多发性骨髓瘤的诊断步骤。

(宋兴丽)

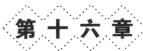

免疫缺陷病及其免疫学检验

学习目标

◆掌握 临床常用的针对免疫缺陷病的检测项目及检测技术。

◆熟悉 常见的免疫缺陷病及其临床特点。

由于遗传或其他原因造成的免疫系统发育或免疫应答障碍而导致的一种或多种免疫功能损伤称为免疫缺陷；由此所致的各种临床综合征称为免疫缺陷病（immunodeficiency diseases，IDD）。

第一节 免疫缺陷病的分类和特征

一、免疫缺陷病的分类

免疫缺陷病的分类方法很多，根据其病因和发生时间可分为原发性免疫缺陷病（primary immunodeficiency disease，PIDD）和继发性免疫缺陷病（secondary immunodeficiency disease，SIDD）。

（一）原发性免疫缺陷病

由遗传因素或先天免疫系统发育不良而造成的免疫功能障碍所致的疾病称为原发性免疫缺陷病。人群中总的发病率为0.01%。原发性免疫缺陷病的种类很多，按其受累的免疫成分不同可分为原发性B细胞缺陷病、T细胞缺陷病、联合免疫缺陷病、吞噬细胞缺陷病和补体缺陷病。

1.原发性B细胞缺陷病 是由于B细胞发育不良、分化受阻或不能接受T细胞传递的信号，从而导致抗体产生减少的一类疾病，又称之为抗体免疫缺陷病。该疾病以患者体内抗体水平降低为特征，主要临床表现为反复化脓性感染。常见原发性B细胞缺陷病及其主要特征见表16-1。

表 16-1　常见原发性 B 细胞缺陷病及其主要特征

疾病	发病年龄	性别	遗传方式	临床和免疫学特征
性联丙种球蛋白缺乏症（Bruton 型）	婴幼儿期	男	性联隐性	反复细菌感染；血清 Ig 极低；淋巴组织发育不良
性联低丙球血症伴 IgM 正常或过高	婴幼儿期	男	性联隐性	化脓菌易感，肝、脾及淋巴结肿大；IgG、IgA 低，IgM 正常或高
选择性 IgA 缺乏症	任何时期	男，女	常染色体显性或隐性遗传	发病率高，症状轻，呼吸道、肠道感染；血清和分泌型 IgA 低
选择性 IgM 缺乏症	婴儿期	男，女	家族性	全身感染，脾大，淋巴系肿瘤，预后差；IgM 低，IgG 和 IgA 正常
选择性 IgG 亚类缺乏症	任何时期	男，女	家族性	反复细菌感染，抗体应答性差；IgG 总量正常，IgG1、2、3 缺乏

2. 原发性 T 细胞缺陷病　是指 T 细胞的发生、分化和功能障碍的遗传性缺陷。T 细胞缺陷病共同的临床表现是对病毒和真菌易感，易发生 GVHR，易合并自身免疫病和恶性肿瘤。

3. 原发性联合免疫缺陷病　是指一组胸腺、淋巴组织发育不全及 Ig 缺乏的遗传性疾病。这是对免疫系统影响最大、同时涉及 T 细胞和 B 细胞的免疫缺陷病。其共同的临床特征为：机体可发生严重的细菌、真菌、病毒感染，常为机会性感染；若接种某些减毒活疫苗，可引起严重的全身感染而致命。尤其以重症联合免疫缺陷病（severe combined immunodeficiency，SCID）的预后最差。

4. 原发性吞噬细胞缺陷病　这组疾病主要指单核-巨噬细胞和中性粒细胞的缺陷，包括其趋化作用、吞噬作用和杀伤作用各个方面。分为先天无粒细胞血症、白细胞黏附缺陷病和慢性肉芽肿病。

〖知识与技能拓展〗

慢性肉芽肿病的发病机制

慢性肉芽肿病多属性联隐性遗传，少数为常染色体隐性遗传。发病机制是由于编码还原型辅酶Ⅱ（NADPH）氧化系统的基因缺陷，呼吸爆发受阻，吞噬细胞不能产生足够的超氧离子、过氧化氢及单态氧离子，使得吞入细胞内的病原生物，尤其是能产生过氧化氢酶的病原生物不断不能被杀死，反而继续存活、繁殖，并随吞噬细胞游走播散，造成反复的慢性感染。病人表现为反复的化脓性感染，淋巴结、皮肤以及肝、肺等器官有慢性化脓性肉芽肿或伴有瘘管的形成。

5. 原发性补体缺陷病　补体系统中几乎所有成分均可发生缺陷,多属于常染色体隐性遗传,少数为常染色体显性遗传,其中以 C2、C4 和 C1 抑制剂缺陷较为常见。大多数补体缺陷患者可出现反复化脓性感染和自身免疫病。

(二)继发性免疫缺陷病

是后天因多种诱发因素导致的免疫缺陷病,又名获得性免疫缺陷病。

1. 继发性免疫缺陷病的常见诱因　①感染:许多病毒、细菌、真菌、原虫感染都可以引起机体免疫功能低下,其中以 HIV 感染所致的艾滋病最为严重。②肿瘤:恶性肿瘤尤其是淋巴系统的肿瘤常可进行性地抑制患者的免疫功能,加之放疗、化疗、营养不良、消耗等因素,恶性肿瘤患者多伴有免疫缺陷。③营养不良:蛋白质、脂肪、多糖、维生素和微量元素摄入不足,均可影响免疫细胞的发育和成熟,降低机体的免疫应答能力。④药物:长期使用免疫抑制剂、抗肿瘤药物、抗生素皆可抑制免疫功能。⑤其他:如电离辐射、手术、创伤、脾切除均可引起免疫功能低下。

2. SIDD 的特点　①引发的缺陷多为暂时性,消除诱因后多数免疫功能可恢复正常。②多种诱因可引起同一种 SIDD,不同的 SIDD 可由同一种诱因引起。③大多没有特异病因。

二、免疫缺陷病的临床特征

1. 感染　反复发作、迁延不愈、难以控制的机会感染是免疫缺陷病最常见的临床特征,往往是造成死亡的主要原因。免疫缺陷病的类型及其易感病原体的种类见表 16-2。

表 16-2　免疫缺陷病感染的特点

免疫缺陷病类型	感染类型	病原体类别
体液免疫缺陷病(B 细胞系)	败血症、化脓性脑膜炎、肺炎、气管炎、中耳炎等	以化脓性球菌感染为主,例如葡萄球菌、链球菌和肺炎链球菌等
细胞免疫缺陷病(T 细胞系)	重症病毒感染、真菌感染、布氏菌病、结核、麻风病等	以胞内寄生病原体感染为主
联合免疫缺陷病(T,B 细胞系)	全身重症细菌及病毒感染,顽固性腹泻或脓皮病等	以化脓菌感染为主,有时合并胞内寄生病原体感染
吞噬细胞和补体缺陷病	肺炎、化脓性淋巴结炎、脓皮病、全身性肉芽肿	以化脓菌感染为主

2. 肿瘤　IDD 患者尤其是 T 细胞缺陷患者,恶性肿瘤的发生率比正常人高 100 ~ 300倍,多为病毒所致的肿瘤、白血病及淋巴系统肿瘤。

3. 自身免疫病和超敏反应性疾病　IDD 患者自身免疫病和超敏反应性疾病的发生率高达 14% ,而正常人仅为 0.001% ~ 0.01% 。

4. 遗传倾向　多数 PIDD 具有遗传倾向,约 1/3 为常染色体遗传,1/5 为性染色体隐性遗传。

5. 多器官受累和症状的多样性　免疫缺陷可累及多系统、多器官,并出现相应器官的功能障碍。

第二节　免疫缺陷病的免疫学检验

免疫缺陷病的病因及临床表现多种多样,因此免疫缺陷病的免疫学检测也是多方面、综合性的,主要涉及体液免疫、细胞免疫、补体和吞噬细胞。

一、B 细胞缺陷的检测

B 细胞缺陷的检测主要包括 B 细胞数量、功能及其产物 Ig 的检测。

1. 血清 Ig 的测定　IgG、IgM 和 IgA 的测定主要采用免疫比浊技术;IgD 和 IgE 由于含量甚微,可采用 RIA 和 ELISA 等技术测定;IgG 亚类可用 ELISA 和免疫电泳技术测定(见第七章)。

判断体液免疫缺陷病时应该注意的是:①患者多为婴幼儿,应注意其 Ig 生理水平及变化规律。②Ig 总量的生理范围宽,对于检测结果低于正常值下线者,应在一段时间内反复测定。

2. ABO 血型抗体的检测　检测同种 ABO 血型抗体滴度是判定体液免疫应答能力简单而有效的方法。通常,除婴儿和 AB 型血的人外,其他所有人均有 1∶8(抗 A)、1∶4(抗 B)或更高的天然抗体。

3. 特异性抗体产生能力测定　正常人接种疫苗后 5～10 d 可产生特异性 IgM 类抗体,若再次免疫可产生更高滴度的 IgG 类抗体。因此,疫苗接种后检测抗体的产生情况也是判断有无体液免疫缺陷的一种有效方法。

4. 噬菌体试验　人体清除噬菌体的能力被认为是目前观察抗体应答能力的最敏感的指标之一。正常人甚至新生儿,均可在注入噬菌体后 5 天内将其全部清除;而抗体形成缺陷者,清除噬菌体的时间明显延长。

5. B 细胞 SmIg 的检测　SmIg 是 B 细胞特征性的表面标志。检测 SmIg 不但可以测算 B 细胞的数量,还可根据 SmIg 的类别判断 B 细胞的成熟情况。

6. CD 抗原检测　B 细胞表面存在着 CD10、CD19、CD20、CD22 等抗原。CD10 只出现在前 B 细胞,CD19、CD20 可出现在从原始至成熟不同阶段的 B 细胞上,而 CD22 只表达于成熟 B 细胞上。故检测这些 B 细胞标志可了解 B 细胞的数量、亚型和分化情况。

二、T 细胞缺陷的检测

T 细胞缺陷的检测主要包括 T 细胞功能和数量的检测。

1. T 细胞功能的检测　主要包括 T 细胞功能的体内和体外检测。①皮肤试验:常用的皮试抗原是易于在自然环境中接触而致敏的物质,包括结核菌素、白色念珠菌素、毛发菌素和腮腺炎病毒等。几种抗原同时试验,凡 3 种以上抗原皮试阳性者为正常,少于 2 种阳性或在 48 h 反应直径小于 10 mm,则提示免疫缺陷或反应性降低。但 2 岁以内儿童可能因未曾致敏而出现阴性反应。②T 细胞功能体外检测:T 细胞缺陷患者存在着与免疫受损程度一致的增殖应答低下,甚至消失现象。新生儿出生后不久即可表现出对 PHA 的反应性,因而出生 1 周后若出现 PHA 刺激反应,即可排除严重细胞免疫缺陷的可能。

2.T 细胞数量及其亚群检测 通常应用 CD 系统单克隆抗体,使用荧光抗体技术或流式细胞仪对 T 细胞总数和亚群进行检测。最常检测的 CD 标志为 CD3、CD4、CD8 等。

三、吞噬细胞缺陷的检测

1.白细胞计数 当外周血中的中性粒细胞数儿童 $<1.5×10^9/L$,婴儿 $<1.0×10^9/L$ 时,若能排除外在因素的影响,就应考虑遗传因素的作用。

2.趋化功能检测 可用于判断白细胞的趋化功能(见第八章)。

3.吞噬和杀伤试验 根据其吞噬和杀菌情况判断白细胞的功能。如慢性肉芽肿病患者由于吞噬细胞缺少过氧化物酶而无法杀菌,故其吞噬率基本正常,但杀菌率显著降低。

4.NBT 还原试验 是一种简便、敏感的检测吞噬细胞还原杀伤能力的定性试验。可用于检测儿童慢性肉芽肿病和严重的 6-磷酸葡萄糖脱氢酶缺乏症。正常参考值为 5%~10%。

5.黏附分子检测 用单克隆抗体检测吞噬细胞表面的黏附分子,如 CD18、CD11b、CD11c、CD62L 等,可更精确地研究其功能。

四、补体系统缺陷的检测

补体系统的检测包括总补体活性和单个组分的测定。补体缺陷涉及近 20 种组分,故分析极为困难。不过一般认为 CH50、C1q、C4、C3 和 B 因子等几项检测可大致反应补体缺陷的情况,对遗传性血管神经性水肿患者,必须检测 C1 抑制剂才能最终确诊。

五、获得性免疫缺陷病的检测

HIV 感染的免疫学检测主要包括 HIV 抗原、抗-HIV 抗体、免疫细胞数目和功能等的测定。

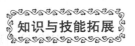

知识与技能拓展

HIV 的损伤机制

HIV 感染引起 CD4+T 细胞损伤的机制可能为:①HIV 在细胞内增殖对细胞的直接损伤作用。②受 HIV 感染的细胞表面出现 HIV 糖蛋白抗原,诱导形成的 CTL 直接杀伤受染细胞,产生的抗体通过 ADCC 作用破坏受染细胞。③受染细胞与非感染细胞发生融合,形成多核巨细胞而导致细胞死亡。④HIV 的 gp120 与细胞膜上的 MHC-Ⅱ类分子有同源区,抗-gp120 的抗体与 T 细胞发生交叉反应。⑤HIV 感染后通过对 CD4+T 细胞的信号激活而导致细胞凋亡。

1.HIV 抗原检测 常用 ELISA 法检测 HIV 的核心抗原 P24。该抗原出现于急性感染期和 AIDS 晚期,其定量检测可作为早期或晚期病毒量的间接指标。

2. 抗-HIV 抗体检测　HIV 抗体检测分为初筛和确认试验(见第十章)。

3. CD4⁺T 细胞计数　CD4⁺T 细胞计数是反映 HIV 感染者免疫系统损害状态的最明确指标。美国疾病控制中心将 CD4⁺T 细胞计数作为 AIDS 临床分期和预后判断的重要依据。当 CD4⁺T 细胞低于 500/μL,则易发生机会性感染;低于 200/μL,则发生 AIDS。

思考题

举例比较免疫缺陷与免疫耐受的不同,分析其对临床实践的指导意义。

(宋兴丽)

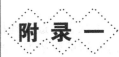

附录一

免疫学检验学习常用参考资料

一、常用参考书目

[1]中华人民共和国卫生部医政司.全国临床检验操作规程[M].3 版.南京:东南大学出版社,2006.

[2]金伯泉.医学免疫学[M].5 版.北京:人民卫生出版社,2008.

[3]王兰兰,吴建民.临床免疫学与检验[M].4 版.北京:人民卫生出版社,2008.

[4]肖纯凌.病原生物学和免疫学[M].6 版.北京:人民卫生出版社,2009.

[5]王治国.临床检验质量控制技术[M].2 版.北京:人民卫生出版社,2009.

[6]刘辉.免疫学检验[M].3 版.北京:人民卫生出版社,2010.

[7]吕世静.临床免疫学检验[M].2 版.北京:中国医药科技出版社,2010.

[8]吕世静.临床免疫学检验实验指导[M].2 版.北京:中国医药科技出版社,2010.

[9]刘辉.临床免疫学检验实验指导[M].4 版.北京:人民卫生出版社,2011.

二、推荐学习网站

(一)专业网站

1.中华检验医学网:http://www.labweb.cn/

2.检验医学信息网:http://www.med126.com/jianyan/Index.shtml

3.检验在线:http://www.labbbs.com/

4.中华医学检验杂志网站:http://www.cqvip.com/qk/91241X

5.上海医学检验杂志网站:http://2010.cqvip.com/qk/96167X/

(二)精品课程网站

1.免疫学及免疫学检验.浙江医学高等专科学校:http://skyclass.zjmc.net.cn/ec/C51/kcms-5.htm

2.免疫学检验.宁波天一职业技术学院:http://jpkc.nbchs.net/ec2006/c4/zccs.htm

3.免疫学与免疫学检验.温州医学院:http://www.ruixing.cc/myxjy/main/

4.医学免疫学.济宁医学院:http://immune.jnmc.edu.cn/

5.临床免疫学与检验.精品课程(四川大学):http://jpkc.scu.edu.cn/2009/xj/lcmy/kcms-1.htm

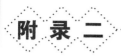

专业名词术语中英文对照及缩写

50%溶血活性	50% complement hemolysis,CH50

A

黏附分子	adhesion molecules,AM
碱性磷酸酶	alkaline phosphatase,AP
甲胎蛋白	alpha-fetoprotein,AFP
抗体依赖性细胞介导的细胞毒作用	antibody dependent cell-mediated cytotoxicity,ADCC
抗体	antibody,Ab
抗原提呈细胞	antigen presenting cell,APC
抗原	antigen,Ag
抗组蛋白抗体	anti-historic antibody,AHA
抗核抗体	antinuclear antibody,ANA
抗链球菌溶血素O抗体	anti-streptolysin O,ASO
自身免疫应性疾病	autoimmune disease,AID
AMLR 自身混合淋巴细胞反应	autologous mixed lymphocyte reaction,
亲和素	avidin,A

B

B细胞抗原受体	B cell receptor,BCR
生物素	biotin,B
支气管激发试验	bronchial provocative test,BPT

C

癌胚抗原	carcinoembryonic antigen,CEA
化学发光免疫分析技术	chemiluminescence immune assay,CLIA
循环免疫复合物	circulating immunocomplex,CIC
分化抗原蔟	cluster of differentiation,CD
变异系数	coefficient of variation,CV
集落刺激因子	colony stimulating factor,CSF
补体依赖的微量细胞毒试验	complement dependent trace cell toxicity experiment,CDC
补体受体	complement receptor,CR

补体	complement,C
互补决定区	complementary determining region,CDR,
恒定区	constant region,C 区
对流免疫电泳	counter inmunoelectrophoresis,CIEP
皮肤免疫系统	cutaneous immune system,CIS
细胞因子	cytokines,CK
细胞毒性 T 细胞	cytotoxic T cell,Tc 或 CTL

D

斑点金免疫层析技术	dot immunogold chromatographic assay,DICA
斑点金免疫渗滤技术	dot immunogold filtration assay,DIGFA
斑点酶联免疫吸附技术	Dot-ELISA

E

电化学发光免疫分析技术	electrochemiluminescence immunoassay,ECLIA
酶免疫测定技术	enzyme immunoassay,EIA
酶免疫组织化学技术	enzyme immunohistochemistry technique,EIHCT
酶联免疫电转移印斑技术	enzyme linked immunoelectrotransfer blot,EITB
酶联免疫吸附技术	enzyme linked immunosorbent assay,ELISA
酶联免疫斑点技术	enzyme-linked immune spot,ELISPOT
嗜酸性粒细胞阳离子蛋白	eosinophil cationic protein,ECP
室间质量评价	external quality assessment,EQA
可提取性核抗原	extractable nuclear antigen,ENA

F

荧光偏振免疫测定	fluotescence polarization immunoassay,FPIA
流式细胞技术	flow cytometry ,FCM
荧光抗体技术	fluorescence antibody technique,FAT
荧光免疫测定技术	fluorescence immunoassay,FIA
荧光密螺旋体抗体吸收试验	fluorescent treponemal antibody absorption test, FTA-ABS
抗原结合片段	fragment antigen binding,Fab
可结晶片段	fragment crystallizable,Fc
骨架区	framework region,FR

G

基因工程抗体	genetic engineering antibody；GeAb
移植物抗宿主反应	graft versus host rejection,GVHR
生长因子	growth factor,GF

H

重链	heavy chain,H 链
辅助性 T 细胞	helper T cell,Th
辣根过氧化物酶	horseradish peroxidase,HRP

宿主抗移植物反应	Host versus graft rejection, HVGR
人绒毛膜促性腺激素	human chorionic gonadotropin, HCG
人类白细胞抗原	human leukocyte antigen, HLA
超变区	hypervariable region, HVR

I

免疫复合物	immune complex, IC
免疫印迹技术	immunoblotting test, IBT
免疫层析技术	immunochromatographic assay, ICA
免疫缺陷病	immunodeficiency diseases, IDD
免疫电泳	immunoelectrophoresis, IEP
免疫球蛋白	immunoglobulin, Ig
免疫活性细胞	immunologically competent cell, ICC
免疫磁珠	immunomagnetic beads, IMB
免疫放射技术	immunoradiometric assay, IRMA
室内质量控制	interal quality control, IQC
干扰素	interferon, IFN
白细胞介素	interleukin, IL

J

连接链	joining chain, J 链

L

轻链	light chain, L 链
化学发光酶免疫分析技术	Luminescence enzyme immunoassay , CLEIA
LD 抗原	lymphocyte defined antigen, LD 抗原

M

主要组织相容性抗原	major histocompatibility antigen, MHA
主要组织相容性复合体	major histocompatibility complex, MHC
主要组织相容性抗原系统	major histocompatibility system, MHS
甘露聚糖结合凝集素	mannan-binding lectin, MBL
相关丝氨酸蛋白酶	MBL associated serine protease, MASP MBL
膜攻击复合物	membrane attack complex, MAC
膜免疫球蛋白	membrane immunoglobulin, mIg
混合淋巴细胞培养	mixed lymphocyte culture, MLC
单克隆抗体	monoclonal antibody, McAb
单克隆蛋白	monoclonal protein, MP
黏膜相关淋巴组织	mucosal associated lymphoid tissue, MALT
黏膜免疫系统	mucosal immune system, MIS
重症肌无力	myasthenia gravis, MG

N

| 自然杀伤细胞 | natural killer cells, NK 细胞 |

O

| 旧结核菌素 | old tuberculin, OT |

P

外周血单个核细胞	peripheral blood mononuclear cell, PBMC
对硝基苯磷酸酯	p-nitrophenylphosphate, p-NPP
床边检验	point o f care test, POCT
多克隆抗体	polyclonal antibody, PcAb
原发性免疫缺陷病	primary immunodeficiency disease, PIDD
前列腺特异抗原	prostate specific antigen, PSA
结核杆菌的纯蛋白衍生物	purified protein deribative, PPD

Q

| 质量保证 | quality assurance, QA |

R

放射变应原吸附试验	radioallergosorbent test, RAST
放射免疫技术	radioimmunoassay, RIA
类风湿因子	rheumatoid factor, RF
核糖核蛋白	riboneclear protein, RNP
火箭免疫电泳	rocket immnoelectrophoresis, RIE

S

SDS-聚丙烯酰胺凝胶电泳	SDS-PAGE
继发性免疫缺陷病	secondary immunodeficiency disease, SIDD
分泌型免疫球蛋白	secreted Ig, SIg
分泌片	secretory piece, SP
SD 抗原	serologically defined antigen
皮肤相关淋巴组织	skin associated lymphoid tissue, SALT
绵羊红细胞受体	SRBC-R or erythrocyte receptor, E 受体
标准差	standard deviation, SD 或 S
链霉亲和素	streptavidin, SA
链球菌溶血素 O	streptolysin O, SLO
超抗原	superantigen, SAg
抑制性 T 细胞	suppressor T cell, Ts

T

T 细胞抗原受体	T cell receptor, TCR
胸腺依赖性抗原	thymus dependent antigen, TD-Ag
胸腺非依赖性抗原	thymus independent antigen, TI-Ag
时间分辨荧光免疫测定	time resolved fluorescence immunoassay, TRFIA

甲苯胺红不加热血清试验	toluidine red unheated serum test, TRUST
梅毒螺旋体血凝技术	TP hemagglutination assay, TPHA
肿瘤相关抗原	tumor associated antigen, TAA
肿瘤标志物	tumor marker, TM
肿瘤坏死因子	tumor necrosis factor, TNF
肿瘤特异性抗原	tumor specific antigen, TSA

V

可变区	variable region, V 区